V&R

Bruno Metzmacher / Friederike Wetzorke (Hg.)

Entwicklungsprozesse und die Beteiligten

Perspektiven einer schulenübergreifenden Kinder- und Jugendlichenpsychotherapie

Mit 18 Abbildungen und 8 Tabellen

Vandenhoeck & Ruprecht

Bibliografische Informationen Der Deutschen Bibliothek

Die Deutsche Bibliothek verzeichnet diese Publikation
in der Deutschen Nationalbibliografie;
detaillierte bibliografische Daten sind im Internet
über ‹http://dnb.ddb.de› abrufbar.

ISBN 3-525-46218-2

Printed in Germany.
Schrift: Minion
Herstellung: Schwab Scantechnik, Göttingen
Druck und Bindung: Hubert & Co., Göttingen

Gedruckt auf alterungsbeständigem Papier.

Inhalt

Behandlungspraktische Aspekte

Über Schutzfaktoren und die identitätsstabilisierende Funktion von Werten in der Therapie

Vorwort

Der Band präsentiert in überarbeiteter Form die Hauptbeiträge der 2. Wissenschaftlichen Fachtagung des *Berufsverbandes der Kinder- und Jugendlichenpsychotherapeuten* (bkj), die 2003 in Köln unter dem Thema »Der Dritte im Bunde« stattfand.[1] Der für die Buchveröffentlichung gewählte Titel »Entwicklungsprozesse und die Beteiligten – Perspektiven einer schulenübergreifenden Kinder- und Jugendlichenpsychotherapie« steht programmatisch für das Anliegen, ein Forum anzubieten für einen interdisziplinären und kollegialen Diskurs, wie er seit einigen Jahren vor dem Hintergrund der Ergebnisse der Neurowissenschaften, der Affekt-, Säuglings- und Bindungsforschung geführt wird.[2]

Die hier versammelten Beiträge heben aus den je spezifischen Blickwinkeln auf die Kontextabhängigkeit von Entwicklungsprozessen in Kindheit, Jugend und auch in der Psychotherapie in diesen Altersgruppen ab. Es geht um die vielfältigen inter- und intrapersonellen sowie Umgebungseinflüsse auf den therapeutischen Prozess, aber auch um die Möglichkeiten, die Perspektivenwechsel

1 Die Beiträge der 1. Fachtagung des *Berufsverbandes der Kinder- und Jugendlichenpsychotherapeuten* aus dem Jahr 2001 sind nachzulesen in Berufsverband der Kinder- und Jugendlichenpsychotherapeuten (Hg.) (2002): »Viele Seelen wohnen doch in meiner Brust« – Identitätsarbeit in der Psychotherapie mit Jugendlichen. Münster: Verlag für Psychotherapie. Thema der nächsten Fachtagung (Anfang März 2005 in Frankfurt) wird die Diagnostik, Therapie und Prävention von komplexen Störungen der Persönlichkeitsentwicklung bei Kindern und Jugendlichen sein.

2 Vgl. dazu Schulte-Markwort, M. (Hg.) (2003): Entwicklung der Psychotherapie – Psychotherapie der Entwicklung. Langeooger Texte zur Psychotherapie im Kindes- und Jugendalter, Bd. 1. Stuttgart.

in Anbetracht der Komplexität von inneren und äußeren Austausch- und Aushandlungsprozessen mit anderen, mit sich und der Welt bieten.

Der *Berufsverband der Kinder- und Jugendlichenpsychotherapeuten* (bkj) dankt dem wissenschaftlichen Leiter der Tagung, Bruno Metzmacher, für seine konzeptionelle Arbeit und allen Autorinnen und Autoren, die mit dazu beigetragen haben, dass dieser Band zeitnah erscheinen kann.

Friederike Wetzorke,
Präsidentin des bkj

Bruno Metzmacher

Der Dritte im Bunde als Metapher

Mehrperspektivität als zentrales Konzept in der Therapie mit Kindern, Jugendlichen und ihren Bezugspersonen

> »Wenn wir auf etwas aus wenigstens drei Blickpunkten schauen können, dann können wir einigermaßen sicher sein, dass wir einen Zipfel der Wirklichkeit erwischt haben« (Buchholz 1993, S. 8).

Der »Dritte im Bunde« steht als Metapher zum einen für die, die beteiligt sind an der Entwicklung von Kindern und Jugendlichen, als auch für die Einflüsse auf deren Lebenswelt. Das gilt auch für die Therapie. Dritte können viele sein: Eltern und andere wichtige Bezugspersonen, Freunde, die Schule, verschiedenste Freizeitmilieus, Institutionen und Mitarbeiter der Jugendhilfe und viele andere mehr. Kinder und Jugendliche sind immer auch den Angeboten der Konsumgüterindustrie ausgesetzt und werden sozialisiert durch vorherrschende Einflüsse unserer sozialen und gesellschaftspolitischen Gegenwart mit ihrer Entwicklungsdynamik. Manchmal sind auch biologische und dispositionelle Faktoren zu berücksichtigen, die am therapeutischen Prozess wirkungsvoll beteiligt sind.

Zum anderen meint der »Dritte im Bunde«, ebenfalls als Metapher, die Fähigkeit zu mehrperspektivischem Denken, das die affektiv-kognitive Bewältigung von Mehrdimensionalität erlaubt. Aus tiefenpsychologisch-systemischer Sicht meinen wir *Triangulierungen* oder die Fähigkeit zu *triadischem Denken* (Buchholz 1993). Petzold spricht in diesem Zusammenhang von der Fähigkeit zu *Polylogen* in Überschreitung des Dialogs (Petzold 2002). Und: Die Ergebnisse neuerer Säuglings-, Kleinkind- und Bindungsforschung bestätigen, dass die Triade und nicht die dyadische Fixierung des Säuglings und Kleinkindes die primäre Beziehungsform darstellt. So schreibt Bürgin in seinem Beitrag zu diesem Buch: »Auf Grund verschiedenster Ergebnisse unserer und anderer Forschungsgruppen kommen wir zum Schluss, dass Dreierbeziehungen das kleinste gemeinsame Vielfache sind, von dem auszugehen ist, dass in der Innenwelt eines Individuums eine anhaltende Oszillation zwischen Zweier- und Dreier-Konfigurationen stattfindet und dass fixe Zweierbeziehungen wie Subformen einer angelegten Fähigkeit zu Dreier- oder polyadischen Beziehungen betrachtet werden können.«

Die folgenden Ausführungen zur Triangulierung und Mehrperspektivität als Metapher sollen deutlich machen, wie fruchtbar dieses Konzept für den psychotherapeutischen Diskurs sein kann. Fonagy (Fonagy u. Target 2002, 2003) spricht von »reflexiver Kompetenz«, und in zahlreichen Forschungsbemühungen und wissenschaftlichen Beiträgen der jüngsten Zeit wird auf solche Konzepte Bezug genommen, wenn auch teilweise in unterschiedlicher Terminologie (z. B. Schulte-Markwort 2003).

Mehrperspektivität als Metapher für Ambivalenz und Konflikthaftigkeit

Mehrperspektivität ist in ihrer Ambivalenz der »Liebe zur Welt« vergleichbar, die Melanie Klein den Explorationsbedürfnissen von Kleinkindern unterstellt. Sie eröffnet ständig neue Möglichkeiten in der Entwicklung und im Denken und beinhaltet einen Zuwachs an Erkenntnisgewinn und Selbstreflexion. Gleichzeitig bedeutet Mehrperspektivität aber auch einen vorläufigen Verzicht auf Sicherheit, was Ungewissheitsspannung erzeugen kann, manchmal auch Angst, Überforderung und entsprechende Abwehrmanöver. Die Fähigkeit, zwischen diesen Polen hinreichend gut balancieren zu können, entscheidet in hohem Maße darüber, ob Kinder und Heranwachsende mehrdeutige und konflikthafte Situationen in ihrer Entwicklung aushalten und bewältigen können.

Übertragen wir diese Metapher auf den Raum psychotherapeutischer Diskurse, so finden wir eine durchaus vergleichbare Spannung. Das Konzept der Mehrperspektivität verzichtet auf einfache

Wenn-dann-Beziehungen und »Wahrheiten« und ist deshalb ohne Ambivalenz und Konflikt nicht denkbar.

Mehrperspektivität als Metapher für die Kritik an schulenspezifischer Orthodoxie und »schnellen Deutungen«

In der Psychotherapie mit Kindern und Jugendlichen haben wir viele Möglichkeiten und Perspektiven, mit denen wir die »Welt«, die uns geschildert, die inszeniert, gemalt und gebaut wird, betrachten und auslegen können. Es gibt schulenspezifische Konzepte, die Orientierung und Anleitung zur Auslegung geben. Jedoch entscheidet die differenzierte Handhabung solcher Auslegungsfolien über deren Güte, seien sie tiefenpsychologischen, verhaltenstherapeutischen und/oder systemischen Konzeptbildungen entnommen. »Gute, richtige Deutungen sind per definitionem selten, zumal das Zeitfenster, wann sie angemessen sind, klein ist« so Beneke et al. (2001, S. 74) aus psychoanalytischer Sicht. Die Autoren heben die Bedeutung des intersubjektiven Feldes in der Psychotherapie hervor, um auf die vielschichtigen Besonderheiten hinreichend gelingender Passungsprozesse zwischen Therapeut und seinem Klienten hinzuweisen. Neben der »interaktiven Physik«, also den direkt aufeinander abgestimmten Verhaltensweisen, bestimmt sich die Qualität der therapeutischen Beziehung »aus der gemeinsam geteilten mentalen Welt« (S. 79). »Mentale Welt« können wir ebenfalls als eine Metapher verstehen, die je nach schulenspezifischer Konzeptbildung als mentale Repräsentationen, Inneres Arbeitsmodell (Bindungsforschung), Skript, Narrativ oder affekt-logische Schemata bezeichnet wird.

Wie sehr die Bedeutungsgebung einer »anhaltenden Oszillation« (Bürgin) zwischen Gegebenem und Möglichem, zwischen vielleicht Gegebenem und vielleicht Möglichem, gleicht, soll die folgende kleine Fallvignette zeigen:

Bei einer schulpsychologischen Untersuchung malte der achtjährige Tim bei der »Familie in Tieren« die (getrennt lebenden) Eltern als zähnefletschende, hoch aggressiv wirkende Löwen, sich selbst als kleinen Löwen, in der Ecke des

Bildes kauernd. Daraufhin wurde seiner Mutter eine Konsultation mit ihm bei einem männlichen Kindertherapeuten empfohlen, da er offensichtlich seine Eltern als gewalttätig und bedrohend erlebe. Es wurde direkt nach Gewalthandlungen gefragt, die es nicht gegeben habe, so die Mutter, die sich mit dieser Frage allerdings völlig brüskiert und unverstanden fühlte.

Tim malte dann später – noch einmal die »Familie in Tieren« – seine Eltern als *einen* Walfisch, sich selbst als Delphin, in die entgegengesetzte Richtung zum Wal schwimmend.

Welche Familienkonstellation, innere Repräsentation oder welches Ich-Funktionsniveau sollen wir uns aufgrund der symbolischen Mitteilungen des Jungen nun vorstellen? Geht möglicherweise von den undifferenzierten Elternbildern mehr Bedrohung für den Jungen aus als von offener Aggression, zu der er selbst neigt? Welche Ausschnitte äußerer und verinnerlichter Realität und welche von innerer und veräußerlichter Realität kommen hier zum Ausdruck? Was hat der Junge möglicherweise als Gewalt erlebt, auch ohne geschlagen worden zu sein (herauf wird an späterer Stelle noch einmal Bezug genommen)?

In jedem Fall wird unsere theorie- und konzeptgeleitete Auslegung von innerer und äußerer Wirklichkeit – wie hier gezeigt – die *eine* Deutung nicht erlauben.

Mehrperspektivität als Metapher für die Verbindung von tiefenpsychologischem und sozialem Sinnverstehen

Ein soziologischer Blick auf die sozialen und gesellschaftlichen Lebensbedingungen von Familien und ihren Bezugssystemen erlaubt uns eine Einschätzung der augenblicklich wirksamen gesellschaftlichen Risiko- und Ressourcenlage. Viele Kinder, Jugendliche und Familien, die zur Therapie kommen, sind gesellschaftlich benachteiligt, real überfordert und im Alltag mit dem Unmittelbarsten und vor allem mit sich selbst beschäftigt. Auf den raschen Wandel der Lebensformen bezogen, haben wir es häufig mit Systemen zu tun, die als so genannte Modernisierungsverlierer gelten.

Werfen wir einmal zur Veranschaulichung einen Blick auf die lebensgeschichtliche und soziale Situation von Tim:

Als Tim zur Welt kam, hatten seine Eltern gerade geheiratet, die Mutter führte ein eigenes Geschäft, was ihrem Wunschtraum entsprach, den sie seit Kindheit gehegt hatte. Sie verdiente viel Geld, war angesehen und stolz. Der Vater verdiente »dazu« durch gelegentliche LKW-Fahrten und verspielte aber auch viel Geld. Durch Veruntreuungen des Vaters, wirtschaftliche Rezession und die dann erfolgende Trennung musste Tims Mutter ihr Geschäft aufgeben, war hochverschuldet, arbeitslos und allein erziehend geworden. Aus Scham isolierte sie sich mit ihrem Sohn, bis der Junge anfing, in der Schule und im Hort um sich zu schlagen. Die Mutter bezieht jetzt Sozialhilfe und macht tagsüber eine achtstündige Umschulung. Den Abend und die Wochenenden verbringt sie mit Tim, der dann »sehr fordernd oder schmusebedürftig sei«.

Innerhalb von zwei Jahren war die Familie von der Gewinner- auf die Verliererseite geraten mit einem rapiden Anstieg von Risiken bei gleichzeitigem Verlust von Sicherheiten und anderen Ressourcen. Tim und seine Mutter hatten und haben in erheblicher Weise mit sozialer Scham zu kämpfen. Dies gelang ihnen zuletzt nicht ohne den Preis manifester Störungen, nach außen als Störungen des Sozialverhaltens und nach innen als Entdifferenzierung des Strukturniveaus durch überforderungsbedingte Regression.[1]

Resch (1996) weist zu Recht darauf hin, dass psychopathologische Phänomene im Kindes- und Jugendalter nicht einfach als Krankheit, sondern häufig als Ausdruck überforderter Bewältigungskapazitäten zu betrachten sind. Mit dem Konzept des Sozialen Sinnverstehens haben Metzmacher und Zaepfel (1996, 1998, 1999) den Versuch unternommen, die Auswirkungen des komplexen sozialen Wandels und der Lebensformen auf die Entwicklung für psychotherapeutische Kontexte methodisch zu konzeptualisieren. Wenn die Welten komplexer werden, in denen Kinder heranwachsen, Identität zu einer fortwährenden Passungsarbeit verschiedener Teilaspekte der eigenen Person wird, dann werden die »Deutungen« nicht einfacher, mit denen wir als Kinder- und Jugendlichenpsychotherapeuten versuchen, kohärenzstiftend zu wirken.

1 Zum soziologischen und sozialpsychologischen Zusammenhang von Status und Scham siehe Neckel (1991).

Mehrperspektivität als Metapher für die erkenntniskritische Bescheidenheit bei der Suche nach so genannten Wahrheiten

Mehrperspektivisches oder triadisches Denken sagt nichts darüber aus, wie die Dinge »wirklich« sind. Aber wenn wir aus mehreren Perspektiven schauen lernen, so können wir »einigermaßen sicher sein, dass wir einen Zipfel der Wirklichkeit erwischt haben« (Buchholz 1993, S. 8). Der Blick auf eine Familiengeschichte würde dann den Versuch beinhalten, die Perspektive des Kindes, der Mutter und des Vaters zugleich zu berücksichtigen, indem wir diese Perspektiven bei aller Vorläufigkeit zu einer Synthese verbinden. Die Steigerung von Dimensionalität in der Betrachtung geht danach mit einer Reduktion von Komplexität Hand in Hand. Das betrifft die Ebene der Diagnostik, also des Verstehens, ebenso wie die der Intervention, der des Handelns.

Im Therapiealltag kommt dies mitunter einem »Brückenbau« zwischen unverbundenen oder unverträglichen Wirklichkeitsauffassungen des familialen und außerfamilialen Lebens gleich. Kleinste Kompromisse in der gemeinsamen Alltagsbewältigung können dann das vorläufige Ergebnis aufwendiger Prozesse des Aushandelns sein.

Der Verlust von Mehrperspektivität als Metapher für überforderte Informationsverarbeitung und den Verlust sozialer Fantasie

Der andauernde oder wiederkehrende Verlust der Fähigkeit, mehrperspektivisch auf sich selbst, auf andere und die Welt schauen zu können, kann ein Ausdruck von schwerwiegenden Entwicklungsstörungen sein. Bei Kindern und Jugendlichen treten sie vor allem durch die eingeschränkte Fähigkeit auf, Umweltangebote angemessen für die eigene Entwicklung nutzen zu können. Die Konfrontation mit Mehrdeutigkeit wird schnell als Bedrohung in der eigenen Selbstregulation erlebt. Da zwischenmenschliche Beziehungen immer Ambivalenzen enthalten, kommt es häufig zu dauerhaften Störungen des Sozialverhaltens, zu interaktionellen Teufelskreisen und dem Verlust sozialer Fantasie (vgl. Zaepfel u. Metzmacher in diesem Band). Solche Interaktionsstörungen können durch strukturelle Defizite in der Persönlichkeitsentwicklung und/oder durch anhaltende Überforderungen in der kognitiv-affektiven Informationsverarbeitungsfähigkeit begründet sein.

Mehrperspektivität als Metapher für schulenübergreifende Modellbildung in der Kinder- und Jugendlichenpsychotherapie

Klinische Konzeptbildungen zur Diagnostik und Therapie verschiedener Störungsbilder, auch und gerade von komplexen Störungen, werden seit einigen Jahren und in zunehmendem Maße schulenübergreifend diskutiert. Rudolf (2002, S. 249f.) nennt bei den »Prinzipien einer strukturbezogenen Psychotherapie« expressis verbis eine Vielzahl verschiedener Verfahren, die in Teilaspekten zur Anwendung kommen sollten. Der stetige Zuwachs an klinisch, entwicklungspsychologisch relevanten Informationen, zum Beispiel durch die Ergebnisse von Gehirn-, Affekt-, Interaktions- und Bindungsforschung, machen *integrative Perspektiven* einer schulenübergreifenden Kinder- und Jugendlichenpsychotherapie erforderlich.

Schmidtchen (2001) hat mit der Formulierung einer *Allgemeinen Psychotherapie mit Kindern, Jugendlichen und Familien* in Anlehnung an die *Psychologische Psychotherapie* nach Grawe (1998) einen Versuch unternommen, eine schulenübergreifende Kinder- und Jugendlichenpsychotherapie zu konzeptionalisieren (s. auch Metzmacher et al. 1996 für die Integrative Kinder- und Jugendlichenpsychotherapie). Eine solche, differentiell zu bezeichnende Therapie versucht die individuellen Besonderheiten des Einzelfalles zu berücksichtigen, und zwar sowohl in störungsbildspezifischer, als auch in ressourcenorientierter Hinsicht (vgl. Metzmacher u. Zaepfel 2002; Noam u. Röper 1999; Röper et al. 2001; Klemenz 2003).

Zu den Beiträgen dieses Bandes

Wilhelm Rotthaus beschreibt in seinem Beitrag über systemische Kinder- und Jugendlichenpsychotherapie eine Erweiterung der therapeutischen Handlungskompetenz. Damit ist nicht nur Methodenvielfalt angesprochen, sondern die theoretisch-konzeptionelle wie auch behandlungspraktische Anwendung systemischen Denkens auf die Therapie von Kindern und Jugendlichen und deren altersentsprechenden Problemlösungsversuche. Dabei wird in besonderer Weise eine ressourcenorientierte Grundhaltung herausgestellt (vgl. auch Rotthaus 2001).

Die Frage, ob und wie sich therapeutisches Handeln mit ausgeprägt kognitiver Orientierung (in systemischer Tradition), das sich genuin auf das konzentriert, was sich *zwischen* den Menschen eines Bezugssystems beobachtbar abspielt, mit inneren Prozessen des »Aushandelns«, also mit intrapsychische Vorgängen, verbinden lässt, bildet einen unmittelbaren und auch kontrastreichen Übergang zum Beitrag von *Nitza Katz-Bernstein*. Unter Bezugnahme auf Ergebnisse moderner klinischer Entwicklungspsychologie veranschaulicht sie mit ihrem Beitrag »Innen-Außen und der Raum dazwischen – Kindertherapeutische Methoden zur Verbindung von innerer und äußerer Realität«, dass die zur Anwendung kommenden Methoden in der therapeutischen Arbeit mit Kindern ganzheitlich sein müssen, indem die Gesamtheit leiblich-geistig-seelischer und sozialer Aspekte von Entwicklungsprozessen berücksichtigt wird. Als Vertreterin der Integrativen Kinder- und Jugendlichenpsychotherapie (vgl. Metzmacher et al. 1996) beschreibt sie behandlungspraktische Verbindungen von tiefenpsychologischer Fundierung und übenden Vorgehensweisen.

In ihrem Beitrag »Die Gruppe als Dritte(r)« stellt *Dorothea Rahm* praxisnahe Überlegungen zur Mitwirkung von Gruppenteilnehmern für die Entwicklung von Schutzfaktoren, Kohärenz und Beziehungsfähigkeit in der Gruppentherapie bei Kindern vor. Ressourcenorientierung und die Förderung von Widerstandskraft stehen in ihrer Arbeit im Vordergrund sowie die Beschreibung der vielen Schwierigkeiten, vor die sich ein Therapeut oder eine Therapeutin gestellt sieht, wenn er oder sie mit mehreren extrem verhaltensauffälligen Kindern in einer Gruppe arbeitet und diese das Ziel hat, entwicklungsfördernd zu wirken.

Auch wenn es »Schulen, die stärken« tatsächlich gibt, wie *Günter Opp* seinen Beitrag eröffnet, so überwiegen Entwicklungsrisiken, denen Kinder und Jugendliche in der Schule ausgesetzt sind. Der Autor hebt deutlich die Diskrepanz zwischen den lebensweltlichen Veränderungen von Kindheit und Jugend und der Unbeweglichkeit von schulischen Systemen hervor. Die Schule würde in ihrer derzeitigen Verfassung, so *Opp*, von der überwiegenden Mehrzahl von Schülern schlicht nicht mehr angenommen.

Dieter Bürgin versucht in seinen »Dreiecksgeschichten« die Komplexität von gesunden und störanfälligen psychischen Entwicklungsprozessen als fortlaufende Erweiterung von Triaden darzustellen. Unter Bezugnahme auf Ergebnisse der modernen Gehirn-, Affekt- und Bindungsforschung überschreitet er konzeptgeleitete Annahmen eines monadischen Zustands des Säuglings und seiner dyadischen Fixierung zu einem triadischen Modell von Entwicklung. Die Rahmenerzählung aus den Märchen aus 1001 Nacht dient ihm als klinische Veranschaulichung.

Die Beiträge von *Curd Michael Hockel* und *Michael Borg-Laufs* beschäftigen sich mit äußeren und inneren Wirkfaktoren in der Therapie mit Kindern. *Hockel* hebt die räumlich-materiellen Umgebungsfaktoren von Kindertherapiepraxen hervor und beschreibt in fallbezogenen Vignetten ihre konkrete Wirkung. *Borg-Laufs* greift die von Grawe (1998) beschriebenen Grundbedürfnisse (Orientierung und Kontrolle, Lustgewinn und Unlustvermeidung, Bindung, Selbstwerterhöhung), die in einer ressourcenorientierten Therapie zentrale Berücksichtigung finden, für die Diagnostik und Verhaltenstherapie mit Kindern und Jugendlichen auf.

Unter dem Thema »Der Verlust der Triangulierungsfähigkeit und der sozialen Fantasie: Zur Genese und Behandlung von schweren Interaktionsstörungen bei Kindern und Jugendlichen« machen *Helmut Zaepfel und Bruno Metzmacher* – ausgehend von Fallbeispielen – behandlungspraktische Vorschläge für eine strukturbezogene Therapie. Hierbei sollen Mikroanalysen von Interaktionssequenzen zwischen Patient (Kind und Jugendlicher) und Therapeut Hinweise geben auf das interaktionelle Erleben unzureichender Triangulierungsfähigkeit sowie deren Behandlungsmöglichkeiten.

Susy Signer-Fischer hebt in ihrem Beitrag hervor, welche Vielfalt von Behandlungsmethoden in der Angstbehandlung bei Kindern zum Einsatz kommen können. Je nach individuellen Bedingungen können hypno- und gestalttherapeutische, psychodramatische und systemische Techniken wirksam werden. Die Lebendigkeit ihrer fallbezogenen Beschreibungen vermittelt dem Leser einen Eindruck über die potenzielle Wirksamkeit ihrer Arbeit.

Helmut Bonney kritisiert in »Biologische und Soziale Systeme bei ADHS-Konstellationen« unter Bezugnahme auf eine gemeinsame Arbeit mit Hüther (2002) die Überbetonung medikamentöser Behandlungsnotwendigkeit. Zwischen neurobiologischer Hypothesenbildung und systembezogenen Behandlungsansätzen vermittelnd, stellt er schon bei frühen Interaktions- und Regulationsstörungen die unterstützende Arbeit mit den Bezugspersonen in den Vordergrund.

Gisela Röper, seit langem in der klinisch-entwicklungspsychologischen Forschung und auch als praktizierende Psychotherapeutin tätig, verbindet in ihrem Beitrag »Schutzfaktoren als Dritte im Bunde – Interne Schutzfaktoren und affektiv-kognitive Entwicklung als Wirkfaktoren in der Therapie« in anschaulicher Weise Ergebnisse entwicklungspsychopathologischer Forschung mit unmittelbar praxisbezogenen Fragestellungen.

Gernot Hauke hebt in seinem abschließenden Beitrag »Über die Bedeutung persönlicher Werte in der Therapie mit Heranwachsenden« zum einen die identitätsstabilisierenden Funktionen von persönlichen Werten und Projekten in der Adoleszenz hervor. Zum anderen betont er auch die entwicklungsfördernde Konfrontation mit fehlenden oder im Erleben des Patienten unterrepräsentierten Wertebereichen. Seine ebenfalls fallbezogene Veranschaulichung macht die therapeutische Balancearbeit zwischen ressourcenstabilisierenden Interventionen und auffordernden Konfrontationen bei vorhandenen Defiziten und Fixierungen anschaulich.

Röper und *Hauke* weisen mit ihren Akzentuierungen in unterschiedlicher Weise darauf hin, dass das durch Lebens- und Therapieerfahrungen erworbene Wissen um vorhandene Vulnerabilitäten eine erhöhte Aufmerksamkeit für die Pflege vorhandener Ressourcen und den Erwerb weiterer Schutzfaktoren sinnvoll und notwendig erscheinen lässt.

Literatur

Benecke, C.; Märten, J.; Krause, R. (2001): Über die Bedeutung des intersubjektiven Feldes in der Psychotherapie. Psychotherapie 6: 73-80.

Buchholz, M. (1993): Dreiecksgeschichten. Göttingen.

Fonagy, P.; Target, M. (2002): Neubewertung der Entwicklung der Affektregulation vor dem Hintergrund von Winnicotts Konzept des »falschen Selbst«. Psyche 56: 839-862.

Fonagy, P.; Target, M. (2003): Frühe Bindung und psychische Entwicklung. Gießen.

Grawe, K. (1998): Psychologische Therapie. Göttingen.

Hüther, G.; Bonney, H. (2002): Neues vom »Zappelphilipp«, Düsseldorf.

Klemenz, B. (2003): Ressourcenorientierte Diagnostik und Interventionen bei Kindern und Jugendlichen. Tübingen.

Metzmacher, B.; Zaepfel, H. (Hg.) (1996): Über die Verbindung von tiefenpsychologischem Sinnverstehen. In: Metzmacher, B.; Petzold, H.; Zaepfel, H. (Hg.), Integrative Kinder- und Jugendlichenpsychotherapie, Bd. 1. Paderborn, S. 75-131.

Metzmacher, B.; Zaepfel, H. (2002): Ressourcenorientierung – Ein Facette im Spannungsfeld der therapeutischen Arbeit mit Jugendlichen. Psychotherapie 7: 114-123.

Metzmacher, B.; Petzold, H.; Zaepfel, H. (1996): Integrative Kinder- und Jugendlichenpsychotherapie, Bd. 1 und 2. Paderborn.

Neckel, S. (1991): Status und Scham. Frankfurt a. M.

Noam, G.; Röper, G. (1999): Auf dem Weg zu entwicklungspsychologisch differentiellen Interventionen. In: Oerter, R.; Hagen, C. von; Röper, G.; Noam, G. (Hg.), Klinische Entwicklungspsychologie. Weinheim, S. 478-511.

Opp, G. (1999): Schule, Chance und Risiko. In: Opp, G.; Fingerle, M.; Freytag, A. (Hg.), Was Kinder stärkt. München, S. 229-243.

Petzold, H. (2002): Lebensgeschichten verstehen, selbst verstehen, andere verstehen. Integrative Therapie 3-4: 148-212.

Resch, F. (1996): Entwicklungspsychopathologie des Kindes- und Jugendalters. Weinheim.

Röper, G.; Hagen, C. von; Noam,G. (2001): Entwicklung und Risiko. Stuttgart.

Rotthaus, W. (2001): Systemische Kinder- und Jugendlichenpsychotherapie. Heidelberg.

Rudolf, G. (2002): Strukturbezogene Psychotherapie. In: Rudolf, G.; Grande, T.; Henningsen, P. (Hg.): Die Struktur der Persönlichkeit. Stuttgart, S. 235-286.

Schmidtchen, S. (2001): Allgemeine Psychotherapie für Kinder, Jugendliche und Familien. Stuttgart.

Zaepfel, H.; Metzmacher, B. (1998): Kinder- und Jugendlichentherapie in komplexen Lebenswelten. Integrative Therapie 3-4: 314-335.

Zaepfel, H.; Metzmacher, B. (1999): Soziales Sinnverstehen in der Beratung und Therapie von Kindern und Jugendlichen. In: Romeike, G.; Imelmann, H. (Hg.): Hilfen für Kinder. Weinheim, S. 61-82.

Über sichtbare und unsichtbare Dritte in der therapeutischen Praxis mit Kindern und Jugendlichen

Wilhelm Rotthaus

Systemische Kinder- und Jugendlichenpsychotherapie

Eine Erweiterung der therapeutischen Handlungskompetenz

Bei dem Wort »Erweiterung« geht es mir um die vielen Möglichkeiten, die sich ergeben, wenn ich meinen therapeutischen Fokus auf das gesamte Problemsystem um das als auffällig oder psychisch gestört geschilderte Kind oder den Jugendlichen lenke, statt lediglich auf das Kind selbst; wenn ich also die Personen mit in meine therapeutischen Bemühungen einbeziehe, die mit seinem Problemverhalten in irgendeiner Weise befasst sind.

Nun ist es schon immer für jeden Therapeuten wichtig und unerlässlich gewesen, mit den Eltern oder sonstigen Zuständigen zu sprechen – zumindest mit dem Ziel, die Entstehungsgeschichte des Problemverhaltens kennen zu lernen und Informationen über die lebensgeschichtlichen Einflüsse zu gewinnen, die die Persönlichkeit des Kindes oder Jugendlichen geprägt haben. Bei diesem Vorgehen bleibt das Kind im Zentrum der Aufmerksamkeit. Die therapeutischen Bemühungen werden sich auf seine Person konzentrieren.

Ein anderes Bild entwickelt sich, wenn der Fokus der Aufmerksamkeit auf das Problemsystem gerichtet wird, also auf die Personen, die mit dem Problemverhalten des Kindes befasst sind, meistens die Eltern und beispielsweise die Heimerzieher, Großeltern, Stiefmütter, Lehrer, Jugendamtsmitarbeiterinnen, Therapeuten. Jetzt stellt sich vornehmlich die Frage, welche Funktion das Problemverhalten in diesem System hat und was zu seiner Aufrechterhaltung beiträgt. Eine solche erweiterte Fokussierung hat eine Fülle von Konsequenzen:

- Die therapeutischen Bemühungen richten sich nicht nur auf das Kind oder den Jugendlichen, sondern auf alle Beteiligten. Das hat zur Folge, dass sich die Chancen auf Änderungen im

System allein schon aufgrund der Vielzahl der Therapiepartner deutlich erhöht.

- Das Kind oder der Jugendliche rückt ein Stück aus der Sündenbockposition; eine Bewegung, die Kinder sehr deutlich registrieren. Besonders bei stationären Therapien – vielleicht aber auch nur in diesem Kontext deutlicher ausgesprochen – vergleichen Kinder und Jugendliche oft sehr aufmerksam das eigene Bemühen um Veränderung und die eigenen Erfolge mit den Bemühungen und den Erfolgen ihrer Eltern bei der Entwicklung neuer Verhaltensmöglichkeiten. Sie fordern häufig ein – und dies meiner Meinung nach zu Recht –, dass nicht sie allein die Arbeit machen müssen, sondern dass die Eltern ihren Anteil auch zu leisten haben.
- Aus Therapeutensicht war dieser Aspekt der wichtigste bei der Entscheidung Ende der Siebzigerjahre seitens der Psychologen und Ärzten der Viersener Klinik für Kinder- und Jugendpsychiatrie, die Familientherapie und dann in der weiteren Entwicklung die Systemische Therapie zu dem führenden therapeutischen Paradigma in unserer Klinik zu machen. Hintergrund war damals die Erfahrung, dass wir häufig in der Therapie mit Kindern und Jugendlichen auf unseren Stationen durchaus Erfolg hatten, dass diese Erfolge aber nach Rückkehr in die Familie oft verschwanden und das Problemverhalten in alter Form wieder auftrat.

Anwendungsformen und Merkmale einer systemischen Kinder- und Jugendlichenpsychotherapie

Das Schöne für einen systemischen Therapeuten besteht darin, dass er darüber entscheiden kann, welche Optik er im jeweiligen Einzelfall für seinen diagnostischen Blick und seine therapeutischen Bemühungen wählen möchte, das heißt, was er in Diagnostik und Therapie in den Fokus seiner Aufmerksamkeit stellen will. Üblicherweise steht in der systemischen Kinder- und Jugendlichenpsychotherapie ganz eindeutig die Behandlung der Kinder und Jugendlichen in ihrem relevanten System im Vordergrund, sei es in der so genannten vollständigen Familie, in Teilfamilien, Stieffamilien, Pflegefamilien, Adoptivfamilien und sonstigen unterschiedlichen Lebensgemeinschaften wie auch Heimgruppen, wobei sich aus einer auf die Primärfamilie bezogenen Arbeit oft auch reine Paartherapien entwickeln. Daneben stehen systemische und systemisch-hypnotherapeutische Einzelpsychotherapien mit Kindern sowie systemische Einzeltherapien mit Jugendlichen, während die systemische Gruppentherapie häufiger praktiziert als beschrieben wird. Diese verschiedenartigen Settings, in denen systemische Kinder- und Jugendlichenpsychotherapie durchgeführt wird, werden je nach aktueller Zielbeschreibung und zuzuordnender Relevanz der jeweiligen Personen gewählt, können mehrfach wechseln und auch nebeneinander stehen.

Neben der ambulanten Therapie von Kindern und Jugendlichen sind die grundlegenden Prinzipien der Systemischen Therapie sehr geeignet für ein therapeutisches und pädagogisches Konzept vollstationären und teilstationären Arbeitens mit Kindern und Jugendlichen (Rotthaus 1998, 2002d). Der entscheidende Gewinn liegt in der Bereitstellung eines konsistenten Modells, innerhalb dessen Vielfältigkeit erwünscht ist und unterschiedliche therapeutische Handlungsstrategien auch aus anderen Therapieschulen eingesetzt werden.

Ludewig (1992) beschreibt Systemische Therapie als Herstellung eines sozialen Milieus oder eines kommunikativen Systems, das geeignet ist, dem Hilfesuchenden zu ermöglichen, sich zu verändern und so das Leiden zu verringern oder zu beenden. Ich selbst definiere mein Verständnis von Systemischer Therapie mit den Merkmalen (Rotthaus 2002a):

- Kundenorientierung,
- Kontextorientierung,
- systemisches Menschenbild,
- systemisches Krankheitsverständnis,
- Zukunftsorientierung,
- Ressourcenorientierung.

Der Begriff *Kundenorientierung* kennzeichnet ein Vorgehen, das streng am Auftrag des Klientensystems orientiert ist und der Auftragsklärung in der differenzierten Betrachtung von Anlass, Anliegen, Auftrag und Zielformulierung hohe Bedeutung beimisst. Dieses Merkmal der Kundenorientierung beschreibt eine klare Trennung der Verantwortungsbereiche: Hier der Verantwortungsbereich des Klientensystems für das eigene Wohlergehen, dort der Verantwortungsbereich des Therapeutensystems für eine Therapie nach bestem Wissen und Gewissen (Rotthaus 1998, 2002c). Autonomie und Selbstbestimmung des Klientensystems werden in größtmöglichem Umfang gewahrt.

Mit dem Merkmal der *Kontextorientierung* wird die Erfahrung gekennzeichnet, dass das Verhalten eines Menschen dann am leichtesten zu verstehen ist, wenn man die Person in ihrem Interaktionsfeld betrachtet, denn dort beschreiben die Interaktionspartner mit ihrem Verhalten ebenso wie mit dem gemeinsamen Regeln, Verhaltenskodizes und Prämissen den Verhaltensspielraum oder den *Möglichkeitsraum* des oder der anderen. Dabei verursacht die Person A keineswegs das Verhalten von B (auch nicht die Eltern das der Kinder und umgekehrt), aber sie bedingt es (wie ein Schachspieler durch seinen Zug den nächsten Zug seines Gegenübers nicht verursacht, aber die Bedingungen dafür schafft).

Dem entspricht ein *systemisches Menschenbild*, das den Menschen »als untrennbar sowohl biologisches als auch soziales Wesen betrachtet; seine Beschränkung auf nur eine dieser Komponenten wird als unnötiger Reduktionismus (Biologismus, Soziologismus) abgelehnt«. Unter einem biologischen Aspekt wird auf die Geschlossenheit neuronalen Operierens und damit auf die Autonomie des Individuums verwiesen. Unter einem soziologischen Aspekt wird demgegenüber erkennbar, dass der Mensch als Individuum eine gedankliche Fiktion ist, dass der Mensch – vor allem als Lebewesen in Sprache – ohne den anderen als Gegenüber nicht nur lebensuntüchtig, sondern existenziell lebensunfähig ist (Duss-von Werdt 1987, S. 128).

Die systemtherapeutische Perspektive formuliert ein *Problem-* und *Krankheitsverständnis*, das die Objektivität nosologischer Einordnungen in Frage stellt und weitgehend ohne Festlegungen auskommt, die die therapeutische Freiheit einengen und die Offenheit möglicher Entwicklungen beschränken (Festlegungen, zum Beispiel durch hypothetische neurobiologische oder intrapsychische Kausalitätsannahmen). Sie betont die zwar offensichtliche, trotzdem aber meist übersehene Tatsache, dass Begriffe wie »psychisch auffällig«, »psychisch krank« und »psychisch behindert« Beobachterkategorien sind. Die Menschen haben nicht Probleme (wie sie ein Fahrrad haben; Simon 1997), sondern zeigen ein Verhalten, das andere – und eventuell auch oder sogar allein sie selbst als Beobachter ihrer selbst! – als Problem erleben oder ansehen.

Das Merkmal *Zukunftsorientierung* kennzeichnet die dominierende Denkrichtung eines systemisch-familientherapeutischen Ansatzes. Denn aus systemtherapeutischer Sicht ist nicht das Herausfinden der Ursache primäre Grundlage der Therapie, sondern vielmehr das Erforschen des erwünschten Zielverhaltens. Diese Erarbeitung klarer Zielvorstellungen für den therapeutischen Prozess dient der Destabilisierung festgefahrener Verhaltensmuster sowie als Basis der weiteren Entwicklung. Die gemeinsam mit dem Klienten entwickelten Ziele übernehmen Katalysatorfunktionen, bieten Perspektive und vermitteln motivationalen Anreiz.

Das Merkmal *Ressourcenorientierung* hat eine hohe Bedeutung innerhalb eines systemtherapeutischen Therapiemodells. Ressourcenorientierung kennzeichnet eine Haltung und Sichtweise des Therapeuten sowie ein Bemühen, vorwiegend Dialoge über das zu führen, was gelingt, und über die Momente, die gut sind. Dies versetzt den Klienten faktisch in eine Lösungstrance (statt in eine Problemtrance zu verfallen, wenn der Therapeut nahezu ausschließlich über seine Probleme spricht). Ressourcenorientierung basiert auf der Überzeugung, dass das Klientensystem in der Regel den für das eigene Wohlbefinden richtigen Weg selbst findet und dass es in diesem Prozess lediglich die Unterstützung des Therapeuten benötigt.

Systemische Therapie mit Jugendlichen

Die Psychotherapie mit Jugendlichen ist bekanntlich das jüngste Kind in der Familie Psychotherapie (vgl. Rotthaus 2002e). Seine Geburtsstunde liegt mehr oder weniger genau im Jahr 1958, als Anna Freud ihren Aufsatz »Adolescence« sowie Karl Eisler seine Arbeit »Notes on problems of technique in the psychoanalytic treatment of adolecsents. With some remarks on perversions« veröffentlichten. 1960 folgte dann Annemarie Dührssen mit ihrem bemerkenswerten Buch »Psychotherapie bei Kindern und Jugendlichen«. Allerdings dominierten in der damaligen Zeit – bei Dührssen in geringem Maße – die Hinweise auf die Unmöglichkeit oder die große Schwierigkeit einer Psychotherapie mit Jugendlichen. Dies scheint einmal in engem Zusammenhang zu stehen mit der damals sehr pathologiezentrierten Sicht der Adoleszenz als einer beispielsweise nach Anna Freud »normalen Schizophrenie« oder einer nach Federn »normalen narzisstischen Persönlichkeitsstörung«. Zum anderen hängt der Therapieerfolg meines Erachtens gerade bei Jugendlichen entscheidend davon ab, ob der Therapeut die unterschiedlichen Aspekte der in jedem Einzelfall sehr komplexen Gesamtkonstellation angemessen berücksichtigt. Ein solches – von mir in Anlehnung an Reiter (1991) so genanntes – »konstellationsspezifisches Vorgehen« hat die im Folgenden genannten Faktoren zu beachten.

Systemische Gebundenheit Jugendlicher

Häufig hört man – auch von Fachleuten – die Ansicht, dass es ja unmittelbar einleuchtend sei, wie wichtig der Einbezug der Eltern oder der sonstigen wichtigen Bezugspersonen in die Psychotherapie bei Kindern sei. Demgegenüber stünden aber Jugendliche in einem Alter, in dem Ablösung und Verselbstständigung angesagt seien, was doch gegen eine psychotherapeutische Arbeit mit dem Jugendlichen im Kreis seiner Familie spreche. Dabei wird übersehen, dass eine Individuation nur in der Beziehung zu den wichtigen Bezugpersonen gelingen kann. Stierlin hat dafür den Begriff der »bezogenen Individuation« geprägt. Er beschreibt damit den in der Adoleszenz besonders aktuellen Prozess, in dem ein Mensch sich mehr und mehr von seinem Beziehungskontext differenziert, seine individuelle Identität entwickelt und seine psychischen Grenzen gegenüber anderen zieht. Dabei geht es – im Sinne des Entwicklungspsychologen Heinz Werner – immer sowohl um Differenzierung als auch um Integration. Ein höheres Niveau an Individuation verlangt und ermöglicht ein jeweils höheres Niveau an Bezogenheit. Stierlin verweist mit dem Begriff der »bezogenen Individuation« auf eine Versöhnungsaufgabe, »die allen höheren

Lebewesen, und ganz besonders dem Menschen, gestellt ist. Sie beinhaltet in der Regel eine familienweite ›Ko-Individuation‹, bei der jeder die Bedingungen für die Individuation aller anderen bestimmt« (Simon u. Stierlin 1985).

In der familientherapeutischen Praxis begegnen uns im Wesentlichen drei Spielarten misslungener Individuation:

- Die Unterindividuation mit der Folge, dass die eigenen Erlebnisse, das Gefühl des eigenen Selbst, die eigene Geschlechts- oder Berufsrolle mit dem Erleben, den Gefühlen und der Rolle anderer Personen verschwimmen.
- Die Überindividuation, ein starres Sich-Absondern (häufig mit einer paranoid misstrauischen Färbung).
- Das ambivalente Hin- und Herpendeln zwischen den beiden genannten Extremen.

Auskunft über das Niveau und die Qualität der bezogenen Individuation gibt der jeweils mögliche Dialog. »Je höher der Grad der bezogenen Individuation, umso mehr vermitteln sich darin in der Regel die Qualitäten einer positiven Gegenseitigkeit« (Simon u. Stierlin 1985).

Die Berücksichtigung dieser zentralen Entwicklungsaufgabe Jugendlicher und besonders die Berücksichtigung der Tatsache, dass Ablösung und Verselbstständigung nur im Bezug auf die wichtigsten Interaktionspartner erfolgreich vollzogen werden können, ist eine der grundlegenden Bedingungen der Psychotherapie mit Jugendlichen, unbesehen der Tatsache, ob die Psychotherapie als Familientherapie oder als Einzeltherapie erfolgt. Auch hier lässt sich wiederum sagen, dass das Setting Familientherapie deshalb erfolgversprechender ist, weil eine Ko-Evolution, eine Entwicklung aller Beteiligten angestoßen werden muss. Aber natürlich kann der Therapeut in der systemischen Einzeltherapie alle an diesem Prozess Beteiligten fiktiv in das Therapiezimmer holen und die notwendigen Wandlungen in den verschiedenen Beziehungen zwischen ihnen und dem Jugendlichen erörtern. Allerdings muss der Jugendliche dann die Hauptarbeit in diesem Prozess der Ko-Evolution machen – wenn es gelingt, sicherlich ein gutes Erleben für den Jugendlichen, häufig aber doch eine Überforderung.

Unter dem Aspekt der systemischen Gebundenheit ist zudem

auf die wichtige Aufgabe des Therapeuten zu verweisen, unabhängig von der Frage des Settings gegenüber allen wichtigen Beteiligten seine Allparteilichkeit zu wahren. Auch dies gelingt leichter im Familiensetting. Aber auch in der Einzeltherapie ist dem Jugendlichen in keiner Weise damit gedient, wenn der Therapeut mit ihm eine Koalition eingeht, sich einseitig und unreflektiert der Sichtweise des Jugendlichen anschließt. Im Gegenteil wird der Prozess der Individuation dadurch eher erschwert. Das, was der Jugendliche an Kritik und Vorwürfen gegenüber seinen Bezugspersonen äußert, gewinnt aus dem Mund des Therapeuten eine völlig andere Bedeutung, die sich gegen den Jugendlichen wendet. Denn seine Eltern sind in seinem Erleben immer ein Teil seiner Person, sodass er eine Abqualifizierung seiner Eltern immer auch als Herabwürdigung seiner Selbst erlebt.

Wahl des Settings

Die Wahl des für die jeweilige Problemkonstellation passenden Settings – systemische Einzeltherapie, systemische Familientherapie in den unterschiedlichsten Zusammensetzungen, systemische Gruppentherapie – ist eine für das Gelingen des therapeutischen Prozesses wichtige Entscheidung. Von ihr hängt es in vielen Fällen ab, ob überhaupt eine psychotherapeutische Zusammenarbeit zustande kommt. Gleichzeitig ist sie eine sehr wirkungsvolle Intervention. Die Wahl des Settings vermittelt starke Botschaften, so beispielsweise mit dem Vorschlag Familientherapie: »Du stehst nicht allein. Alle sind in die Lösung des Problems eingebunden und haben ihre Aufgaben dabei«, oder bei der Wahl einer systemischen Einzeltherapie: »Du bist nahezu erwachsen und reif genug, dein Problem alleine zu lösen – auch wenn es nicht losgelöst vom Denken, Tun und Handeln deiner Bezugspersonen zu verstehen ist.«

Setting, das die Position des Jugendlichen in seinem aktuellen Lebensumfeld reflektiert

Generell werden systemische Therapeutinnen und Therapeuten die psychotherapeutische Arbeit in einem Mehrpersonensetting bevorzugen, nicht zuletzt, weil sich dadurch die Chance ergibt, auf mehrere Personen einzuwirken, sodass sich schon allein dadurch die Erfolgswahrscheinlichkeit erhöht. Sie werden geneigt sein, alle die Personen einzuladen, die dem das Problem konstituierenden System zuzurechnen sind. Im einfachsten Fall ist das die Kernfamilie des Jugendlichen, wobei sich die Frage stellt, welche wichtigen Anderen hinzuziehen sind.

Die Stieffamiliensituation wird trotz oder vielleicht auch wegen ihrer Häufigkeit (bei den stationär behandelten Kindern und Jugendlichen der Viersener Klinik für Kinder- und Jugendpsychiatrie in den letzten fünf Jahren 32 Prozent) oft übersehen. Dies führt leicht zum Scheitern der therapeutischen Bemühungen, sodass eine Heimunterbringung unvermeidbar wird, die wiederum aufgrund der ungelösten Stieffamilienkonflikte einen eher problemhaften Verlauf nehmen dürfte. Eine ausschließliche oder überwiegende Einzeltherapie ist in einem solchen Fall unserer Erfahrung nach wenig Erfolg versprechend. Aber auch die systemische Familientherapie erfordert zumeist ein spezielles Vorgehen. Zumindest in dem Fall eines schon längere Zeit sich hochschaukelnden Stieffamilienkonflikts wird ein übliches, zielfokussierendes Vorgehen kaum möglich sein, da auf dem Hintergrund der langen Enttäuschung besonders der Stiefvater oder die Stiefmutter kaum zu einer konstruktiven Mitarbeit bereit sein dürften. Erst über eine Aktualisierung verschütteter Ressourcen, beispielsweise mithilfe eines Stieffamilienentwicklungsinterviews, ist es dann möglich, Motivation und Kraft für eine zielorientierte Zusammenarbeit zu mobilisieren.

Ist eine Scheidung vorausgegangen, wird die Bedeutung des außerhalb lebenden Elternteils und die Art und Weise seiner Einbeziehung in den therapeutischen Prozess zu klären sein. Gerade im Jugendalter gewinnt auch ein über viele Jahre nicht kontaktierter Vater oder eine niemals besuchte Mutter eine hohe Bedeutung, sei es in einer durch keine Realität überprüften Idealisierung oder in einer oftmals von dem in tiefer Verletzung verbliebenen Elternteil kommunizierten Verteufelung.

Jugendliche, die im Heim aufwachsen, leben in irgendeiner Weise immer auch noch in ihrer Familie, was bei der Wahl der zur Therapie Einzuladenden zu berücksichtigen ist. Darüber hinaus ist der zuständige Mitarbeiter des Jugendamts eine wichtige Person, die in dem therapeutischen Gesamtprozess von hoher Bedeutung ist.

Eine sehr typische Fallkonstellation ist die des 14-jährigen Michael: Die Heimmitarbeiterin rief mit der Bitte um eine stationäre Aufnahme an: Sie seien mit der Betreuung von Michael endgültig ans Ende gekommen. Der Junge, der seit zwei Jahren bei ihnen lebe, habe vor allem im letzten Jahr vermehrt unkontrollierte Wutausbrüche, in denen er wie von Sinnen um sich schlage, auf andere Kinder und auch auf Erzieher losgehe und offensichtlich gar nicht mehr wisse, was er tue. Die Auslöser für solche Wutausbrüche seien meist geringfügig und ständen in keinem Verhältnis zu seinem Verhalten. Im Anschluss an diese »Anfälle« weine er, zeige sich über sein eigenes Verhalten sehr traurig und bedrückt, bereue das, was er getan habe, könne es aber auch nicht erklären. Mit pädagogischen Mitteln sei dieses Problem nicht zu beeinflussen; es müsse sich um »etwas Psychiatrisches« handeln.

Wir gehen in solchen Fällen von der Hypothese aus, dass das Kind zwischen seinen Eltern und dem Heim trianguliert ist. Wie üblich wurden Michaels Eltern, die Bezugsbetreuerin, die Pädagogische Heimleiterin sowie die zuständige Mitarbeiterin des Jugendamts gemeinsam eingeladen. In dem Gespräch wurde Michaels Situation evident:

Der Junge stand zwischen konkurrierenden Erziehungsparteien. Er hatte keine Chance, etwas richtig zu machen. Fügte er sich in die Regeln des Heims ein und fühlte er sich dort sogar wohl, verriet er die Überzeugungen seiner Eltern. Übernahm er die Kritik seiner Eltern an dem Heim und den Betreuerinnen, musste ihm die Integration dort misslingen (auch wenn er sah, wie viel Mühe man sich mit ihm gab). In diesem Dilemma gefangen stieg seine innere Spannung ständig an, bis ein nichtiger Anlass zur Explosion führte. Ihm selbst und auch den Mitarbeiterinnen im Heim war sein Verhalten unverständlich.

Die Erörterung dieser Situation in einem Gespräch mit allen Beteiligten war im Folgenden Grundlage für die notwendigen einvernehmlichen Entscheidungen über Michaels zukünftiges Zuhause, über die Aufgaben der verschiedenen Beteiligten in der Zukunft und über die erforderlichen pädagogischen oder therapeutischen Hilfen.

In Einzelfällen kann es auch bei dem präsentierten Problem eines Jugendlichen sinnvoll und zweckmäßig sein, sich lediglich für eine Paartherapie oder eine Einzeltherapie mit der Mutter zu entscheiden und die Jugendlichen in den therapeutischen Prozess überhaupt nicht unmittelbar einzubeziehen.

Die allein erziehende Frau Schuster kam zu uns in die Ambulanz, um ihre Tochter Melanie zu einer Therapie anzumelden, die seit einiger Zeit nicht nur im häuslichen Bereich größere erzieherische Schwierigkeiten mache, sondern vor allem auch in der Schule zunehmend unaufmerksam sei, sich den Lehrern gegenüber aufsässig verhalte und eigentlich in allen Fächern ein Leistungsversagen zeige. Nachdem mit Frau Schuster ein Termin für sie und ihre Tochter vereinbart war, erklärte sie zur Überraschung der Mitarbeiterin im Ambulanzbüro, sie selbst benötige nun auch noch eine Therapie, denn sie habe eine Therapieauflage.

Daraufhin wurde ein Gespräch allein mit Frau Schuster vereinbart, in dem sie berichtete, dass sie seit 20 Jahren an Kleptomanie leide. Sie habe vor einiger Zeit wegen eines Kaufhausdiebstahls vor Gericht gestanden und sei noch einmal zu einer Bewährungsstrafe mit Therapieauflage verurteilt worden. Ohne Begleitung könne sie zurzeit nicht aus dem Haus gehen. Wenn sie an einem Geschäft vorbeikomme, gehe sie hinein, und dann passiere es. Aus diesem Grund könne sie auch einer Berufstätigkeit nicht mehr nachkommen. Sie warte immer, bis ihre Tochter aus der Schule komme, um dann mit ihr gemeinsam die notwendigen Einkäufe zu erledigen. Auch für einen Besuch beim Arzt oder bei Freunden müsse sie immer die Begleitung ihrer Tochter in Anspruch nehmen.

Die Situation der Tochter war klar: Sie saß in der Schule und hatte Angst, die Mutter könne doch allein aus dem Haus gehen, würde dann einen Ladendiebstahl begehen, möglicherweise erwischt werden und beim nächsten Verfahren um eine Gefängnisstrafe nicht herumkommen. Melanie würde allein zurückbleiben.

Eine Konzentration auf schulische Aufgaben machte das unmöglich. Im Übrigen war Melanie zur Mutter ihrer Mutter geworden und reagierte auf erzieherische Einflüsse aufsässig und ablehnend.

Melanie ist nie zu einer Therapiestunde gekommen. Vielmehr wurde mit Frau Schuster daran gearbeitet, Melanie zu entlasten und Bedingungen zu schaffen, dass Melanie wieder Kind sein konnte. Dies gelang innerhalb kurzer Zeit und wurde dadurch begünstigt, dass Frau Schuster eine sehr intelligente und tatkräftige Frau ist. Nach drei Therapiestunden verschwand das auffällige Verhalten von Melanie vor allem in der Schule – etwas länger dauerte es zu Hause. Ihre Schulleistungen besserten sich ebenfalls wieder.

Setting, das den aktuellen Bedürfnissen und dem Stand der Autonomieentwicklung des Jugendlichen am besten entspricht

Jugendliche sind Personen im Übergang. Sie sind nicht mehr Kinder und noch nicht Erwachsene. Gerade weil sie auf dem Weg sind, registrieren sie sehr sensibel, ob der Erwachsene sie »für voll« nimmt. Damit stellt sich für die Therapeutin die Frage: Legt der Jugendliche Wert darauf, sein Problem alleine mit ihr zu bearbeiten, oder will er dies im Schutz oder auch im Streit mit seiner Familie schaffen?

Eine andere Frage lautet: Ist der Jugendliche willens und fähig, eine Kundenbeziehung[1] mit ihr einzugehen, oder kommt er eher als Besucher, der dem Wunsch der Eltern, die Therapeutin gemeinsam aufzusuchen, keinen entscheidenden Widerstand entgegensetzt, aber primär auch kein eigenes Interesse an Therapie hat? Im letzten Fall ist Einzeltherapie ein mühsames bis hoffnungsloses Unterfangen.

1 Steve de Shazer spricht von einer Kundenbeziehung, wenn eine Klientin ein Problem formuliert und an diesem Problem arbeiten will, von einer Klagendenbeziehung, wenn sie das Problem beklagt, aber zu Veränderungsschritten noch nicht bereit ist, und von einer Besucherbeziehung, wenn sie kein eigenes Therapieanliegen hat, häufig von anderen – unter Zwang – geschickt wurde.

Allerdings ist es möglich – und in vielen Fällen auch ethisch notwendig –, ein gesamtes Behandlungssetting so zu konstruieren, dass auch jugendliche Besucher einer Therapie zugängig werden.

Alle Sexualstraftäter sind in diesem Sinne »Besucher«. Wer in die Viersener Gruppe jugendlicher, männlicher Sexualstraftäter aufgenommen wird, hat kein primäres Therapieinteresse, sondern kommt, weil er davon ausgeht, dass es sich bei uns angenehmer leben lässt als in der Justizvollzugsanstalt. Das gesamte Behandlungskonzept ist auf diese Eingangssituation ausgerichtet. Als Auftraggeber wird nur die Justiz akzeptiert, die die Haftstrafe mit der Bewährungsauflage »stationäre Therapie« aufhebt. Unser primäres Ziel ist es, ein Problembewusstsein bei dem Jugendlichen zu entwickeln und ihm die Vorstellung nahe zu bringen, dass seine Taten etwas mit seiner Person zu tun haben. Der Ausgang ist trotz offener Türen über lange Zeit eingeschränkt, der Besuch von Schule und Werkstatt nur in Begleitung Erwachsener möglich. Die oft problematische Interaktion in der Jugendgruppe wird genutzt, um die Wahrnehmung eigener Gefühle zu fördern. Jeder Jugendliche muss an einer ganzen Reihe von Gruppentherapien teilnehmen. Auf diese Weise entwickelt sich allmählich eine Klagenden-Beziehung, die dann nach einer Zeit von unterschiedlicher Länge in eine Kunden-Beziehung übergeht. Die Jugendlichen haben von Anfang an die Möglichkeit, eine Einzeltherapie wahrzunehmen; die meisten machen davon erst nach mehreren Wochen, teils sogar Monaten Gebrauch. Voraussetzung ist, dass sie ein – wenn auch noch so diffuses – Anliegen formulieren. Denn uns ist unsere Zeit zu schade, mit Jugendlichen Stunde auf Stunde zusammenzusitzen, die kein Problem erkennen können oder wollen, das sie mithilfe des Therapeuten lösen möchten (s. Rotthaus 1998).

Wahl des Settings nach Auftragslage

Die Therapie von jugendlichen Sexualstraftätern ist ein gutes Beispiel dafür, dass der Auftragslage besondere Beachtung geschenkt werden muss. Von den jugendlichen Sexualstraftätern selbst ist kein verbindlicher Therapieauftrag zu erwarten, und ein stabiler und den Therapieprozess über Monate tragender Auftrag von den

Familien erfahrungsgemäß ebenfalls nicht. Zwar wird dieser anfangs unter dem Druck der Umwelt von der Familie formuliert; in zehnjähriger Arbeit mit circa 90 jungen Sexualstraftätern kam es jedoch bei allen (!) Behandlungen zu einem vorzeitigen Abbruch, die lediglich auf den Auftrag der Familie aufgebaut waren.

Generell ist in der Jugendlichenpsychotherapie zu unterscheiden, ob der Auftrag der Familie lautet: »Helft uns, mit unserem Kind erfolgreicher umzugehen«, oder: »Helft unserem Kind, sein Problem zu lösen und seine Krise zu meistern«. Der letzte Auftrag ist meist nicht ohne aktive Mitarbeit der Familie zu bewältigen. Es ist aber wichtig, die unterschiedliche Akzentsetzung zu beachten: Im ersten Fall wird die Arbeit mit den Eltern im Zentrum stehen, eher parallel dazu die Arbeit mit den Jugendlichen und immer mal wieder die Therapie mit allen Familienmitgliedern. Im zweiten Fall steht die aktive Problemlösung der Jugendlichen – häufig innerhalb und mit Unterstützung ihrer Familie – im Zentrum des therapeutischen Prozesses. Allerdings verändert sich die Auftragslage oft im Verlauf der Therapie, und dies nicht zuletzt in Abhängigkeit von dem Veränderungsinteresse der Jugendlichen.

Flexibilität in der Wahl des Settings

Die Entscheidung der Therapeutin für die Wahl des Settings geschieht in Berücksichtigung der aktuell wichtigen Aspekte der Gesamtkonstellation. Das bedeutet, dass diese Entscheidung im Verlauf des therapeutischen Prozesses immer wieder reflektiert und revidiert werden muss. Oft ist der Wechsel des Settings eine wichtige Intervention, beispielsweise, wenn die Therapeutin im Familiensetting die Arbeit beginnt und später zu einem Einzeltherapiesetting übergeht. Oft bietet eine Settingvielfalt auch eine große Chance, beispielsweise wenn in die Arbeit mit der gesamten Familie ein oder mehrere Sitzungen zwischen den Geschwistern allein eingefügt werden (etwa unter der Fragestellung: »Wie haben die älteren Geschwister es geschafft, mit diesem familiären Problem umzugehen?«) oder wenn Freunde aus der Peergroup des Jugendlichen zu einem Gespräch eingeladen werden.

Umgekehrt kann es therapeutisch nützlich sein, zunächst dem

Wunsch der Jugendlichen nach einer Einzeltherapie zu entsprechen und erst im weiteren Verlauf die übrigen Familienmitglieder durch die Jugendlichen selbst zu den Gesprächen einladen zu lassen.

In vielen Fällen – und dieses Problem zeigt sich besonders häufig in Krisensituationen, beispielsweise nach Krisenaufnahmen wegen eines Suizidversuchs – erscheint es notwendig, zunächst der kontextuellen Rahmung unter Einbeziehung aller relevanten Personen und Institutionen sehr viel Aufmerksamkeit zu schenken, um eine Klärung von Verantwortlichkeiten und Zuständigkeiten und vor allem auch Nichtzuständigkeiten herbeizuführen. Dies ist oft eine sehr aufwendige und mühevolle Arbeit, die aber erst die Voraussetzung schafft, um überhaupt im engeren Sinne therapeutisch arbeiten zu können (Rotthaus 2002b). In günstigen Fällen schafft dies so viel Klarheit, Sicherheit und zugleich Entwicklungsraum für den Jugendlichen, dass eine Therapie überhaupt überflüssig wird. In den meisten Fällen allerdings bleibt diese Arbeit der kontextuellen Rahmung ein Teil des gesamten Therapieprozesses.

Das Erleben von Selbstwirksamkeit

Eine wesentliche Entwicklungsaufgabe des Jugendalters liegt darin, eine Unabhängigkeit von Erwachsenen zu erreichen. Jugendliche müssen im Hinblick auf ihre Lebensgestaltung eine Kompetenz- und Kontrollüberzeugung ausbilden, Vorgehensweisen erlernen, mit Problemen und Konfliktsituationen eigenständig umzugehen, und das Erleben von Selbsteffizienz entwickeln. Dementsprechend schätzen Jugendliche zwar durchaus Gespräche mit Erwachsenen, aber sie fürchten sich vor jeder Form von Abhängigkeit. Dies konfligiert mit Psychotherapie insofern, als Psychotherapie notgedrungen das Erleben vermittelt, die Probleme und Konflikte nicht eigenständig lösen zu können, sondern dafür die Unterstützung eines Erwachsenen zu benötigen. Aus Respekt für diese zentrale Aufgabe der Autonomieentwicklung sollte deshalb als wichtigste Regel für eine Therapie mit Jugendlichen gelten, dass sie – mehr noch als eine Therapie mit Erwachsenen – so kurz wie möglich zu sein hat, mit so wenig Therapiestunden wie möglich auszukommen hat.

Die Systemische Therapie versucht dies dadurch zu erreichen, dass sie darauf setzt, in den einzelnen Sitzungen lediglich Anstöße zu Veränderungen zu geben, und gleichzeitig darauf baut, dass die Veränderungen durch die Jugendlichen zwischen den Sitzungen selbst vollzogen werden. Die Abstände zwischen den Sitzungen sind deshalb groß, nach meiner Erfahrung durchschnittlich drei Wochen, wobei anfangs kürzere Abstände von einer Woche und im weiteren Verlauf längere Abstände von vier bis sechs Wochen gewählt werden. Auf diese Weise kann die Therapie zwar über einen längeren Zeitraum stattfinden, benötigt aber nur wenige Therapiestunden, sodass die Gefahr der subjektiv erlebten Therapeutenabhängigkeit verringert wird. Die im systemischen Feld bekannte Vorgehensweise, den Patienten quasi zehn Gutscheine für Therapiesitzungen zu geben, die sie autonom und in eigener Verantwortung zum ihnen geeigneten Zeitpunkt einlösen können, hat sich in der ambulanten Therapie Jugendlicher durchaus bewährt.

Darüber hinaus sollte die Therapeutin die Gefahr einer hohen emotionalen Bindung des Jugendlichen an sie und damit einer Abhängigkeit stets im Auge haben. Das erfordert zwar einen herben Verzicht auf Grandiosität aufseiten der Therapeutin, erleichtert aber dem Jugendlichen das wichtige Erleben, selbst die Veränderung bewirkt zu haben und sie lediglich als relativ unwichtige Katalysatorin oder Anregerin zu sehen. Dies minimiert zugleich die Gefahr eines Konkurrenzerlebens der Eltern, das bei Nichtbeachtung und zu enger Bindung des Jugendlichen an die Therapeutin häufig zu die Therapie störenden Interventionen der Eltern führt oder Grund für einen Abbruch der Therapie ist.

Schließlich hat sich als wichtiges, Kooperation förderndes Prinzip erwiesen, dem Jugendlichen bei so vielen Gelegenheiten wie möglich zwei oder mehrere Alternativen anzubieten, zwischen denen er sich entscheiden kann. Meist definiert man einen Rahmen (»Die Erfahrung aus der Arbeit mit anderen Mädchen zeigt, dass es im Verlauf der Therapie unverzichtbar ist, das bei dem sexuellen Missbrauch Erfahrene und Erlebte zu schildern …«), innerhalb dessen aber viele Entscheidungsmöglichkeiten bestehen

(»Du wirst selbst bemerken, wann der für dich richtige Zeitpunkt ist«, »Bitte entscheide du, ob du das mit mir besprechen willst oder lieber mit einer Frau«). Hat man erst seine Aufmerksamkeit auf die Bedeutung eigener Entscheidungen des Jugendlichen gelegt, finden sich im Therapieprozess erstaunlich viele Möglichkeiten dazu.

Gelingt es in der Therapie – man könnte auch sagen: trotz der Therapie –, den Jugendlichen das Erleben von Selbstwirksamkeit bei der Lösung ihrer Probleme zu vermitteln, wird die beste Grundlage dafür gelegt, dass die Jugendlichen in der nächsten Krisensituation auf ihre positiven Erfahrungen zurückgreifen und im Vertrauen auf ihre Problemlösungsfähigkeit eigenständig die anstehenden Schwierigkeiten zu bewältigen suchen. Langsley hat diesen Effekt in einer von Byng-Hall und Bruggen (1987, S. 444ff.) referierten Studie eindrucksvoll nachgewiesen.

Kontext der Kompetenz

Nicht nur der Gestaltung des personalen Kontextes ist in der Psychotherapie mit Jugendlichen Aufmerksamkeit zu schenken, sondern ebenso der thematischen Kontextgestaltung. Mit diesem Begriff soll die Frage angesprochen sein, welches Thema in den Mittelpunkt der Psychotherapie mit dem Jugendlichen gestellt wird. Präsentiert wird von der Familie ein Thema des Versagens, sei es der immer häufigere Verlust der Impulskontrolle des Jugendlichen, sei es der sexuelle Übergriff, sei es das depressive, selbstverletzende Verhalten oder die Anorexie. Wird die Psychotherapie unter einem derartigen Thema durchgeführt, steht sie in einem thematischen Kontext des Versagens. Dies wird die Motivation des Jugendlichen nicht sonderlich fördern und seine Bereitschaft zur aktiven Mitarbeit in dem therapeutischen Prozess nicht gerade herausfordern. Die von einem solchen thematischen Kontext geschaffene Stimmung des Jugendlichen dokumentiert sich häufig in seiner Körperhaltung: Er sitzt passiv da mit gesenktem Kopf, vermittelt ein Bild von Schuldbeladenheit und Hoffnungslosigkeit und wirkt eher ratlos.

Aufgabe des Therapeuten ist es deshalb zu versuchen, einen

Kontext der Kompetenz zu schaffen. Dies kann gelingen, wenn das positiv formulierte Therapieziel den thematischen Kontext bestimmt, beispielsweise die Beherrschung der Wut, der regelmäßige Besuch der Schule oder die sexuelle Selbstbestimmung anderer.

Stationäre Aufenthalte können in einen Kontext der Kompetenz gewandelt werden, indem sie als Zwischenzeit im Rahmen eines Übergangsrituals konnotiert oder mit dem Trainingslager einer Fußballmannschaft verglichen werden (s. Durrant 1996). Das zweite Bild gibt dem Klinikaufenthalt einen eher sportlich spielerischen Charakter. Wie die Fußballspieler können die Jugendlichen neues Verhalten erproben, das ganz selbstverständlich nicht sofort gelingt. Die Mitarbeiterinnen des Pflege- und Erziehungsdienstes können wie Trainer spielerisch Aufgaben vergeben. Der gesamte Aufenthalt verliert mit dieser Akzentsetzung seine bleierne Schwere.

Eine weitere Technik, den Aufenthalt in einen Kontext der Kompetenz zu wandeln, besteht in der Externalisierung des Problemverhaltens und der Mobilisierung der Kräfte der Jugendlichen und ihrer Familienmitglieder im Kampf gegen das externalisierte Problem (White u. Epston 1990). Die Impulskontrollstörung wird zum Kampf gegen das Wutmonster, und mit der Jugendlichen kann erörtert werden, welche Vorteile es hat, die Bulimie einzuladen oder sie in Urlaub zu schicken. Gelingt es, das Einkoten als »hinterhältigen Dreckmacher« zu externalisieren, steht nicht mehr der Jugendliche sozusagen identifiziert mit seinem Problemverhalten im Mittelpunkt des therapeutischen Prozesses. Vielmehr versammelt sich die ganze Familie um das externalisierte Problem – alle Überlegungen zentrieren sich darum, wer auf welche Weise dazu beitragen kann, das Problem zu verscheuchen oder das Wutmonster zu besiegen. Auch auf diese Weise verliert der therapeutische Prozess seine Schwere, und der Prozess der Therapie kann in Bildern geführt werden, die in altersgerechter Form die Aktivität des Jugendlichen herausfordern.

Die berufspolitische Situation

Die Systemische Therapie in Deutschland wird vom Wissenschaftlichen Beirat Psychotherapie nicht als wissenschaftlich anerkanntes Verfahren angesehen, obwohl sie in fast allen anderen europäischen Ländern ebenso wie in den Vereinigen Staaten zu den für die psychotherapeutische Versorgung wichtigsten Verfahren gehört. Auch in Deutschland ist die Systemische Therapie trotz des »Lehrverbots« des Wissenschaftlichen Beirats mit zunehmender Tendenz eines der meistgelehrten Psychotherapieverfahren – ich sehe das gleichsam als eine Abstimmung mit den Füßen.

Unabhängig davon ist die Annahme, die Psychotherapeutinnen und Psychotherapeuten in der ambulanten oder stationären Praxis würden reine Schulentherapie durchführen, weit von der Realität entfernt und die Forderung nach einer solchen Richtlinientherapie wissenschaftlich inzwischen obsolet.

Insofern verfolgt der Wissenschaftliche Beirat Konzepte von Gestern für Aufgaben von Heute – statt sich mit neuen Modellen für eine unbedingt notwendige Qualitätssicherung in der Psychotherapie zu verfassen. Denn die Idee, geprüfte Theorie und geprüfte Interventionen spezieller Therapieschulen in der Praxis exakt anzuwenden, mag im Psychotherapielabor noch zu reliablen Ergebnissen führen, ist jedoch für die Bewertung der komplexen Praxis gänzlich ungeeignet. Psychotherapie ist eben nicht wirksam durch eine korrekt schulenorientierte Ausübung, sondern im Gegenteil erhöht ein größeres methodisches Repertoire und ein größeres Methodenangebot die Möglichkeit, die für den jeweiligen Patienten und Klienten am besten geeignete Therapie zu finden.

Es stellt sich dann die interessante Frage, ob den unterschiedlichen Therapieschulen überhaupt noch eine Bedeutung zukommt. Ich meine: Ja. Zumindest für die unmittelbar folgenden Jahrzehnte wird man nicht in der Lage sein, ein einheitliches, theoretisch und methodisch gut fundiertes Konzept für Psychotherapie zu entwickeln. Möglicherweise ist dies aber unter dem Aspekt des Erhalts von Kreativität und Vielfältigkeit auch gar nicht wünschenswert. Vorläufig erscheint es mir weiterhin wichtig, dass Psychotherapeuten den theoretischen Ansatz einer Therapieschule in fundierter Weise zur Basis ihres Denkens und Handelns machen;

unter anderen auch, um bewährte Vorgehensweisen aus jeweils anderen Therapieschulen angemessen integrieren zu können. Natürlich ist es wichtig, dass der theoretische Ansatz einer Therapieschule die dafür notwendige Offenheit gewährleistet.

Literatur

Bying-Hall, J.; Bruggen, P. (1987): Familiy Amission Decisions as a Therapeutic Tool. Family Process 13: 443–459.

Dührssen, A. (1960): Psychotherapie bei Kindern und Jugendlichen. Göttingen.

Durrant, M. (1996): Auf die Stärken kannst Du bauen. Dortmund.

Duss-von Werdt, J. (1987): Von der systemischen Sicht zum therapeutischen Handeln. Psychotherapie, Medizinische Psychologie 37: 126–132.

Eissler, K. R. (1958): Notes on problems of technique in the psychoanalytic tratment of adolescents. With some remarks on perversions. The psychoanalytic Study of the Child 13: 223–254 (Deutsch 1966: Bemerkungen zur Technik der psychoanalytischen Behandlung Pubertierender nebst einigen Überlegungen zur Perversion. Psyche 20: 837 – 872).

Freud, A. (1958): Adolescence. The psychoanalytic Study of the Child 13: 225–278 (Deutsch 1960: Probleme der Pubertät. Psyche 14: 1 – 24).

Ludewig, K. (1992): Systemische Therapie. Stuttgart.

Reiter, L. (1991): Clinical Constellations: A concept for therapeutic Practice. In: Tschacher, W.; Schiepek, G.; Brunner, E. J. (Hg.), Selforganisation and Clinical Psychology. Berlin.

Rotthaus, W. (1998a): Freiwilligkeit und Zwang und was dazwischen liegt – Ein Plädoyer für variable Therapiekonzepte. In: Wagner, E.; Werdenich, W.: Forensische Psychotherapie. Wien, S. 271–280.

Rotthaus, W. (1998b): Stationäre systemische Kinder- und Jugendpsychiatrie. 2. Aufl. Dortmund.

Rotthaus, W. (2002a): Systemische Kinder- und Jugendpsychiatrie und Psychotherapie. In: Wirsching, M.; Scheib, P. (Hg.), Paar- und Familientherapie. Berlin.

Rotthaus, W. (2002b): Systemische Therapie bei kinder- und jugendpsychiatrischer Intensivbehandlung. In: Siefen, R. G.; Schulte-Markwort, M. (Hg.), Kinder- und jugendpsychiatrische Intensivbehandlung. Stuttgart.

Rotthaus, W. (2002c): Allmacht der TherapeutIn oder Trennung der Verantwortungsbereiche im therapeutischen System. In: Keller, T.; Greve, N. (Hg.), Systemische Praxis in der Psychiatrie. Heidelberg, S. 64–73.

Rotthaus, W. (2002d): Wozu erziehen? Entwurf einer systemischen Erziehung. 4. Aufl. Heidelberg.

Rotthaus, W. (2002e): Systemische Psychotherapie mit Jugendlichen. Psychotherapie im Dialog 3: 338–344.
Simon, F. B. (1997): Meine Psychose, mein Fahrrad und ich. Zur Selbstorganisation der Verrücktheit. Heidelberg.
Simon, F. B.; Stierlin, H. (1985): Die Sprache der Familientherapie. Stuttgart.
White, M.; Epston, D. (1990): Die Zähmung der Monster. Heidelberg.

Nitza Katz-Bernstein

Innen-Außen und der Raum dazwischen

Kindertherapeutische Methoden zur Verbindung von innerer und äußerer Realität

Komplexe Entwicklungsmodelle als Ausgangspunkt: Wie und wo entsteht ein eigengesteuertes Verhalten?

Die erfreuliche gegenseitige Öffnung der unterschiedlichen Richtungen in der Kinderpsychotherapie verspricht ein differenzierteres Eingehen auf Indikationen verschiedenster Art (Grawe u. Donati 1994; Petzold 1992, 1995; Rotthaus 2001; Kusch 2001).

Die biopsychosoziale Position in der Kinderpsychotherapie sucht nach einem »… horizontalen und vertikalen Zusammenwirken der Teile des Organismus einschließlich des Zusammenwirkens von Organismus und Umgebung« (Gottlieb 1991, S. 7). Sie verlangt vom Kindertherapeuten ein großes Wissensrepertoire an diagnostischer Kompetenz zur Identifizierung und Abgrenzung von Störungsbildern sowie einen indikatorisch möglichst in seiner Wirkung überprüften, abgestimmten, methodischen (Kurz-)Einsatz (Petermann 2000).

Die tiefenpsychologisch-analytischen Richtungen suchen nach einem Übertragungsgeschehen, das die Aktualisierung, Symbolisierung und Verarbeitung von fehlentwickelten Beziehungsmustern verspricht. Verhaltensmodifikatorische Richtungen suchen nach Neukonditionierungen von erwünschten Verhaltensmustern, die durch das Kind internalisiert werden sollen. Nichtdirektive Therapierichtungen versuchen, durch eine alternative Beziehungsgestaltung die Selbstentfaltungskräfte des Kindes zu mobilisieren.

Allen Richtungen ist gemeinsam, dass sie nach einer Möglichkeit für eine bleibende Veränderung von interaktiven Mustern, von einengenden zu entwicklungsfördernden, selbstregulativen Kräften suchen, wenn auch methodisch auf unterschiedliche Art und Weise. Der gesuchte Angelpunkt dabei liegt immer wieder in den Möglichkeiten der Neuorganisation und Veränderung oder Weiterentwicklung solcher Muster zu einer altersgemäßen Organisation und Sozialisation. Welche Interventionen, so lautet die Frage, gewährleisten eine solche Umorganisation? Wo findet diese statt? Das Wissen boomt; Theorien und Techniken konkurrieren, ergänzen, erweitern sich gegenseitig, laufen jedoch Gefahr, »der Verheißung« der boomenden Methodenintegration »noch mehr«, »effizienter«, »gezielter« zu verfallen und den Blick für das Einfache, Mögliche, Machbare, Bewährte und Naheliegende durch einen unerreichbaren Anspruch zu verstellen.

In diesem Beitrag wird eine integrative sozial-konstitutionelle Position vertreten, die die enge Verflochtenheit von Lerntheorien zur Regulierung sozialer Interaktionen mit der Verinnerlichung von der intrapsychischen, psychodynamischen Organisation sieht und dennoch einen Fokus auf einen Baustein der Kindertherapie bildet, der in vielen, methodenintegrativen, systemisch erweiterten Konzepten zu wenig Würdigung findet.

In der Therapie mit Kindern und Jugendlichen wird die therapeutische Beziehung als ein zentraler Wirkfaktor angesehen. Der therapeutische Raum bietet dem in systemische Bezüge eingebundenen Kind einen Zwischenraum zwischen dem Mikrosystem Familie und weiteren sozialen Systemen. In diesem geschützten Zwischenraum steht die Balance zwischen individueller Entwicklung und Anpassung an äußere Anforderungen im Mittelpunkt des Interesses.

Gestützt auf neuere Theorien der kognitiv-affektiven Entwicklung der Symbolisierung und der Sprache soll hier ein Schmelzpunkt eines therapeutischen Geschehens näher betrachtet werden. Eine bisher ungünstig verlaufene Entwicklung soll durch Interventionen unterstützt und interaktiv gefördert werden; eine Verbindung zwischen innerseelischer Organisation und äußeren Begebenheiten im Therapieraum kann begünstigt werden. »Heilende Kräfte im kindlichen Spiel« (Zulliger 1963) werden hier – erweitert um die Säuglingsforschung und neuere Sprach- und Kognitionserwerbstheorien – aufgegriffen. Es wird sowohl an das Plädoyer Winnicotts angeknüpft, das besagt, dass Patienten, die nicht spielen können, es in der Therapie zunächst erlernen müssen

(1989, S. 49), als auch an Konzepte der systemisch orientierten Familietherapeuten, die die Familien auffordern, »etwas zu tun, was sie noch nie getan haben« (de Shazer 1989). Durch Provokation oder paradoxe Intervention in Form von Metaphern sollen die alten Muster in Bewegung gebracht werden (Farrelly u. Brandsma 1986; Watzlawick 1985) und die Familien werden bestärkt, in Bildern denken zu lernen (Peseschkian 1980) oder durch geführte Imaginationen und Trance zu neuen Lösungsmöglichkeiten zu kommen (Erickson u. Rossi 1981; vgl. auch Mrochen 2001). Allen Intentionen ist gemeinsam, dass sie die symbolisierten, imaginativen, angeblichen, »heilenden« Kräfte zu mobilisieren versuchen.

Ein zentrales Problem offenbart sich in der Kinderpsychotherapie in der wachsenden Zahl von Kindern, die einerseits »nicht spielen können«, die im Konkreten verharren, aktuellen Reizen ausgesetzt sind, beziehungs-, bindungs- und verbindlichkeitsarm bleiben und keine fassbaren Konturen ihrer Persönlichkeitsentwicklung aufweisen; die sich andererseits aus Angst an alte Bezüge, Muster und Interaktionen klammern, soziale Öffnung und Expansion meiden und dadurch in ihrer sozialen Entwicklung stagnieren. Diese Kinder fühlen sich innerseelisch bedroht. Eine Welt, die nicht spielerisch-symbolisch erschlossen worden ist, wirkt fremd und bedrohlich. Man kann es sich nicht leisten, ihr mit offenen Sinnen entgegen zu treten, sie sukzessive zu erkunden, neue Umweltausschnitte zu erobern (Bronfenbrenner 1981). Die Übergänge stagnieren.

Bestehende kindertherapeutische Richtungen drohen, durch allzu verhaltensmodifikatorische oder systemische Ausrichtung oder aber durch eine vom Therapeuten geprägte, verbal deutende Zentrierung dieser therapeutischen Arbeit »zwischen Innen und Außen« nicht das Maß an Bedeutung beizumessen, wie es den aktuellen Entwicklungspsychologien der neuen Sozialisationstheorien gelingt.

Ein systemischer Exkurs: Der Einbezug der Familie als therapeutisches Ideal?

Die psychotherapeutische Arbeit mit dem Kind zeigt schon seit ihren Anfängen eine größere Offenheit gegenüber der Methodenintegration als die Psychotherapie von Erwachsenen (Reukauf 1985). Neben analytisch-tiefenpsychologischen, klientenzentrierten- und verhaltenstherapeutisch orientierten Richtungen prägt die systemische Sicht die Arbeit mit dem Kind. Da sie quer zu allen Richtungen liegt, durch eine paradigmatische Sichtweise gekennzeichnet ist, bleibt die Frage nach dem richtigen Setting bei Kindern und ihren Angehörigen und ist theoretisch und praktisch (noch) nicht einheitlich gelöst. Ist die Einzelarbeit mit dem »Symptomträger« Kind erwünscht oder systemisch kontraindiziert? Interessanterweise wird in den letzten Jahren versucht, neben der Arbeit mit der Familie die Spezifitäten der Arbeit mit dem Kind als einen komplementären Teil zu erschließen und sich sogar in begründeten Fällen auf die Arbeit mit dem Kind zu konzentrieren (Burr 2001; Rotthaus 2001; Mrochen 2001; Pleyer 2001). Sichtet man die entsprechende Literatur, so zeigen sich neben den kindergerechten Interventionen, die durch in ein Spiel eingebundene, geführte Imaginationen und kreative Handlungen gekennzeichnet sind, offensichtliche Bemühungen, die Eltern wiederum ins Spielgeschehen einzubinden. Da dieser Zweig in der systemischen Arbeit einige theoretische Prämissen überwinden musste, um für die Arbeit mit dem Kind die Notwendigkeit zu erfahren und die Legitimation zu erreichen, genießt dieser neue Einstieg in die Kinderpsychotherapie eine methodenintegrative Handhabung, die sich andere Richtungen in jahrelanger Arbeit theoretisch und methodisch erkämpfen und erringen mussten (Petzold u. Ramin 1987).

Ein systemischer Therapeut muss sich jedoch entscheiden, ob er als Priorität die Entwicklung des Kindes vor Augen hat oder ob er einen Dienst an der Klient-Familie leistet und sich in der Arbeit mit dem Kind als »verlängerter Arm« der Eltern (Pleyer 2001, S. 152) versteht. Das verlangt von ihm, dass er nicht an der individuellen Entwicklung des Kindes an sich interessiert ist, sondern die Entwicklung der Gesamtfamilie als sein primäres Ziel ansieht. Darüber hinaus fordert es von ihm, dass er sowohl im Umgang mit Kindern als auch mit der Familie besonders geschickt ist. Das erfordert auch von der Familie Kooperation und die Lernfähigkeit, mit pragmatischen Einschränkungen umzugehen, wie der Art des Settings, der Zuständigkeiten und Aufträge, der Zeit und Finanzierung durch Kostenträger. Oder aber er entscheidet sich für eine kinderzentrierte Arbeit, sodass diese eine entscheidende Ähnlichkeit mit anderen integrativen psychotherapeutischen Richtungen für Kinder und Jugendliche hat, die im Hinblick auf den Einbezug der Eltern ähnliche oder gar identische Probleme zu lösen haben und sich daher von den aktuellen kindertherapeutischen Richtungen kaum unterscheiden. Genau genommen haben sich Therapeuten seit Bestehen der Kinderanalyse mit systemischen Einbindungen der Eltern innerhalb oder außerhalb des therapeutischen Settings stets mit unterschiedlichen Lösungen befasst (vgl. A. Freud, M. Klein, V. Axline, Ch. Ginott).

Sicherlich ist es in manchen Fällen in der Arbeit mit Kindern unerlässlich, idealtypisch-systemisch zu denken und optimale Visionen für den Einbezug der Familie zu entwickeln. Hinter eindrücklichen und geglückten Fällen und Modellen, bei denen eine solche Arbeit verwirklicht werden kann, stecken viele alltägliche Fälle von Kindern, die lediglich in einem Einzelsetting versorgt werden können, deren nächste Bezugspersonen aus verschiedenen Gründen nicht in der Lage sind, therapeutische Verbindlichkeiten einzugehen oder zu denen gar kein Zugriff möglich ist. Bei der wachsenden Zahl dieser Kinder wäre es entmutigend, idealtypisch zu denken und den Nicht-Einbezug der Familie als Defizit zu betrachten (vgl. Burr 2001; Rotthaus 2001).

In Fällen von Kindern zwischen Verwahrlosung, Sucht und Gewalt, von Kindern mit bedürftigen und miteinander zerstrittenen Elternteilen und Teilfamilien, von Kindern aus Heimen, aber auch von Kindern mit Entwicklungsverzögerungen, Verhaltensauffälligkeiten oder Behinderungen, also in Fällen, in denen kein Aussieben von Patienten gemäß der eigenen Theorien oder empirischen Projekte möglich ist, besteht die Notwendigkeit spezifischer, kinderzentrierter Konzepte. Nicht immer ist die Einzel- oder Gruppenarbeit mit dem Kind mit sichtbaren systemischen Veränderungen verbunden. Oft handelt es sich um schadensbegrenzende, präventive, manchmal quantitativ oder sogar qualitativ wenig messbare Maßnahmen. »Die alltäglich in Beratungsstellen, Ambulanzen, Behandlungspraxen geleistete Entwicklungsarbeit ist bislang in Ausbildung, in Publikationen und in der Berufspolitik beharrlich und vollständig ignoriert worden« – so drückt es Wirsching scharf aus (1998, S. 41).

Worum könnte es heute in Ausbildung und Supervision von Kinder- und Jugendlichenpsychotherapeuten gehen?

Es handelt sich oft um minimale Schritte und den bescheidenen Blick auf (gemessen mit »Normalität«) sehr kleine, nicht immer vorzeigbare Entwicklungen oder gar auf die Verhinderung von Eskalationen sowie um äußere, stabilisierende Maßnahmen, die präventiv einer Verschlimmerung der Situation entgegenwirken oder Schadensbegrenzung leisten; kurz gesagt um Hilfen für eine systemische Aufrechterhaltung von Kontinuität und Durchhaltevermögen. Manchmal handelt es sich um eine Beteiligung an einem Versorgungsnetz des Kindes oder des Jugendlichen und, in der direkten Arbeit mit dem Kind, um sehr pragmatische Bewältigungen von alltäglichen Anforderungen, die eine stabilisierende äußere Struktur ermöglichen.

Hand in Hand mit Eltern und mit anderen Bezugspersonen sieht sich ein Therapeut mit der Notwendigkeit konfrontiert, sich um ganz primäre, alltägliche Entwicklungs- und Erziehungsaufgaben zu kümmern, die aus Erziehungsdefiziten resultieren, die nicht immer oder nur partiell delegierbar sind. Es kann sich beispielsweise um eine Strukturgebung für den Alltag handeln, sei es in der Körperpflege, beim Einhalten von Verhaltensregeln und Verpflichtungen, Zeit- und Geldmanagement oder aber, besonders bei jüngeren Kindern, ähnlich wie die Säuglingsforschung zeigt, um primäre Interaktionen, die im Sinne gerüstgebender (»scaffolding«) Interaktionen den Aufbau von kognitiv-affektiven Kompetenzen begünstigen.

In der Folge wird eine systemische Sicht dargestellt, die diesen Fällen gerecht wird, die jedoch von der gängigen ein wenig abweicht. Die traditionelle Sicht der Kleinfamilie soll auf ihre aktuelle Generalisierbarkeit hinterfragt werden. Die klassische Sicht von »Vater-Mutter-Kind/er« bedarf Ergänzungen durch Variabilitäten, die weiteren, weit verbreiteten Lebensformen von Kindern gerecht werden. Die Interventionen müssen sich neuen Lebensformen und sozial-kulturellen Entwicklungen anpassen, damit sie effizient bleiben.

In vielen, mir auch aus der eigenen Biografie bekannten Kulturen steht die Kindererziehung nicht nur in den Händen der Kleinfamilien. Viele kollektive Gruppierungen und Organisationen, bis vor kurzem auch in Europa, haben die Pflichten um die Nachfolgerschaft anders geregelt als die mittelständige, nachindustrialisierte Familienkultur, auf die sich die meisten systemischen Therapiemodelle berufen. Das soziale Kollektiv (Gemeinde, Dorf, Verwandtschaft, Kirche, Behörde) fühlt/fühlte sich mitverantwortlich und nahm/nimmt, entweder offiziell und professionell oder aber aus einer sozialen Selbstverständlichkeit heraus, an betreuenden, versorgenden oder pädagogischen Aufgaben teil. Angesichts der vielen vernachlässigten Kinder, des wachsenden Bedarfs an Heimplätzen, der überforderten Eltern sind neben den traditionellen auch andere Lebensvisionen gefragt, die es vermögen, Kindern eine hinreichend gute Erziehung zukommen zu lassen, auch ohne dass sie je idealtypische Familienbezüge gekannt haben. Die soziale Unterstellung, dass zu einer guten, idealtypischen, therapeutischen Arbeit die Familie dazugehört, kann in manchen Fällen nicht dienlich sein.

Die Resilienzforschung zeigt eindrücklich, unter welchen Bedingungen Kinder gute Chancen haben, trotz schwieriger familiärer Verhältnisse eine adäquate Lebensform zu finden (Rutter 1993). Drei Schutzfaktoren werden genannt: erstens »funktionierende« Beziehungsmodelle, zweitens »Bewältigungsstile« in Stresssituationen und drittens eine »Vielzahl von Routinen und Mustern …, mit denen fast alle Menschen ihr Leben strukturieren« (1993, S. 54). Dabei wird klar, dass einer alternativen erwachsenen Person, die in das Leben des Kindes involviert ist, der es gelingt, neben einem schädigenden oder selbstschädigenden Lebensmuster der Herkunftsfamilie konstruktive Lebensformen, Alltagsstrukturierungen, Begleitung durch Krisen hindurch und andere soziale Werte zu vermitteln, eine entscheidende Rolle im Leben solcher Kinder zukommt.

Ein weiterer Aspekt der Einzelarbeit, der durch ein Familiensetting und/oder deren Einbezug nicht ersetzt werden kann, entstammt entwicklungspsychologisch-ökologischen Überlegungen. Diese Überlegungen sind auch bei einer kooperativen, motivierten und therapeutisch zugänglichen Familie relevant.

Zunächst die Perspektive der elterlichen Aufgaben in der Familie: Von Eltern wird erwartet, dass sie sukzessiv die Kinder loslassen und sie diese immer mehr sozialen Bezügen und institutionalisierten pädagogischen Einrichtungen anvertrauen. Ihre Aufgabe ist nicht lediglich mit haltender, versorgender Präsenz getan. Die Komplexität der erzieherischen und familiären Aufgabe ist viel anspruchsvoller. Sie sieht eine von außen nicht immer sichtbare (oft auch nicht von Miterziehern, Lehrern und Therapeuten, die keinen Kinderalltag über mehrere Lebensperioden und -phasen aus der Warte von verantwortlichen Erwachsenen erlebt haben), komplexe und schwierige Aufgabe vor; eine äußerst individuelle Gratwanderung zwischen Halten und Loslassen, zwischen Schutz und Exponieren, zwischen Nachsicht und Mitgefühl und gleichzeitig Grenzensetzen und Restriktionen. Ich habe in den langen Jahren meines privaten und beruflichen Umgangs mit Kindern und ihren Bezugspersonen keine Eltern und Erzieher kennen gelernt, die nicht zugaben, viele »falsche« Entscheidungen in die eine oder andere Richtung getroffen zu haben. Wenn Symptome und Störungen bei einem Kind auftauchen, impliziert der »systemische Blick« eine »pathologische« Sicht auf die »Dysfunktionalität« der Familie, in manchen Fällen ohne den veränderten sozialen Bedingungen, die zur gelungenen Erziehung beitragen, Rechnung zu tragen. Aus kindlicher Sicht geht es um Sozialisations- und Ablösungsprozesse, die erst gelingen können, wenn eigene, gelungene alternative Beziehungsaufnahmen zu der eigenen Familie dem Kind ermöglichen, einen eigenen Identitätsraum zu bilden, sodass seine reale Abhängigkeit von der Familie relativiert wird.

Die innere Repräsentation der Familie sowie weitere symbolische Interaktionen, die durch die Therapie ermöglicht und gefördert werden, schaffen erst einen internen Raum seitens des Kindes, der diesem weitere soziale Schritte ermöglicht. Diese verhelfen zu einem Gewahrwerden eigener Handlungsalternativen, der eigenen Steuerung und Handhabung von Situationen, unabhängig von der Familie (vgl. Streeck-Fischer 2000; Bürgin in diesem Band).

Eine kinderpsychotherapeutische Maßnahme kann demzufolge systemisch auch umgedeutet werden. Sie kann als ein Übergangsraum zwischen Familie und Sozialisation verstanden werden. Diese verschafft der Familie in manchen Fällen einen freien Raum, um sich um die Paarbeziehung zu kümmern, da die »Kinderachse« in Richtung Autonomie und Ablösung gestärkt wird. Oft äußern Mütter erleichtert, wie sehr die »geteilte Sorge« und das Mittragen in der Therapie sie entlastet. Vorausgesetzt, der Therapeut akzeptiert die Mitverantwortung, die er trägt. Es ist vielleicht zu wenig bedacht, wenn gesagt wird, man verkörpere als Therapeut eine Dienstleistung für die Eltern (Pleyer 2001). Für Kinder, zu denen eine therapeutische Beziehung aufgebaut worden ist, ist die Lebensbedeutsamkeit dieser Beziehung oft größer als geahnt. Es ist ein prägendes Beziehungsmuster, alternativ, nicht verstrickt, dazu unbeschwert und daher förderlich für die Entwicklung. Wenn Therapeuten klagen, die Eltern erwarteten von ihnen »ein repariertes Kind« und wollten sich heimlich der elterlichen Verantwortung entziehen, so kann hinter einer solchen Haltung der Eltern meistens eine Überforderung stecken, ein Gefühl von elterlicher Ohnmacht und Versagen, dem verständnisvoll begegnet werden muss. In der Tat wird von ihnen eine Balance von Schutz, Fürsorge und Loslassen erwartet, die undankbar ist, außerdem oft nicht gesehen und gewürdigt wird und sehr störanfällig ist. Die Förderung der elterlichen Kompetenz kann dort anfangen, wo das Verstehen und Einfühlen sowie die Würdigung für diese täglich geleistete, immerwährende Aufgabe erfüllt wird.

Den Menschen, die sich, gewollt oder ungewollt, dieser Aufgabe annehmen, steht eine wachsende Anzahl einer erwachsenen Population gegenüber, die sich nie mit solchen Fragen konfrontiert hat und der es zunehmend ungewohnt erscheint, Rücksicht oder gar Verantwortung für mit ihnen lebenden Personen zu übernehmen.

In diesem Sinne bildet die Kindertherapie in manchen Fällen einen erzieherisch verlängerten Arm zwischen Eltern und Gesellschaft, deren entwicklungsfördernde, sozialisierende und präventive Leistung unterschätzt wird. So gesehen ist eine Stärkung der kindlichen Entwicklung immer auch rückwirkend auf die Familie und damit auch im weiteren Sinne eine systemische Intervention (Katz-Bernstein 2000a).

Prämissen integrativer psychotherapeutischer Arbeit mit Kindern und Jugendlichen: Die therapeutische Visitenkarte

Wie aus dem Exkurs hervorgeht, zentriert sich dieser Beitrag auf eine spezifische kindertherapeutische Arbeit, die ausgesprochen kinderzentriert ist und nicht ein Anhängsel einer Familientherapie darstellt. Durch die kindlichen Interventionen soll nicht an erster Stelle die Effizienz der Familientherapie gesteigert werden (vgl. dazu auch Burr 2001, S. 79f.). Dennoch wird sie als systemisch wirksame Intervention eingeschätzt (Katz-Bernstein 2000a).

Folgende Prämissen leiten das integrative Selbstverständnis der Arbeit mit Kindern und Jugendlichen (angelehnt an Zaepfel u. Metzmacher 1996; Katz-Bernstein u. Zaepfel 2004):

- Therapie orientiert sich grundsätzlich an den Ergebnissen quantitativer sowie qualitativer Forschung (vgl. Grawe u. Donati 1994).
- Lebenslang gestörte Entwicklungsverläufe sind nur multifaktoriell und aus unterschiedlichen Perspektiven erklärbar; daher besteht die Notwendigkeit für eine integrative, mehrperspektivische Sichtweise.
- Eine Störung kann aus einer individuell geprägten, physischen oder psychischen Vulnerabilität resultieren. Sie wird durch diagnostische und förderdiagnostische Verfahren ermittelt und bedarf entsprechender einzelfallbezogener, »idiografisch« zugeschnittener, dazu unterschiedlicher Zugänge, Methoden und Bewältigungsmöglichkeiten.
- Die Störung steht zugleich in einem systemisch-familiären Bezug und einer solchen Wechselwirkung. Das System kann sowohl die Aufrechterhaltung als auch deren Auflösung durch ihre Organisation und die Prägung ihrer Interaktionen begünstigen oder auch hemmen.
- Die Störung steht in einem eigenkonstruierten Lebens- und Sinnzusammenhang innerhalb des systemischen Kontextes der Betroffenen und kann nur durch ihre aktive Mitarbeit und gemeinsam ausgehandelte Schritte, unter Umständen auch bei jüngsten Kindern, verändert werden.
- Veränderung vollzieht sich nur im Zusammenspiel von kognitiv-emotionalem Lernen, Verhaltenserprobung (sowohl im

Schutzraum der Therapie als auch in lebensweltlichen Bezügen), Verinnerlichung von neuen Interaktionsmustern, durch ihre Symbolisierung sowie (je nach Alter und kognitiver Entwicklung) von Einsichtsbildung. Nur dieses vermag die neu angebahnten und automatisierten Funktionen zu verankern (Ciompi 1994; Holodynski u. Friedlmeier 1999; Resch 1996; Oerter et al. 1999).

- Die Qualität der therapeutischen Beziehung wird als der zentrale Wirk- und Steuerungsfaktor der Therapie betrachtet, das heißt, dass sprachliche und nichtsprachliche kommunikative Beziehungsphänomene reflektiert und therapiefördernd eingesetzt werden können (Katz-Bernstein 2000b; Katz-Bernstein u. Zaepfel 2004; vgl. auch Czogalik 1990).
- Therapeutische Arbeit ist konsequent lebenswelt- und primär ressourcenorientiert (Antonovsky 1997).
- In der Kinderpsychotherapie sind die Abhängigkeitsverhältnisse anders als in der Therapie mit Erwachsenen und bedürfen daher einer besonderen Sorgfalt in der Klärung der Zuständigkeiten und der Zusammenarbeit.
- Eine Kinderpsychotherapie passt sich den sich verändernden, entwicklungsbedingten Zielen, Indikationen und Zugängen an. Daher besteht ein besonderer Bedarf an kindspezifischem Methodeninventar.
- Je jünger der Patient/Klient, umso wichtiger sind die sprachliche und verhaltensmäßige Modellfunktion sowie die interaktivunterstützende Wirkung (»scaffolding«) des Therapeuten (Bruner 1987; Bruner u. Luciarello 1989). Das Ziel vermag längerfristig und kindgemäß zur Eigensteuerung und -regulierung beizutragen.
- Die Therapie wird als eine Maßnahme unter anderen angesehen; daher ist eine interdisziplinäre Ausrichtung, Zusammenarbeit und Abstimmung mit anderen Fachpersonen und Disziplinen unerlässlich.
- Der eigene Auftrag, die Rahmenbedingungen, der Kommunikationsstil, die Methode und der Therapieverlauf werden vom Therapeuten durch Fachgespräche, Intervision oder Supervision und Weiterbildung reflektiert und optimiert (Katz-Bernstein 1996).

Grenzen, Übergänge und die Kompetenz des Überstiegs

Die Säuglings-, Hirn- und Gedächtnisforschung zeigen nachhaltig, wie wichtig der Erwerb von strukturierten Interaktionen in bestimmten Zeitfenstern für den Aufbau und die Regulierung von affektiv-kognitiven Kompetenzen ist, die für die Sozialisierung erforderlich sind.

Die kleinschrittige therapeutische Arbeit übernimmt eine entwicklungspsychologische Aufgabe als Ziel für eine Förderung der sozialen Identität durch den Aufbau von kognitiv-affektiven Kompetenzen und deren Symbolisierung. Um diese Kompetenzen entwickeln zu können, bedarf es immer einer Begrenzung, die die Auseinandersetzung mit einer »Varianzerfahrung« (Ciompi 1994) ermöglicht, das heißt mit der Differenz zwischen eigenen und fremden Intentionen. Gefordert, aber nicht überfordert zu sein, ist dazu die Balance, die nötig ist, ein so genanntes »approximales Vorgehen« (Wygotsky 1974), um die Lernmotivation aufrecht zu erhalten. Die Abgrenzung zwischen dem fremden Therapeuten und sich sowie sich und der (oft auch in mancher Hinsicht entgrenzten) Familie kann die Eigenständigkeit und Autonomie des Kindes fördern. Nicht die grenzenlose Freiheit und Autonomie sind entwicklungsfördernd und schenken soziales Vertrauen, vielmehr ist es die Kompetenz, Möglichkeiten zu ergreifen, die die weiteren sozialen Kontexte anzubieten haben, die über die Möglichkeiten der Familie hinaus reichen. Dies setzt die Fähigkeit voraus, neue Verbindlichkeiten einzugehen, mit der sich das Kind auseinander setzen kann. Erst dann kann es die Kompetenz erringen, sich auf neue Beziehungen einzulassen, sich an alternativen Identifikationsfiguren zu orientieren und sich Bestätigung und Hilfe zu holen, die es für seine Entwicklung benötigt.

Der Weg führt immer auch durch die Auseinandersetzung mit Möglichkeiten, Grenzen und Begrenzungen. Der Weg dahin führt über den Erwerb der Repräsentation und Symbolisierung von sozialen Interaktionen. Die therapeutische Beziehung wird als ein Schritt in Richtung Ablösung und Autonomie verstanden, als ein pädagogisch-therapeutischer Zwischenraum, der für die kindliche Sozialisation förderlich ist. Dieser »Schutzraum der Entwicklung des Kindes« verlangt auch von den Eltern – oder aber er erleichtert oder ermöglicht es ihnen –, das Kind loszulassen, wie auch das Anvertrauen des Kindes an weitere Erzieher beim Übertritt in Kindergarten, Schule, Internat oder Heim.

Systemisch gesehen kann ein ihnen nicht selbstverständlich zugänglicher, kindertherapeutischer Raum mit dem Vermerk, »dieses sei an sich die Stunde und der Spielraum von Peter und man sei vorwiegend für ihn da, daher dürfe er bestimmen, ob und wann die Eltern dabei sein können«, eine »Achsentrennung« zwischen elterlichen Instanzen und kindlicher Selbstbestimmung leisten. Die therapeutische Konstitution eines solchen Raums kann den Übergang zwischen privatem und öffentlichem Raum symbolisieren und eine begleitete, erprobte Öffnung der Familie für kollektive und kulturelle Systeme, in denen sie leben, begünstigen. Es soll hier die Überzeugung ausgesprochen werden, dass dies in manchen, indizierten, nicht seltenen Fällen eine mögliche und richtige Intervention sein kann (Katz-Bernstein 2000a; Rotthaus 2001; Burr 2001). Demzufolge ist die Auseinandersetzung mit Grenzen hier in mehrfachen Kontexten zu verstehen:

- die initiale Offenlegung des Settings, des Auftrags, der Zuständigkeiten, der gegenseitigen Erwartungen und Ziele sowie deren Einschränkungen, Bedingungen und Grenzen,
- die fortlaufende Klärung des Therapeuten über das eigene Vorhaben, über die aktuellen Interaktionsmuster zwischen sich und dem Kind, den Eltern sowie den weiteren Bezugspersonen,
- die Einführung und Gewährleistung von Schutz- und Vertraulichkeitsgrenzen innerhalb und außerhalb des therapeutischen Raums und Kontextes,
- die Einführung, Symbolisierung und Gewährleistung von interpersonellen Grenzen zwischen Therapeut und Kind,
- die Klärung der Möglichkeiten und Grenzen des Schutzes gegenüber schädigenden und selbstschädigenden Tendenzen des Kindes, gegenüber dem Therapeuten, sich selbst und anderen innerhalb und außerhalb der Therapie.

Zwischen innen und außen

Basierend auf dem Safe-Place-Konzept (Katz-Bernstein 1996) soll hier der Fokus auf die Fähigkeit des Kindes gelegt werden, sich in inneren Wahrnehmungs- und Imaginationsräumen zu bewegen, über sie und durch sie zu kommunizieren und dadurch einen individuellen Zugang zu kollektiven Konstruktionen zu finden. Es soll aus einer entwicklungspsychologischen Perspektive gezeigt werden, wie eine solche Konstruktion entsteht, was sie ermöglicht und welche Risikofaktoren bei ihrer fehlerhaften Konstruktion wirksam werden. Es soll weiterhin diskutiert werden, weshalb eine der psychotherapeutischen Aufgaben in der Förderung solcher innerpsychischen Instanzen liegt, und vor allem, welche therapeutischen Interventionen eine solche zu unterstützen sowie zu leisten vermögen.

Es sind einige Konzepte in Pädagogik und Therapie zu finden, die die Wichtigkeit dieser innerpsychischen Konstruktion unterstreichen. Beispielsweise ist in der Pädagogik der frühen Kindheit das Konzept des »Involvement« (Laevers 1998) bekannt, das heißt die kindliche Involviertheit im Geschehen, die ein optimales Lernen gewährleistet. Das Konzept richtet sich nicht kausal auf defizitäre Lehrangebote vonseiten des Lehrenden, noch versucht es, hypothetisch Lerndefizite beim Kind zu ergründen, sondern es schränkt sich auf die beobachtbare Involviertheit von (Vorschul-) Kindern im Geschehen ein und geht der empirisch zu ergründenden Forschungsfrage nach, wie diese zu optimieren sei.

Interessant dazu ist das Konzept der »Flow-Erlebnisse« und »Flow-Zustände« (Csikszentmihalyi 1985) als die Fähigkeit, die Aufmerksamkeit auf einen Verlauf über längere Zeiträume unter Ausschluss von anderen, ablenkenden Reizen zu richten. Jegliche kreative, produktive Arbeit verlangt meistens die eigensteuerbare Anwendung dieser Kompetenz.

Das Konzept des Übergangsraums von Winnicott (1989) zeigt die Möglichkeit auf, wie sich, entwicklungspsychologisch betrachtet, in der frühen Kindheit die Internalisierung eines so genannten »Übergangsraums« als Fähigkeit zur Konstruktion von innerseelischen Instanzen entwickelt, die kognitiv-affektive Regulation ermöglicht. Die semiotisch-genetische Theorie Wygotskys (1974), die aufzeigt, wie aus einem systemlosen Denken in der frühen Kindheit ein Denken in Zeichen oder Begriffen entsteht (vgl. Andresen 2002, S. 18f.), unterstützt und erweitert Winnicotts Konzept von einem interpsychischen zu einem kognitiv-affektiven Konzept.

Eine wichtige Ergänzung in der Verbindung von kognitiven Leistungen mit der Psychopathologie von kindlicher Vulnerabilität gegenüber kindlichen Teilleistungsstörungen, Psychosen und Autismus liefert Lempp mit seiner Theorie der »Überstiegsfähigkeit« (1991). Diese gibt den Konzepten eine kognitiv-kommunikative Verankerung, die zu erklären vermag, wie flexible kognitiv-affektive Übergänge von Zeit- und Wahrnehmungsräumen in gezielte und effektive sozial-kommunikative Handlungen münden und welche sozial-kommunikativen Kompetenzen sich nicht adäquat zu entwickeln vermögen.

Aus ähnlichen Beobachtungen heraus stellt Wygotsky die Frage, welche Funktion bei diesen Vorgängen den Bezugspersonen zukomme. Dabei wird die Unterstützungsfunktion zwischen Erwachsenen und Kindern als »Scaffolding-Funktion« (gerüstgebende Funktion; vgl. Kusch 2001, S. 64) von Erwachsenen näher betrachtet. Dieser Abstecher in die interaktiv-soziale Konstitutionshypothese (Bruner 1987; Stern 1992) erlaubt es, einen Seitenblick auf die genetisch angelegte, intuitive elterliche Didaktik zu werfen (Papoušek u. Papoušek 1999), um daraus Konsequenzen für therapeutische Interventionen zu ziehen.

Ich habe das Konzept des Safe Place vorgestellt (Katz-Bernstein 1996) und solche therapeutischen Interventionen aufgezeigt. Hier werde ich mich auf die interaktive Funktion des Therapeuten als »alternativen Erwachsenen« außerhalb der systemischen Konstellation beziehen, um die Verlaufs- und Phasenspezifität solcher therapeutischen Intervention aufzuzeigen. Ihre systemische Bedeutung als von dem System abgeschirmte, kindspezifische, entwicklungspsychologisch begründete Intervention soll dabei hervorgehoben werden.

Prämissen der Entwicklung von Übergangsräumen: Persönlichkeitsentwicklung und Prozesse des Symbolisierungs- und Spracherwerbs

Um die therapeutische Aufgabe zu verstehen, soll hier ein theoretisches Konstrukt des Symbolisierungs- und Spracherwerbs skizziert werden.

Tabelle 1: Schritte der kognitiv-affektiven Entwicklung (vgl. auch Katz-Bernstein 1998, 2000b)

I. Kommunikations- und Dialogstrukturen	erworben durch dyadische Interaktion	kommunikative, dialogische Kompetenzen
II. Trianguläre Prozesse	Einbindung einer dritten Dimension der Kommunikation	referenziell-evaluative, kognitiv-affektive Kompetenzen
III. Innere Repräsentation	Loslösung von Handlung und Abbildung der konkreten Realität	repräsentative Kompetenzen
IV. Symbolisierung, narrative Organisation	generische (Wissen über Alltagsverläufe) und episodische (Organisation und Integration abweichender Ereignisse) Strukturen	symbolische, pränarrative Kompetenzen
V. Trennung zwischen innerem und äußerem Dialog	soziale Sprachkompetenz, Konstruktion eines autobiografischen (individuellen) Gedächtnisses und Wissens (Narrative); Einsicht in die Prinzipien der Ko-Existenz, Solidarität und Identifikation mit Peer-Gruppen	pragmatisch-kommunikative Kompetenzen
VI. Konstruktion einer kontinuierlichen Identität	Konstruktion von kontinuierlichen und kognitiv begründbaren Wertmaßstäben	Diskursebene: kognitiv-affektives »Management«

Kommunikations- und Dialogstrukturen (die ersten drei Monate)

In dieser ersten Phase nach der Geburt und darüber hinaus sorgen die Bezugspersonen für die Organisation und den Rhythmus der Körperfunktionen. Sie fördern durch Kommentare, Pflegehandlungen sowie kleine Spielchen die Entwicklung der interaktiven, dialogischen Muster. Die Handlungen und die Befindlichkeit werden durch die Prosodie (die Sprechmelodie) begleitet und strukturiert. Der Säugling wird je nach Befindlichkeit und Affektlage angeregt, seine Aufmerksamkeit wird durch Dramatisierung und Bewegung fokussiert und verlängert oder aber eine erhöhte Erregung durch Zuspruch, beruhigende Gesten sowie entsprechende Stimmlage abgebaut. So entsteht eine interaktive Affektregulation.

Spielverhalten: Die Wahrnehmung sucht Regelmäßigkeit, Wiederholungen und Struktur. Sie wird multisensorisch und multimodal organisiert. Ein erstes Anerkennungslächeln taucht auf.

Trianguläre Prozesse (bis circa neun Monate)

»Die Welt« wird zwischen Bezugsperson und Kind eingeführt. Die Bezugsperson sorgt für eine Strukturierung der Umweltreize und für ihre Bewertung durch entsprechende affektiv gefärbte Kommentare. Das Kind lernt, den Bezug »Ich – Du – Sache« (Zollinger 1989) herzustellen. Es lernt den Sinn der intendierten Kontrolle von Mimik, Gestik und von sensomotorischen Abläufen. Die Nachahmung bekommt einen kommunikativen Sinn. Die eigene und die gemeinsame Intention werden entdeckt.

Spielverhalten: Übergangsphänomene zur Beruhigung bei Erregung können sich etablieren. Gegenstände und die Struktur des Hantierens mit ihnen (mouthing, banging) werden erkundet. Sich bewegende Objekte werden bevorzugt. Nehmen und Geben, Verstecken und Hervorholen von Gegenständen und die Lust durch die Dramatisierung dieser Spielchen steht im Vordergrund.

Innere Repräsentation (ab neun Monaten)

Allmählich bildet sich eine Vorstellung von der Welt. Die Wechselwirkung von Verinnerlichung und Nachahmung von Handlungen und Interaktionen bringt ein Verständnis von Ursache und Wirkung. Die Welt bekommt Zeitdimensionen; »vorher–nachher« und »wenn–dann« bekommen Sinn und werden erkundet. Das

Kind ist aber zunächst auf sich wiederholende Strukturen und Abläufe angewiesen. Zugleich entdeckt es seine Möglichkeiten der Zu- und Abwendung und der Fortbewegung. Dadurch erweitert sich auch die räumliche Vorstellung. Das Kind kann zwischen »fremd« und »vertraut« unterscheiden und gebraucht die Bezugsperson als Referenz für die Bewertung von Ereignissen. Das Kind entdeckt das eigene Körperschema und vergleicht dieses mit dem Körperschema des Gegenübers.

Spielverhalten: Das funktionale Spiel steht im Vordergrund. Das Kind ist ansprechbar und motiviert für Ritualisierung von Schlaf-, Essens- und Pflegezeiten. Sich verstecken, sich suchen lassen, Reime, Bewegungs- und Körperspiele stehen im Vordergrund. Das Erkundungsverhalten gegenüber Objekten dehnt sich in motorisch koordinierteren Bewegungsabläufen und -verläufen aus. Die Kraft des Neinsagens wird durch die Bezugspersonen eingeführt, durch das Kind entdeckt und in der Interaktion ausprobiert.

Symbolisierung, narrative Organisation (ab zwei bis drei Jahren)

Kognitive (semantische) Verbindungen und Bezüge werden über das Konkrete hinaus hergestellt. Durch die relative Ablösung von der konkreten Ebene des Denkens kann das Kind symbolisch operieren. Es ist jedoch noch auf Gegenstände angewiesen, die anstelle von realen Objekten eingesetzt werden, um den gedanklichen Operationen eine konkrete Verankerung zu geben. Die Verbindung zu syntaktisch-morphologischen Regeln wird hergestellt; die Motivation, Vergangenheit und Zukunft sprachlich auszudrücken, um seine Gedanken mitzuteilen, nimmt zu. Spielen und Experimentieren mit Realitätssequenzen und eigene erste Bewertungen werden vorgenommen. Dies erlaubt ihm, die Realität zu durchbrechen. Das magische Denken wird als Bewältigungs- und Verarbeitungsstrategie entdeckt, kreative Überdehnungen der Realität erlauben Eigensteuerung, Handhabbarkeit und Sinnzusammenhänge von Ereignissen und Situationen zu gewinnen. Seine Handlungen begleitet das Kind mit dem »Egozentrischem Sprechen«

(Piaget 1988), das ihm eine Reflexionsebene, Steuerung, Planung und Bewertung des Geschehens erlaubt.

Spielverhalten: Die Funktionsspiele gewinnen an Komplexität und Handlungshierarchien werden etabliert. Das Einführen von Übergangsobjekten und die Nachstellung von Handlungen mit ihnen stehen im Vordergrund. Rituale der Eigenregulierung, der Tröstung und der Stütze, Regelmäßigkeiten zu verstehen und zu memorieren werden zunehmend bedeutungsvoll. Das Symbolspiel ermöglicht einen neuen Zugang zu sich und zur Realität. Neben »generischen« Alltagshandlungen werden Dramatisierungen in Form von Erproben von Verweigerungen, »böses Kind-Sein« hochinteressant. Das Übergangsobjekt wird zu einem dauerhaften Gefährten. Wichtig ist hierbei die kontinuierliche Auseinandersetzung mit sozialen Anforderungen, Beziehungsangeboten, Rollen sowie Übertragung von alltäglichen Pflichten, die das Kind im Spiel dosiert, ausprobiert, ausgleicht und dadurch erschließt und antizipiert.

Trennung zwischen innerem und äußerem Dialog (ab dem fünften Lebensjahr)

Das Kind gewinnt immer mehr Einsicht in soziale Zusammenhänge. Es interessiert sich für immer mehr Menschen und deren Handlungen und Umgang miteinander. Es kann ihr Geschlecht bestimmen, lernt Berufe kennen, die es im Alltag antrifft, und versucht, typische Handlungsabläufe zuzuordnen. Gruppierungen und Hierarchien werden gebildet. Es findet eine erweiterte innere Repräsentation von sozialen Regeln statt. Die Fähigkeit, die Sprache sozial, das heißt zielgerichtet, je nach Kontext und angemessen zu gebrauchen, um Handlungen und Beziehungen zu initiieren und zu beeinflussen, muss erworben werden. Es lernt, dass nicht alles gesagt und getan werden kann. Es lernt, das Gesagte und Gedachte zu trennen; Geheimnisse und Privatheit werden entdeckt. Dies verlangt strategisches Denken, fördert jedoch die abgetrennte eigene Identität. Interaktionen und eigene Problemlösungen können erwogen werden. Es lernt, dass Menschen unterschiedliche Realitäten teilen. Realitätsüberprüfung geschieht durch erworbene

Überstiegsfähigkeit zwischen Fantasie und Realität. Es lernt dabei, die Solidarität und Kraft der Peergroup mehr zu schätzen.

Spielverhalten: Geschichten, bei denen Spannung erzeugt wird und »alles wieder gut« wird, in Form von Zusicherung der Liebe der Bezugspersonen und der Bindung zu ihnen, werden wichtig. Auch Geschichten, bei denen der Kleine und der Schwache überlegen sind und beachtet werden, erhalten zunehmend Relevanz; daneben wird das Durchhalten bedeutend, aber auch Geheimnisse, das Durchbrechen von Tabus im Schutz der Kindergruppe. Komplexere Regeln von Gruppen- und Gesellschaftsspielen können erfasst werden.

Konstruktion einer kontinuierlichen Identität (ab dem neunten Lebensjahr)

Eine persönliche Deutung des eigenen Entwicklungsprozesses, dazu die Möglichkeit zur Reflexion über eigene soziale Bezüge werden hier evident. Die Fähigkeit, sich durch szenische Organisation und szenisches Erzählen über sich oder andere zu steuern, Beziehungen herzustellen, zu definieren, zu regulieren und Wertmaßstäbe sowie Bewertungen abzustimmen, bildet sich immer mehr heraus. Dabei wird die eigene Identität kontinuierlich definiert. Weitere Bezüge zur sozial-kollektiven, kulturellen Realität werden durch den Erwerb und Gebrauch von Kulturtechniken möglich. Moralregeln werden verstanden, Empathie wird möglich und spielt damit auch eine prägende Rolle bei Identifikationsmodellen (Bischof-Köhler 1989).

Spielverhalten: Rollen- und Regelspiele sowie Sport- und Wettbewerbspiele werden wichtig. Die Interessen von Jungen und Mädchen klaffen auseinander. Die Geschlechtszugehörigkeit wird im Spiel dominant. Das Interesse an dem anderen Geschlecht gibt Gruppenspielen eine neue Bedeutung.

Die Ablösung vom konkreten Kontext auf dem Weg zur Steuerungsinstanz von Handlungen

In Folgendem werde ich an der Stelle bei der kognitiven Entwicklung verweilen, an der die äußere Steuerung der Handlung eine innere wird, oder in anderen Worten, an der Stelle eines Perspektivenübergangs, dort wo aus einer »Egozentriertheit« (Piaget 1988; Wygotsky 1974) eine Perspektivenwechselkompetenz und soziale Empathie entsteht (Bischof-Köhler 1989).

Bruner zeigt, wie vom dritten bis fünften Monat an durch Spiel- und ritualisierte Pflegesituationen, so genannte »Formate«, eine diskursive, kommunikative Struktur eingeführt wird, die eine festgelegte Reihenfolge und Rollenverteilung aufweist (Bruner 1987, S. 131). Eine dritte, spielerische »Als-ob-Ebene« wird dadurch eingeführt, dass eine Dramatik »um ein Problem« aufgebaut wird – beispielsweise das Verschwinden eines Clowns hinter dem Rücken der Mutter. Diese Dramatik wird dadurch aufrechterhalten, dass das vermeintliche Suchen spannungsvoll in die Länge gezogen und durch ein Wiederauftauchen, einen Kommentar, eine Bewertung und Wiederherstellung des emotionalen Gleichgewichts vollendet wird, um danach wiederholt zu werden. Die Phasen des Spiels werden von Bruner als »Vorbereitung«, »Verschwinden«, »Wiedererscheinen« und »Wiederherstellung« eingeteilt (1987, S. 40). Der Verweis auf eine fiktive Realität, die durch kommunikativen Konsens eingeführt werden kann, gehört demnach zu einer – phylogenetisch – festgelegten elterlichen Verhaltenskompetenz, die sich der ontogenetischen Verhaltensbereitschaft und kognitiven Entwicklung des Kindes anpasst. Auch wenn diese Spielchen einige Monate später nicht mehr in der gleichen Intensität von den Eltern angeboten werden, so taucht in der Regel nach Vollendung des ersten Jahrs das Spiel wieder auf, jedoch mit umgekehrter Rollenverteilung; das Kind übernimmt die aktive Rolle des Versteckens und der Erzeugung von vermeintlicher Spannung beim Gegenüber. Dies zeigt eine der ersten eigenmächtigen Kompetenzen, nämlich kommunikativ mit fiktiven Realitäten auf Situationen Einfluss nehmen zu können (vgl. Dornes 2000; Andresen 2002, S. 46ff.).

Seine Theorie des fiktiven Spiels versteht Wygotsky als Übergang von einem kontextuell-deiktischen Bezug, also aus einem konkreten Bezug zur Realität hin zu der Welt des Denkens in Begriffen und Zeichen. Dieser Übergang erlaubt mindestens zweierlei:

- das Einfühlen in einen anderen, der nun als ein abgetrenntes, zu eignen Intentionen fähiges Wesen wahrgenommen wird;
- die Entdeckung, dass Kontexte durch den fiktiven Charakter eigenmächtig verändert werden können.

»Das Kind erlangt die Fähigkeit, eine Idee darzustellen, vom Gedanken zur Situation und nicht wie bisher von der Situation zum Gedanken zu gelangen« (Wygotsky 1987, S. 264). Nicht mehr die Situation an sich, sondern ihre affektive Einordnung, Bewertung, Deutung und Generalisierung als sozialer, generalisierter Konsens und Wertmaßstab stehen im Vordergrund. Diese neue Bewusstseinskompetenz wiederum verändert das Verhältnis des Kindes zur Realität grundlegend (Wygotsky 1981, S. 138).

Das fiktive Spiel zwischen äußerer und innerer Realität

Andresen (2002) bezieht sich auf die Spieltheorie von Bateson (1983), um darzustellen, wie Kinder zunächst einen Interpretationsrahmen bilden, einen »Hintergrund« konstruieren, um der gespielten »Figur« einen Bedeutungszusammenhang zu geben, der im Konsens ausgehandelt wird. In diesem fiktiven Bezugsrahmen werden die Sprache und die Handlung auf eine neue, von dem konkreten Bezugsrahmen losgelöste Realität transformiert; es entstehen zwei synchrone Realitäten. Die Relation zwischen »Bezeichnendem« und »Bezeichnetem« vergleicht Bateson mit der Relation zwischen Karte und Territorium. »Das eine repräsentiert das andere, beide weisen aber nicht die gleichen Eigenschaften auf« (Bateson 1983, S. 34). In diesem Stadium wird das Angebot der Bezugspersonen der doppelten Realität vom Kind kognitiv erschlossen; es dient einer Herstellung regulierender, steuernder Instanzen.

Eine gelungene Kommunikation setzt voraus, dass die Beziehung und die Zuordnung beider Ebenen eine Regelung in Form einer gegenseitigen Verständigung erfahren hatten. Dazu werden sprachliche Markierungen verwendet, die in Rollenspielen häufig vorkommen (Garvey 1978), wie »Du wärst jetzt …! Du hättest …«.

Was spielen Kinder?

Kinder ahmen zunächst in ihren Symbolspielen größtenteils Tätigkeiten nach, die sie in der Erwachsenenwelt beobachten. Diese Tätigkeiten bestehen meistens aus Interaktionen, wie Pflege-, Fütterungs- und Bekleidungssituationen, die sie an sich und anderen erfahren. Dabei kommt es zur Rollenumkehr; sie selbst übernehmen die Rolle der erwachsenen Bezugsperson. Die Spannung, die Kinder in der Diskrepanz der Rollen erleben, bildet die Motivation für solche Spiele (Wygotsky 1981). In der Fiktion werden nun vermehrt soziale Rollen und Interaktionen generalisiert (Mead 1973). Die Rollen werden konstrastiert und überzeichnet nachgespielt, um ihre Unterschiedlichkeit zu markieren und den Kern der Spannung zwischen den Rollen besser zum Ausdruck zu bringen (Andresen 2002, S. 67). Die fiktive Ebene erlaubt dabei einiges:

- soziale, konflikthafte und spannungsvolle Situationen zu reinszenieren und dadurch zu verstehen,
- Interaktionsregeln und -strukturen zu erschließen (und sie dadurch vorhersagbar zu machen),
- reale Begebenheiten zu überblicken und eigenmächtig zu steuern,
- Rollen umzukehren, zu markieren und zu generalisieren,
- nach Lösungen zu suchen und
- Wunschvorstellungen zu inszenieren.

Dabei stehen Verhaltensregeln im Vordergrund; Hierarchien, Bewertungen und Durchsetzstrategien werden erschlossen.

Eine unmittelbare Beziehung sieht Andresen zwischen Affektivität und Fiktivität: einerseits ein Bestreben, Wünsche zu erfüllen, andererseits die Realisierung dieser Wünsche in der Fiktion. »Die

Notwendigkeit zur Umdeutung von Situationen, Gegenständen, Personen und Handlungen entspringt genau aus diesem Verhältnis von Affektivität und Fiktivität und ist nicht vorgängig vorhanden. Phantasie entsteht im Spiel« (Andresen 2002, S. 67).

Demzufolge bedeutet die Fähigkeit, Symbol- und Rollenspiele zu inszenieren, eine genuine Verbindung zwischen innerer und äußerer Realität. Was zunächst eine Repräsentation äußerlich erfahrener Interaktionen war, wird in einem speziellen, inneren Rahmen nachgestellt, strukturiert, modifiziert und dabei auf eine individuell angepasste Art erschlossen.

Die Fähigkeit, sich eine fiktive Spielwelt zu erschaffen und sie durch Rollenspiele in einer kommunikativ-sozialen Einbindung zu inszenieren, ist mit dem Phänomen der inneren Sprache eng verbunden. Das Kind steuert, kommentiert und bewertet seine Handlungen zwischen dem dritten und sechsten Lebensjahr durch ein »egozentrisches Sprechen« (Piaget 1988; Wygotsky 1987). Anders als Piaget, der die Kontinuität der Sprachentwicklung dem Verschwinden der egozentrischen Sprache zuschreibt (Piaget 1988; Andresen 2002), meint Wygotsky, dass diese sprachliche, zunächst äußerlich wahrnehmbare Steuerungsfunktion von einer inneren Steuerungsinstanz übernommen wird, die für Entscheidungen, Bewertungen und Handlungssteuerung wichtig ist. Diese innere Sprache stellt ein Amalgam an generalisierten Gesetzen und Bewertungen dar, das einen sozialen Umgang ermöglicht.

Wichtig dabei ist ein übergeordnetes Prinzip: Erst die befruchtenden, kontinuierlichen Übergänge zwischen äußeren, sozialen, angepassten Anforderungen und ihrer allmählichen Verarbeitung durch das Symbol- und Rollenspiel machen diese zu förderlichen Ressourcen für die kindliche Entwicklung. Die Verselbstständigung und Abkapselung von der realen Welt kann eine immer größere Entfremdung von der Realität verursachen (Andresen 2002; Lempp 1991).

Mithilfe der therapeutischen Intervention soll in zweierlei Hinsicht in dieses Geschehen eingegriffen werden: erstens, um die Symbolisierungsfähigkeit zu fördern, und zweitens, um die Symbolspiele durch aktive Teilnahme am Geschehen an die Realität heranzuführen und an diese zu binden.

Therapeutische Interventionen

Das Ziel der therapeutischen Interventionen in Richtung Symbolisierungsfähigkeit setzt die Fähigkeit voraus, das Bewusstsein zu einer Selbstwahrnehmung von inneren Regungen, Affekten und Intentionen zu lenken und diese in Bilder verdichten zu lassen. Dieser Zustand wird durch die hypnotherapeutischen Richtungen als Trance (Mrochen 2001) und von Csikszentmihalyi als Flow-Erlebnis geschildert (1985).

Das Kind braucht dazu die Möglichkeit, sich von äußeren Reizen zugunsten einer entspannten Innenschau zurücknehmen zu können. Daher wird nicht nur die Aktivierung der Interaktion, sondern auch die eigene Zurücknahme in Gegenwart einer anderen Person als ausgesprochene therapeutische Intention gefördert. Als Ausgangspunkt kann ein Versteck, ein Ort der Ruhe innerhalb des Raums dienen (»Safe Place«, Katz-Bernstein 1996). Sicherlich kann durch einfühlsames Erkunden ein aktuelles Thema aufgegriffen und durch geführte Imaginationen verarbeitet, auch können gezielt Rollenspiele angeboten werden. Die Safe-Place-Intervention hat noch weitere Ziele. Sie trachtet nach den Wurzeln der Eigensteuerung, nach der Geburt der eigenen Symbolisierungskräfte des Kindes, nach der eigenen kreativen, symbolischen Verdichtung und Umwandlung der Realität. Dabei enthält diese keinesfalls eine passive, zurückgezogene Haltung des Therapeuten, sondern eine angepasst dosierte direktiv-interaktive im Sinne eines »scaffoldings« (Bruner u. Luciarello 1989). Das Hin und Her, die Ko-Konstruktion der Handlung bestimmt ihre Richtung und den Verlauf. Dabei werden die Intentionen des Kindes aufgenommen und ein komplementäres, entscheidungsförderndes, inszenierendes Verhalten gefördert. Dem Kind wird ein je nach erkundetem Bedarf spiegelndes, erweiterndes, strukturierendes und antagonistisches Umdeuten der Rollen angeboten. Der Therapeut kann als Referenz für die eigene Wahrnehmung und als »Hilfs-Ich« genutzt werden (Winnicott 1989). Diese Interventionen holen das Kind an der Nahtstelle ab, an der sich die Aktualisierung von eigenen Intentionen zu Bildern und symbolisierten Handlungen vollziehen können, als dauerhaft erworbene, internalisierte Kompetenz. Dies kann nur in dem Gewahrsein der Grenze zwischen sich und dem fremden Anderen möglich werden und ist verbunden mit der Entdeckung der divergenten Intentionen und Möglichkeiten des »Du«, jenseits der Grenzen des »Ich« (vgl. Winnicott 1986). Der sich ins Spielgeschehen einbindende Therapeut kann die Realitätsanforderungen und -prinzipien metaphorisch und spielerisch einbringen und das Kind anspornen, sich mit ihnen kindgemäß auseinander zu setzen. Bei dieser Art der Intervention ist der Therapeut weder ein Deutender, der auf der bewussten Einsichtsebene interveniert, noch einer, der Techniken eines neuen Verhaltens »outside-in« zu internalisieren trachtet. Es ist auch nicht ein Therapeut, der das Kind »machen lässt,« in der Meinung, das Kind brauche einen »freien Raum«. Mit dieser Intervention stellt der Therapeut einen intersubjektiven, sozialisationsunterstellenden Raum zur Verfügung, indem er die Unterstellung mit dem Kind in der ihm angemessenen Sprache kommuniziert. Die Inszenierung, Steuerung und Dosierung wird dem Kind überlassen. Der Therapeut bietet dazu die nötigen »Stützen« und »Gerüste« im Sinne eines »scaffolding« (Bruner u. Luciarello 1989), dabei wird allmählich eine realitätsangepasste steuernde, erwägende und entscheidende Instanz internalisiert. Impulsgesteuerte Handlungen werden zu sozial gesteuerten Handlungen. Anhand von zwei Beispielen sollen therapeutische Interventionen erläutert werden.

Der elektiv mutistische neunjährige Tim stammt aus einer Familie, in der beide Eltern sozial unsicher wirken. Der Vater stammt aus dem benachbarten Ausland und ist als Koch in einer Kantine angestellt; die Mutter ist eine besorgte Hausfrau. Beide wirken scheu, bemüht und wortkarg. Tim wird in der zweiten Stunde eine Hilfe beim Bau eines eigenen Verstecks angeboten. Der zunächst eingefroren passiv beobachtende Junge wird animiert, bei Entscheidungen zur Gestaltung des Verstecks mitzuwirken und den Bau tatkräftig zu unterstützen. Er taut immer mehr auf und wird dabei immer aktiver. Bei der Dachkonstruktion spannt er eigenmächtig Seile auf, die er an einem seitlich liegenden Schrank und gegenüber am Fenstergriff befestigt. Darüber hinaus versucht er anschließend ganz konzentriert, Tücher zu spannen, um ein selbst kreiertes Dach zu erstellen. Im weiteren Verlauf des Spiels versteckt er sich in der Hütte. Auf die Aufforderung hin, etwas mitzunehmen, was ihm beim Verstecken wichtig ist, nimmt er sich einen Ritterhelm und ein Schwert aus der Verkleidungskiste. Das Angebot, ich könne die Hütte bewachen, während sich der mutige Ritter ausruhe, quittiert er damit, dass er mir eine grüne Mütze und ein Schwert aushändigt und mich vor der Tür der Hütte aufstellt. »Wäre ich ein geschickter, zuverlässiger Hüter?«, frage ich. Ein Kopfschütteln. »Ein ein wenig ungeschickter Hüter, oder total unbrauchbar?« Ein Hin und Her von schüttelnden Kopf- und Handbewegungen zeigt mir den Grad an Ungeschicklichkeit an, die ich darstellen soll. Es entsteht ein Spiel, bei dem der Torwächter immer »gerade noch« fremde Überfälle zu verhüten vermag, wenn auch ein wenig ungeschickt. Tim genießt meine ungeschickten Aktionen, aber auch den gewährten Schutz. Zwar kontrolliert er dabei seine Mimik; sein waches Interesse und ein bejahender Augenaufschlag verraten eine Zufriedenheit. Im Weiteren werde ich zur Strafe an einen Stuhl gefesselt und erst nach einem Flehen und Versprechen, ich würde den Ritter das nächste Mal besser bewachen, wieder an meinen Platz vor der Hütte zurück gelassen. In den weiteren Wochen der Therapie fange ich an, auf eine »Koexistenz« in Form von eigenen Rechten und Bedingungen zu bestehen. Tim darf die »Frechheit« und Aufmüpfigkeit des Wächters, den ich spiele, jedoch als Regieanweisung (zu der er nonverbale Zustimmung gibt) regulieren. Ich beteuere immer wieder, dass ich auf seiner Seite sei, ihn schätze und bewundere, ihm gerne zu Diensten stehe, aber auch Wünsche nach fairer Behandlung habe. Als »beiläufige« Vision der fairen Behandlung, quasi als Selbstgespräch, stelle ich in Aussicht, dass, wenn es Tim gelänge, dem Wächter zu vertrauen, er sicherlich auch anfangen würde, mit ihm zu sprechen, wie mit allen Menschen, denen er vertraut. In der neunten Stunde fängt Tim an, mir als Wächter ausgehandelte, verbale Befehle zu geben. Dabei benutzt er zunächst Trommelschläge dazu, die ich als wirkungsvoll und beeindruckend für den Wächter vorschlage.

Der Lehrer berichtet über »Kichern« und Flüstern mit anderen Kindern in der Klasse sowie über Pausengespräche. Parallel dazu sucht die Mutter ein Gespräch mit mir auf. In diesem erzählt sie über ihre eigene Kindheit, wie sie selbst als scheues Kind es schwer gehabt habe und wie sehr sie erleichtert sei, dass es Tim jetzt gelinge, sich zu öffnen.

In diesem Beispiel wird deutlich, wie im symbolischen Spiel das fehlangepasste Verhalten, eine im analytischen Terminus so genannte »Übertragungsneurose«, kindgemäß angegangen und verändert werden kann. Die Beziehung gestaltet sich an den symbolisierten Grenzen des »Du« und in enger Kooperation und Eigensteuerung des Kindes. Durch das »Attunement«, die gut angepasste und dosierte Konfrontation des Therapeuten – gemildert und distanziert durch die fiktive Inszenierung –, kann die Fehlanpassung hinterfragt, modifiziert und verändert werden. Die verbal bewusste, deutende und sprachliche Intervention vermag für die kognitive Entwicklungsstufe von Tim nie die Kraft der symbolisierten Beziehungsgestaltung zu erreichen. Es wird auch deutlich, dass sich dabei neue Lernschritte und Veränderungen entlang des spielerischen Geschehens leichter und wirksamer einbauen lassen. Die Mutter erfährt angesichts der Entwicklung von Tim eine Entlastung des Schuldgefühls über die »vererbte« Schweigsamkeit von beiden Seiten, ihrer eigenen und der ihres Mannes. Dadurch wird es ihr möglich, sich zu öffnen und dem gesamten Familiensystem eine sichtbare Wende zu geben. Durch das offene Gespräch entstand eine Vertrautheit zu mir, die Tim wohl registrierte und als eine »systemische Referenz« für die Befürwortung seines fortschreitenden Sprechens mit Fremden deutete.

Ein zweites Beispiel (aus Katz-Bernstein u. Zaepfel 2004) eines 14-jährigen mutistischen Jungen soll eine gestalttherapeutische, symbolisierte Interaktion veranschaulichen, die eine ganz andere Reflexions- und Gestaltungsstufe darstellt.

Ali ist ein aus Ägypten stammender Junge, der in schulischen und öffentlichen Kontexten kein Wort spricht. Bei einer Desensibilisierungsübung in der siebten Therapiestunde beschreibt Ali, was geschieht, wenn er vor der Klasse reden soll: »Plötzlich kann ich gar nicht sprechen.« – »Was geschieht genau?« – »Der Hals ist so zu!« – »Schau genau hin, was geschieht im Hals?« – »Es sitzt wie ein Kloß drin.« – »Bist du damit einverstanden, den Kloß noch genauer anzuschauen? Mach mal die Augen zu und spüre dem Kloß nach. Wie fühlt er sich an? Wie sieht er aus? Wie groß ist er? Welche Farbe hat er?« Ali beschreibt den Kloß als glitschig aber fest, in der Größe eines Tennisballs mit rötlich-bläulicher Farbe. Anschließend wird der Kloß auf einem Malpapier aufgemalt.

Ich schlage Ali vor, mit dem gemalten Fremdkörper im Hals in ein spielerisches Gespräch einzutreten. Er beschimpft den Kloß als störend, will ihn am liebsten »abmurksen«. Er beschreibt Situationen, in denen dieser Fremdkörper ihn behindert und wie viel schöner und leichter er es hätte, wenn dieser Kloß ihn nicht so blockieren würde. An dieser Stelle will er das Papier mit dem Bild zerreißen. Ich bewahre ihn davor und schütze das Papier: »Wenn du das tust, dann erfahren wir nie, warum er sich in deinem Hals niedergelassen hat.«

Ich frage Ali, ob er sich vorstellen könne, diesem Fremdkörper eine Stimme zu geben, so als wäre er ein Bauchredner, nur dass er den Kloß statt des Bauchs sprechen lasse: »Stell dir vor, du wärst dieser Fremdkörper in Alis Hals. Versuche dir vorzustellen, wie das ist, sich in Alis Hals so breit zu machen. Wie fühlt sich das an?« Er schließt die Augen: »Es ist schön warm da drin, weich, aber auch fest. Ja, ziemlich bequem.« – »Ja, mach dir es bequem da drin. Lässt dir der Ali auch genug Platz?« Er schweigt einen Moment, spürt nach: »Ali hat Angst vor mir! Er wird ganz steif, wenn ich in seinem Hals bin! Irgendwie macht das Spaß!« – »Ah ja, das macht dir Spaß, den Ali zu quälen, ihm Angst zu machen, was? Du bist aber ein Schlitzohr! Ali müsste auf dich stolz sein, wie stark und clever du bist!« An dieser Stelle hört Ali auf und schaut mich verwundert und fragend an.

»Ja, Ali, es ist dein Kloß, dein Körper hat ihn produziert, und ich meine, der Körper ist ein gescheiter Kerl, er hilft uns immer irgendwie, damit wir aus unangenehmen Situationen das Beste machen können. Das ist *dein* Kloß! Eigentlich könntest du auf ihn mächtig stolz sein!« Es dauert ein wenig, jedoch nach einigen nachdenklichen Augenblicken sagt er verschmitzt und belustigt: »Ja, alle anderen mussten sich Mühe geben beim Lesen und beim Aufsagen, ich war fein raus!« –»Ich sehe trotzdem, dass der Kloß dich auch störte, half er dir manchmal?« – »Ja, manchmal war ich dann der Schlauere.« Ich bestätige ihm, dass ich schon längst geahnt habe, wie stark und clever er eigentlich sei. Es tut ihm sichtbar gut.

Als Ali dann den Kloß erneut malt, hat er sich verändert; er wird glatter, glänzender und bekommt einen rosaroten Schimmer. Er arbeitet lange an ihm, malt ihn aus, behandelt ihn wie ein

Kunstwerk. Ich schlage ihm als Hausaufgabe vor, bei nächster Gelegenheit in der Klasse eine Situation auszuwählen und sich vorzustellen, er würde sprechen wollen. Dabei solle er, sofern der Fremdkörper auftauche, diesem nachspüren und schauen, ob er sich verändert habe.

Sehr bald merkt Ali, nachdem er viele kleine Schritte in der Klasse erprobt hat, die er mit mir ausgehandelt und reguliert hat, dass sein Kloß viele Schattierungen bekommt und sich ständig verändert. So sagt er nach vier Monaten: »Er ist jetzt wie aus Watte und völlig durchlöchert … Er fühlt sich jetzt an wie eine Wolke im Hals.« Er holt die fünf übrigen Zeichnungen des Kloßes aus dem Schrank, rollt sie auf und vergleicht sie miteinander. Er scheint mit der Entwicklung sehr zufrieden zu sein. Zu dieser Zeit unternimmt er bereits seine ersten Sprechversuche mit den Jungen in seiner Klasse, und zwar während des Werkunterrichts in der Schule.

In diesem Beispiel begleitet die imaginative Arbeit mit dem Jugendlichen die gesamte Therapie der Angststörung. Anders als beim neun Jahre alten Tim pendelt die Arbeit hier zwischen Imagination und realer Situation. Ali besitzt eine gute Überstiegsfähigkeit (Lempp 1991) zwischen Imagination und einer reflexiven Sprache. Erst die imaginative Arbeit ermöglicht es, die Verhaltensänderung als eigensteuerbar zu erleben. Das Symptom wird narrativ zugänglich. Ein »Reframing« (Umdeutung) der Störung erlaubt es ihm, einen Perspektivenwechsel zu vollziehen, der rein verbal keine grundlegende, überraschende Qualität gebracht hätte (de Shazer 1989). Neben der konkreten Arbeit mit dem Symptom – der Desensibilisierung, sukzessiven Verhaltensänderung, dem Transfer, der Arbeit mit Eltern und Lehrern sowie der Aktivierung von zusätzlichen Ressourcen – hat diese Arbeit seit der siebten Stunde der gesamten Therapie eine verbindende Tiefendimension gegeben, »zwischen Innen und Außen«, bei der eine grundsätzliche Einstellungsänderung stattfinden konnte.

Schlussbetrachtung

Das vorgestellte Konstrukt zeigt, in welcher Beziehung Sozialisationsprozesse zu der kognitiv-sprachlichen Entwicklung stehen und darüber hinaus zu der Konstruktion einer individuellen, abgetrennten und eigengesteuerten Identität.

Das Symbolspiel in einem Schutzraum in Gegenwart einer systemisch unverstrickten Person, von der das Kind real nicht abhängig ist, gibt dem Kind ganz andere Möglichkeiten der Distanzierung und Verarbeitung seiner Realität, die innerhalb der Familie kaum möglich sind. Im Symbolspiel stecken pränarrative Kompetenzen, die später für den inneren Dialog und damit für eine abgegrenzte Identität und ein eigengesteuertes Verhalten sorgen. Durch die erfahrene Akzeptanz, Gelassenheit und Offenheit gegenüber den eigenen aggressiven Tendenzen, durch die erfahrenen Grenzen, die ohne weitere Verstrickungen und ohne Druck konsequent eingehalten werden, kann das Kind eine gewisse Immunität gegenüber schädlichen Entgrenzungen erfahren. Vor allem durch die kontinuierlichen, fein abgestimmten Interaktionen, die ein »scaffolding«, eine unterstützende, aufbauende Funktion der symbolischen diskursiven Kompetenzen gewährleisten und einen nachhaltigen Aufbau der Kompetenz fördern, können die eigenen Handlungen gesteuert und sozial adäquat ausagiert werden.

Nicht die bewusste, der Reflexion zugängliche Steuerung steht im Vordergrund der Arbeit, sondern ein Intervenieren auf der imaginären Ebene, die rückwirkend für eine Umorganisation der nicht bewussten, affektiv-motivationalen Ebene der Verhaltenssteuerung auf dem Weg zur Sozialisation sorgt.

Literatur

Andresen, H. (2002): Interaktion, Sprache & Spiel. Zur Funktion des Rollenspiels für die Sprachentwicklung im Vorschulalter. Tübingen.

Antonovsky, A. (1997): Salutogenese. Zur Entmystifizierung der Gesundheit. Tübingen.

Bateson, G. (1983): Eine Theorie des Spiels und der Phantasie. In: Bateson, G. (Hg.), Ökologie des Geistes. Frankfurt a. M., S. 241–261.

Bischof-Köhler, D. (1989): Spiegelbild und Empathie. Die Anfänge der sozialen Kognition. Bern.

Bronfenbrenner, U. (1981): Die Ökologie der menschlichen Entwicklung. Stuttgart.

Bruner, J. S. (1987): Wie das Kind sprechen lernt. Bern/Göttingen/Toronto.

Bruner, J. S.; Luciarello, J. (1989): Monologue as narrative recreation of the world. In: Nelson, K. (Hg.), Narrative from the crib. Cambridge/London, S. 73–97.

Burr, W. (2001): Wozu brauchen wir eine systemische Kindertherapie? In: Rotthaus, W. (Hg.), Systemische Kinder- und Jugendlichenpsychotherapie. Heidelberg, S. 78–90.

Ciompi, L. (1994): Affektlogik. Über die Struktur der Psyche und ihre Entwicklung. Ein Beitrag zur Schizophrenieforschung. Stuttgart.

Csikszentmihalyi, M. (1985): Das Flow-Erlebnis. Stuttgart.

Czogalik, D. (1990): Wirkfaktoren in der Einzelpsychotherapie. In: Tschuschke, V.; Czogalik, D. (Hg.), Was wirkt in der Psychotherapie? Zur Kontroverse um die Wirkfaktoren. Berlin, S. 7–20.

Dornes, M. (2000): Die emotionale Welt des Kindes. Frankfurt a. M.

Erickson, M.; Rossi, E. (1981): Hypnotherapie. München.

Farrelly, F.; Brandsma, J. M. (1986): Provokative Therapie. Berlin.

Garvey, C. (1978): Spielen. Stuttgart.

Gottlieb, G. (1991): Experimental canalization of behavioural development: I. Theory. Developmental Psychology 27: 4–13.

Grawe, K.; Donati, R. (1994): Psychotherapie im Wandel. Göttingen.

Holodynski, M.; Friedlmeier, W. (1999): Emotionale Entwicklung und Perspektiven ihrer Erforschung. In: Friedlmeier, W.; Holodynski, M. (Hg.), Emotionale Entwicklung. Funktion, Regulation und soziokultureller Kontext von Emotionen. Heidelberg/Berlin, S. 2–26.

Katz-Bernstein, N. (1996): Das Konzept des »Safe Place« – ein Beitrag zur Praxeologie integrativer Kinderpsychotherapie. In: Metzmacher, B.; Petzold, H.; Zaepfel, H. (Hg.), Praxis der integrativen Kindertherapie. Integrative Kindertherapie zwischen Theorie und Praxis. Bd. 2. Paderborn, S. 111–141.

Katz-Bernstein, N. (1998): Die Sprachentwicklung des Kindes: eine Interaktion von Kognition und Emotion – »Der Bau des Hauses der Welt, die im Kopf wohnt«. In: Rapp, F. (Hg.), Globalisierung und kulturelle Identität. Studium Generale. Bd. 7. Dortmund, S. 3–18.

Katz-Bernstein, N. (2000a): Kinderzentrierte Therapie und systemische Therapie – Paradox, Ergänzung oder Substitution? Beratung Aktuell – Zeitschrift für Theorie und Praxis der Beratung 1: 77–91.

Katz-Bernstein, N. (2000b): Vom ersten Kick zum ersten Schimpfwort – Sprache und Symbolraum. Schweizerische Zeitschrift für Heilpädagogik 6: 5–11.

Katz-Bernstein, N.; Zaepfel, H. (2004): Ali und sein Schweigen. Aus der Gestalt – Integrativen Arbeit in der Kinder und Jugendpsychotherapie. In:

Hochgerner, M.; Hoffmann-Widhalm, H.; Nauser, L.; Wildberger, E. (Hg.), Gestalttherapie. Lehrbuch der Gestaltpsychotherapie. Wien.

Kusch, M. (2001): Entwicklungspsychopathologie. In: Rotthaus, W. (Hg.), Systemische Kinder- und Jugendlichenpsychotherapie. Heidelberg, S. 41–77.

Laevers, F. (1998): Understanding the world of objects and of people: Intuition as the core element for deep level learning. International Journal of Educational Research 29: 69–86.

Lempp, R. (1991): Vom Verlust der Fähigkeit, sich selbst zu betrachten. Eine entwicklungspsychologische Erklärung der Schizophrenie und des Autismus. Bern/Göttingen/Toronto.

Mead, G. H. (1973): Geist, Identität und Gesellschaft. Frankfurt a. M.

Mrochen, S. (2001): Die Arbeit mit dem Kind im Kreise der Familie – Überlegungen zu einer hypno-systemisch begründeten Kinderpsychotherapie. In: Rotthaus, W. (Hg.), Systemische Kinder- und Jugendlichenpsychotherapie. Heidelberg, S. 91–105.

Oerter, R.; v. Hagen, C.; Pöper, G.; Noam, G. (Hg.) (1999): Klinische Entwicklungspsychologie. München.

Papoušek, M.; Papoušek, H. (1999): Intuitive elterliche Früherziehung in der vorsprachlichen Kommunikation. In: Hellbrügge, Th. (Hg.), Kindliche Sozialisation und Sozialentwicklung. Fortschritte der Sozialpädiatrie. Bd. 2, München/Berlin/Wien, S. 113–135.

Peseschkian, N. (1980): Positive Familientherapie. Eine Behandlungsmethode der Zukunft. Frankfurt a. M.

Petermann, F. (Hg.) (2000): Lehrbuch der klinischen Kinderpsychologie und -psychotherapie. Göttingen.

Petzold, H. (1992): Ein integratives Modell früher Persönlichkeitsentwicklung als Beitrag »klinischer Entwicklungspsychologie« zur Psychotherapie. Integrative Therapie 1–2: 156–199.

Petzold, H. (1995): Entwicklungsorientierte Psychotherapie – ein neues Paradigma. In: Petzold, H. (Hg.), Die Kraft liebevoller Blicke? Psychotherapie und Babyforschung. Bd. 2. Paderborn, S. 13–24.

Petzold, H.; Ramin, G. (Hg.) (1987): Schulen der Kinderpsychotherapie. Vergleichende Psychologie Bd. 8. Paderborn.

Piaget, J. (1988): Einführung in die genetische Erkenntnistheorie. Frankfurt a. M.

Pleyer, K.; H. (2001): Systemsiche Spieltherapie – Kooperationswerkstatt für Eltern und Kinder. In: Rotthaus, W. (Hg.), Systemische Kinder- und Jugendlichenpsychotherapie. Heidelberg, S. 125 – 161.

Resch, F. (1996): Entwicklungspsychopathologie des Kindes- und Jugendalters. München.

Reukauf, W. (1985): Kinderpsychotherapien. Schulenbildung, Schulenstreit, Integration. Basel.

Rotthaus, W. (2001): Zur Einführung: Systemische Kinder- und Jugendlichenpsychotherapie – eine Erweiterung der therapeutischen Handlungskompe-

tenz. In: Rotthaus, W. (Hg.), Systemische Kinder- und Jugendlichenpsychotherapie. Heidelberg, S. 9–19.
Rutter, M. (1993): Wege von der Kindheit zum Erwachsenenalter. In: Petzold, H. G. (Hg.), Frühe Schädigungen – späte Folgen? Psychotherapie und Babyforschung. Bd. 1, Paderborn, S. 23–65.
Shazer, S. de (1989): Wege der erfolgreichen Kurztherapie. Stuttgart.
Stern, D. (1992): Die Lebenserfahrung des Säuglings. Stuttgart.
Streeck-Fischer, A. (2000): Borderline-Störung im Kindes- und Jugendalter – ein hilfreiches Konzept? Psychotherapeut 45: 356–365.
Watzlawick, P. (Hg.) (1985): Die erfundene Wirklichkeit. München.
Winnicott, D. W. (1974): Reifungsprozeß und fördernde Umwelt. München.
Winnicott, D. W. (1989): Vom Spiel zur Kreativität. Stuttgart.
Wirsching, M. (1998): Jenseits vom Schulenstreit. Entwicklungen heutiger Psychotherapie. Frankfurt a. M.
Wygotsky, L. (1974): Denken und Sprechen. Frankfurt a. M.
Wygotsky, L. (1981): Das Spiel und seine Rolle für die psychische Entwicklung des Kindes. In: Röhrs, H. (Hg.), Das Spiel – ein Urphänomen des Lebens. Wiesbaden, S. 129–146.
Wygotsky, L. (1987): Arbeiten zur psychischen Entwicklung der Persönlichkeit. Köln.
Zaepfel, H.; Metzmacher, B. (1996): Die Konstruktion innerseelischer und sozialer »Wirklichkeit« im therapeutischen Prozess: Sozialkonstruktivistische Überlegungen zum Verfahren der Integrativen Kinder- und Jugendlichentherapie. In: Metzmacher, B.; Petzold, H.; Zaepfel, H. (Hg.), Praxis der Integrativen Kindertherapie. Integrative Kindertherapie zwischen Theorie und Praxis. Bd. 2. Paderborn, S. 57–107.
Zollinger, B. (1989): Spracherwerbsstörungen. Grundlagen zur Früherfassung und Frühtherapie. Bern/Stuttgart/Wien.
Zulliger, H. (1963): Heilende Kräfte im kindlichen Spiel. Zürich.

Dorothea Rahm

Die Gruppe als Dritte(r)

Kindertherapie in der Gruppe

Beschreibungen von Kindergruppentherapie-Prozessen gibt es kaum. Das liegt vor allem daran, dass es nicht einfach ist, komplexe Prozesse zu beschreiben, in denen vieles gleichzeitig geschieht, einander vielschichtig bedingt und oft erst nachträglich – wenn überhaupt – verstanden werden kann. Ein weiterer Grund liegt vielleicht darin, dass das Leiten von Kindertherapiegruppen häufig Verhaltensweisen mit sich bringt, die spontan und unüberlegt, wenig erklärbar, wenig hilfreich und bisweilen peinlich sind.

Alle Beteiligten, die Kinder und die Therapeutinnen und Therapeuten, wirken gemeinsam in diesem hochkomplexen Prozess. Der Umgang mit auftauchenden Schwierigkeiten, Hindernissen, Chaos, Hilflosigkeit und eigenem Versagen ist eine große Herausforderung. Wenn wir diese Herausforderung annehmen, können wir Wirkmöglichkeiten entdecken, die über die Möglichkeiten in Einzeltherapieprozessen hinausgehen. Sie entstehen daraus, dass die Kinder gemeinschaftlich als Anfrage an die Therapeutinnen »Schwieriges« in den Raum stellen und von deren Antworten lernen, umso mehr, als es sich meist nicht um perfekte Antworten, sondern um Suchbewegungen handelt, um ein holperiges Erlernen von Handlungsmöglichkeiten unter schwierigen Bedingungen.

Ausgangspunkt für meine Überlegungen ist ein Gruppentherapieprojekt an einer Grundschule in einem sozialen Brennpunktgebiet (zum gruppentherapeutischen Konzept vgl. Rahm 1997, 2004; Rahm u. Kirsch 2000). Über sieben Jahre haben wir dort gemischtgeschlechtliche Gruppentherapien mit jeweils sechs Kindern durchgeführt. Die Kinder werden von der Schule ausgewählt als solche mit einer Vielzahl von schweren sozialen und psychischen Risikofaktoren, als Kinder mit äußerst schlechter psychosozialer Entwicklungsprognose und als Kinder, die an anderen Therapieangeboten nicht teilhaben können. Letzteres liegt vor allem an mangelnder Möglichkeit oder Bereitschaft der Eltern, kontinuierlich mitzuarbeiten, und auch daran, dass die Kinder innerhalb ihrer Familien nicht als besonders Not leidend oder behandlungsbedürftig angesehen werden – es gibt größere Probleme und den Geschwistern geht es ja meist auch nicht besser. Zum Familienhintergrund gehören häufig Migration, traumatische Erfahrungen im Herkunftsland, sozialer Abstieg, Armut, Ausgrenzung, Arbeitslosigkeit, Gewalttätigkeit und Alkoholabhängigkeit. Für alle Kinder lassen sich Störungen auf drei bis fünf Achsen des Multiaxialen Klassifikationsschemas für psychische Störungen des Kindes- und Jugendalters nach ICD-10 feststellen.

Wir arbeiten nach dem Verfahren der Integrativen Therapie (Rahm et al. 1993) unter Einbeziehung eines Netzwerks von professionellen Helfern (Lehrende, Schulsozialarbeiterin, Mitarbeiterinnen des Jugendamts und des Kinderhorts). Die Therapiegruppe findet in der Schule im Anschluss an ein gemeinsames Mittagessen statt. Die Lehrerinnen tragen die Verantwortung für die kontinuierliche Teilnahme der Kinder. Die Zusammenarbeit mit den Eltern ist minimal, zum Teil indirekt und informell – und aus unserer Sicht gerade deswegen effektiv. Die Gruppe wird von zwei erfahrenen Kindertherapeutinnen geleitet sowie von zwei Praktikanten – Letztere verursachen keine zusätzlichen Kosten. Im Anschluss an die 60-minütige Therapiesitzung findet eine ebenso lange Nachbesprechung statt, die wir für unerlässlich halten. Die Schulsozialarbeiterin nimmt als Vermittlerin innerhalb des professionellen Netzwerks daran teil.

Wir haben in diesem Projekt mit Kindern gearbeitet, die unter massiven Risikobedingungen aufwachsen und darüber hinaus einen eklatanten Mangel an Schutzfaktoren haben. Bekanntermaßen sind aber gerade Risikokinder ganz unmittelbar auf Schutzfaktoren angewiesen, wenn ihre Entwicklung gelingen soll (Opp et al. 1999; Röper in diesem Band). Wir haben die Erfahrung gemacht, dass mit unserem gruppentherapeutischen Ansatz eine solche Schutzfaktorenentwicklung in Gang gesetzt oder zumindest gebahnt werden kann, dass »die anderen« diesen Prozess intensiv mitgestalten und unterstützen und dass es lohnt, die Mitwirkung »der anderen« konsequent zu nutzen.

Im Zentrum der gruppentherapeutischen Arbeit mit Kindern stehen folgende Schutzfaktoren: Solidarität, Selbstwirksamkeit und Problemlösungsfähigkeit, Reflexionsfähigkeit (Situations-, Selbst- und Beziehungsreflexion) sowie die Fähigkeit, Empathie und Exzentrizität zu entwickeln. Wir betrachten die Schutzfaktoren hier einzeln, gehen aber davon aus, dass sie ihre Wirksamkeit im Zusammenspiel entfalten (vgl. Opp et al. 1999).

Antonovsky (1997) geht in seinem Salutogenesekonzept davon aus, dass ein gelingendes Leben im Wesentlichen davon abhängig ist, ob ein Mensch ein Gefühl der Kohärenz entwickeln kann. Ein solches Kohärenzgefühl entspricht etwa einem geglücktem Zusammenspiel von zentralen Schutzfaktoren.

Ein ebenso bedeutsames Konzept für Entwicklungsprognosen ist die Bindungstheorie. In früher Kindheit entstandene Bindungsmuster lassen sich nur schwer korrigieren. Anders ausgedrückt: Ein solcher Versuch ist nicht total chancenlos (vgl. Bauer 2002; Hüther u. Bonney 2002 zur lebenslangen Plastizität des menschlichen Gehirns im Hinblick auf soziales Lernen). Wir vertreten die Hypothese, dass die Entwicklung von Schutzfaktoren sich direkt auf die Fähigkeit auswirkt, Kontakte und Beziehungen zu gestalten. Langfristig und indirekt wird auch die Bindungssicherheit gestärkt, wenn Schutzfaktoren gefördert werden. Beispielsweise beobachten wir in unseren Therapiegruppen gravierende Veränderungen in der Fähigkeit, Freundschaften zu entwickeln:

Berivan, ein neunjähriges kurdisches Mädchen, lädt zu Anfang der Gruppentherapie ihre komplette Schulklasse zu ihrem Geburtstag nach Hause ein – und niemand kommt. Ein halbes Jahr später hat Berivan eine gute Freundin. Die Freundschaft währt über das Ende der Therapiegruppe hinaus.

Im Folgenden werden Beispiele beschrieben, die – unabhängig von der Schulrichtung – in jeder Kindergruppentherapie vorkommen können, außer in stark strukturierenden Trainingsprogrammen. Die beschriebenen Vorgehensweisen sind exemplarisch für die Förderung der Entwicklung von Schutzfaktoren und ihres Zusammenspiels. Sie sind besonders wichtig für die Arbeit mit solchen Kindern, bei denen eine Kombination von mehreren sozialen und psychischen Risikofaktoren vorliegt. In all diesen Beispielen geht es um Möglichkeiten, die Mit-Wirkung der jeweils anderen am Gruppentherapieprozess konstruktiv zu nutzen.

Beispiele von Kindergruppentherapie-Prozessen

»Jussuf schütteln« – Schutzfaktoren: Selbstreflexion, Beziehungsreflexion, Empathie, Solidarität

In einer chaotischen Gruppensituation bekomme ich von hinten mit einer Fechtkeule einen Schlag auf den Hinterkopf. Es tut sehr weh. In einer Gefühlsaufwallung aus Schreck und Schmerz verliere ich die Kontrolle. Ich packe das hinter mir stehende Kind, Jussuf, schreie ihn an, schüttele ihn. Jussuf reißt sich los und rennt aufs Klo. Ich komme allmählich wieder zur Besinnung. Der Schmerz lässt nach. Die anderen Kinder unterhalten sich aufgeregt über das, was geschehen ist. Ein solches Verhalten sind sie von mir nicht gewohnt. Sie sind verwirrt, aber auch neugierig und gespannt, wie es wohl weitergeht. Ich sage beides: dass ich mein Verhalten nicht gut finde, dass es mir Leid tut (vor allem, weil offensichtlich wird, dass der Schlag nicht beabsichtigt war) *und* dass ich meine Reaktion verstehen kann. Diese Art von Reflexion kennen die Kinder von Erwachsenen eher nicht. Es macht neugierig, dass ein Erwachsener gleichzeitig souverän bleiben und über eigene Schuld nachdenken kann. Jussuf ist noch immer nicht zurück und die Kinder beginnen, zu spekulieren, was wohl mit ihm ist, was er wohl denkt, wie sie das wohl an seiner Stelle sehen würden, ob wir ihn wohl holen gehen sollen. Da kommt er zur Tür herein. Alle reden wild durcheinander, wollen ihm sagen, was in seiner Abwesenheit gesagt wurde, auch ich will mit ihm sprechen, mich entschuldigen. Plötzlich verstummen wir alle. Jussuf steht da und hat keine Ahnung, wovon wir reden, er hat alles vergessen, abgespalten. Nachdem die Kinder begriffen haben, dass er wirklich keine Erinnerung an den Vorfall hat, erzählen sie ihm das Ungeheuerliche, jeder aus seiner Perspektive, wieder und wieder, bis er eine Ahnung bekommt von dem, was gewesen ist und wie er sich geschützt hat. Und er kann wieder lächeln, weil die anderen in seiner Nähe sind, weil sie etwas von ihm verstanden haben, weil er etwas von sich selbst versteht, weil er für einen Moment zum Helden der Gruppe geworden ist.

Was ist geschehen? Es ist eine Situation entstanden, die für die Kinder ungewöhnlich und spannend ist. Da die Kinder außerdem selbst weder verantwortlich noch direkt betroffen sind, wird es ihnen möglich, psychisches Geschehen (beispielsweise den Spaltungsmechanismus) und Verhalten zu reflektieren, zu ahnen, dass verschiedene Perspektiven möglich sind, zu ahnen, dass es »unverstehbare« psychische Prozesse gibt, die einen Sinn haben. Die Kinder machen die wohltuende, für sie eher ungewöhnliche Erfahrung, für ein anderes Kind Empathie empfinden zu können – und damit ein wenig auch für sich selbst. Und sie lassen sich irritieren von einem Erwachsenen-Modell, das sehr anders ist als die Erwachsenen-Modelle, die sie von zu Hause kennen: Jemand kann souverän und stark sein – und sich selbst in Frage stellen. Sie erleben, dass es jenseits von Gewalt und Lautstärke andere Möglichkeiten gibt, die sich nicht einfach als Schwäche abtun lassen.

»Das Tisch-Höhlen-Spiel erfinden«– Schutzfaktoren: Selbstwirksamkeit, Solidarität

Die Kinder wünschen sich, dass wir die großen schweren Tische aus der Pausenhalle in den Gruppenraum holen. Wir sind dagegen. Es ist mit viel Mühe und Kraftaufwand verbunden und wir sehen keinen Sinn darin. Je stärker die Kinder versuchen, uns zu überzeugen, desto mehr wächst unser Widerstand. Sie geben nicht auf, werden immer solidarischer und kreativer in ihrem Bemühen, uns umzustimmen. Irgendwann sind wir so beeindruckt von ihrer gemeinsamen Stärke, dass wir einverstanden sind. Wir verbalisieren laut, wie und wodurch sie es geschafft haben, uns trotz unserer Unlust zu überzeugen. In dieser und in vielen darauf folgenden Stunden erfinden die Kinder mit diesen Tischen eine Reihe von Spielen, an denen wir alle große Freude haben und an denen sich einige wichtige Themen bearbeiten lassen. Die umgedrehten Tische werden zur Sänfte, auf denen Könige mit umgehängten Decken als Schleppe durch den Raum geschoben werden, mit großem Gefolge und vielseitiger Bewunderung. Die Tische werden zu Höhlen mit übergehängten Decken, zunächst mit Eintrittsverbot für Mädchen, später zu Burgen mit separaten Frauen- und Männergemächern und mit zahlreichen Einladungen zu gegenseitigen Besuchen. Noch später werden sie zum »sicheren Ort«, zum Schutzraum, in den der »böse Frosch« nicht eindringen darf. Der »böse Frosch« (eine Therapeutin mit der Frosch-Handpuppe) bekommt von den Kindern die Aufgabe zugewiesen, sie »voll eklig« abzuschlabbern und »voll zu schleimen«. Gemeinsam rennen die Kinder lustvoll kreischend vor dem Frosch davon, probieren beide Varianten aus: sich voll schleimen lassen oder sich retten. Wer voll geschleimt ist, wird anschließend vom »lieben Affen« (Therapeutin mit Affen-Handpuppe) versorgt. Dieser bekommt die Aufgabe zugewiesen, die Kinder von Schleim und allen Schrecken zu befreien, sich mit großem Pathos, vielen Variationen und immer neuem Vokabular darüber zu empören, dass der Frosch etwas tut, das niemand und unter gar keinen Umständen einem Kind antun darf. Das Spiel ist eine vollständig eigene Erfindung der Kinder. Sie spielen es mit großem Eifer über viele Stunden, bis das Thema soweit erledigt ist, wie es im Rahmen dieser Therapiegruppe möglich scheint. Natürlich vermuten wir, dass bei einigen Kindern Übergriffe, Missbrauch und Misshandlungen stattfinden. Gegen Ende der Gruppe haben zwei Mädchen so viel Sicherheit entwickelt, dass sie es wagen, sich mit ihren Missbrauchserfahrungen einer vertrauten Förderlehrerin anzuvertrauen.

Neben der unmittelbaren Reaktion auf solidarische und selbstwirksame Äußerungen und Verhaltensweisen der Kinder haben wir eine weitere Möglichkeit entwickelt, auf Schutzfaktorenentwicklung aufmerksam zu machen und sie zu verstärken: Wir schreiben den Kindern Botschaften, die sie in der nächsten Gruppenstunde erhalten. Es gibt sowohl Gruppenbotschaften als auch Botschaften für einzelne Kinder. Die Botschaften zu Selbstwirksamkeit und Solidarität beim Tisch-Höhlen-Spiel waren etwa: »Ihr habt es gemeinsam geschafft, euch gegen die Erwachsenen durchzusetzen«, »Ihr habt es gemeinsam geschafft, ein Spiel zu erfinden, bei dem alle ganz viel Freude hatten«, »… bei dem alle ganz viel gelernt haben«. Die Botschaften geben wir den Kindern einzeln, wir lesen sie ihnen vor, erklären Fragen dazu. Seit wir wissen, dass sie nicht nur bei den Kindern, sondern auch bei den Müttern als wertvoll betrachtet werden, in schönen Schachteln oder an Pinwänden aufbewahrt werden, wählen wir unsere Formulierungen besonders sorgfältig auch in ihre Richtung. Die Wichtigkeit der Botschaften für Eltern erklären wir uns folgendermaßen: Üblicherweise bekommen sie vonseiten der Schule negative Rückmeldungen über ihre Kinder. An die Eltern werden Anforderungen gerichtet, die auf Verhaltensänderungen zielen. Sie fühlen sich Aufforderungen ausgesetzt, denen sie nicht nachkommen können. Jetzt kommen da merkwürdig verwirrende, neugierig machende, an ihre Kinder gerichtete Sätze, die offensichtlich anerkennend gemeint sind und für die sie auch nichts weiter tun sollen: »Du hast es geschafft, zu einem Erwachsenen Nein zu sagen!«

»Die Tampon-Frage« – Schutzfaktoren: Situations-, Selbst- und Beziehungsreflexion, Problemlösungsmodell für die Achtung von Schutzbedürftigkeit

Zwei Mädchen kommen kichernd in die Gruppe. Wie eine Trophäe schwenken sie einen benutzten Tampon: »Guckt mal, was wir gefunden haben!« Nachdem ich es in ein Taschentuch gepackt und entsorgt habe, frage ich, ob sie wissen, was das sei und wozu man es benutze. »Nein.« Auf meine Frage, ob ich es ihnen erklären solle, entsteht ein großes Hallo in der Gruppe, lachend und grinsend erwarten die Kinder meine Erklärung. Ich sage, dass ich das so jetzt nicht erklären mag, dass ich mich dabei nicht wohl fühle. Sie sehen mich erstaunt und fragend an. Ich beschütze mich gern selber, wenn ich über ein intimes Thema spreche; ich erkläre ihnen das Wort »intim«. Ich wolle ganz sicher sein, dass ich in meinem Bemühen um eine Antwort ernst genommen werde. Und vorsichtig, allgemein gehalten formuliere ich, dass manche von ihnen vielleicht so ein Gefühl kennen, wenn andere sich lustig machen, gerade dann, wenn man unbedingt verstanden werden will. Die Kinder sind nachdenklich. Die Stille ist ein besonderer Moment in dieser Gruppe. Ich schlage dann vor, dass ich mit den beiden Mädchen, die den Tampon gefunden haben, über das Thema sprechen möchte, sie sind einverstanden und wir ziehen uns auf die Fensterbank zurück (die breiten Fensterbänke hatten sich bereits vorher als Ort für wichtige persönliche Gespräche etabliert). Zwischen mir und den beiden Mädchen entwickelt sich ein langes Gespräch, sie stellen viele Fragen zu den Themen »weibliche Entwicklung« und »Sexualität«. Damit es nicht zuviel auf einmal wird, biete ich an, dass sie auch später immer wieder neu fragen könnten, wenn ihnen etwas wichtig sei. Und ich betone noch einmal, wie wohl ich mich in diesem Dreiergespräch gefühlt habe, wie gut es uns Dreien gelungen sei, einander bei diesem wichtigen Thema zu verstehen und ernst zu nehmen. Die anderen Kinder haben natürlich immer wieder zu uns herübergeschaut und deutlich registriert, dass wir ein aufeinander bezogenes, spannendes und ernsthaftes Gespräch miteinander geführt haben. Später kommen zwei Jungen und fragen untypisch schüchtern, ob ich es ihnen auch erklären würde. Keiner lacht über sie. Die Gruppe hat – zumindest für diese Situation und für diesen Moment – verstanden, dass es Schützenswertes gibt und dass es sich lohnen kann, auf sich selbst zu achten.

»Deckenschaukeln verhindern oder Papierkörbe umkippen« – Schutzfaktoren: Situations-, Selbst- und Beziehungsreflexion, Modell für die Erarbeitung von Problemlösungsfähigkeit

Unter diesem Punkt möchte ich einen interpsychischen Abwehrmechanismus ansprechen, der von den Gruppenmitgliedern gemeinsam gestaltet wird, wir nennen ihn »Projektive Identifikation als Gruppenprozess«:

Die Erwachsenen werden in eine Überforderungssituation gebracht, die dem emotionalen Zustand entspricht, in dem sich einige Gruppenkinder häufig befinden, also Verwirrung, Chaos, Hilflosigkeit, Hoffnungslosigkeit.

Es liegt auf der Hand, dass es sich bei diesem Mechanismus um eine Anfrage handelt, die Jugendliche aller Kulturen schon immer an die Generation der Erwachsenen gestellt haben. In Alltagssituationen folgen auf solche Provokationen von Jugendlichen üblicherweise Sanktionen.

In der Gruppentherapie besteht die Chance, die projektive

Identifikation als Anfrage im Sinne einer verdeckten Bitte um Hilfe zu verstehen. Die Therapeutinnen werden als *Modell* angefragt: »Zeigt uns, wie man lernen kann, mit so schwierigen Situationen umzugehen!«, »Zeigt uns, wie man sich Problemlösefähigkeiten erarbeiten kann«. Hilfreiches Modellverhalten der Therapeutinnen ist zum Beispiel:

- die Situation benennen,
- zeigen, wie wir als Therapeutinnen uns Hilfe holen können,
- zeigen, wie wir dahin kommen können, uns Zeit und Gelassenheit zu schaffen (»damit kann ich jetzt nicht umgehen, darüber will ich mit den anderen in der Nachbesprechung nachdenken«).

Hilfreich ist, wenn wir die Haltung transparent machen, dass es für schwierige Themen keine einfachen Lösungen gibt, dass wir Kraft und Mut aufbringen müssen für immer neue Suchbewegungen und Annäherungen, dass wir immer wieder die Bereitschaft entwickeln müssen, auf Misserfolge neue Versuche folgen zu lassen. Meist erfordert es Arbeit an unserem eigenen Wertesystem, bis wir als selbstverständliche Haltung transportieren können, dass es sich bei diesen Suchbewegungen nicht um Schwäche handelt, sondern um die Stärke, sich einen flexiblen Umgang mit überfordernden Situationen anzueignen.

Wenn wir ein ernstzunehmendes Modell sein wollen, benötigen wir gleichrangig ein weiteres Bündel an Fähigkeiten, nämlich die Fähigkeit, Autorität zu zeigen, Nein zu sagen, Stellung zu beziehen, schnell zu handeln, andere und uns selbst zu schützen. Dazu gehört die Bereitschaft, das Risiko auf sich zu nehmen, Fehler zu machen und schuldig zu werden (wie im Beispiel von Jussuf). Reflektieren ist manchmal gar nicht oder erst nachträglich angesagt.

Der Umgang mit dieser »projektiven Gruppenidentifikation« – über unzählige Variationen und Wiederholungen – läutet sehr allmählich einen Veränderungsprozess ein: von »wer sich nicht autoritär durchsetzt, ist schwach« über »diese Therapeuten sind ganz anders als Erwachsene, die wir kennen, und möglicherweise ja doch gar nicht so schwach« bis hin zu einer immer stärker werdenden Neugierde auf die Quellen, aus denen wir unsere Souveränität beziehen. Die Neugierde der Kinder äußert sich dann zum Beispiel in der Frage: »Was habt ihr in eurer Nachbesprechung gelernt? Ihr wolltet doch über XYZ nachdenken …«

»Ohren zuhalten und Decke über den Kopf / mit Dennis über ein Thema sprechen, das für Max viel brisanter ist« – Schutzfaktor: Ermöglichen von Exzentrizität als Vorbereitung von Selbstreflexionsfähigkeit

Gruppentherapie bietet eine breite Palette von Möglichkeiten für die Erfahrung und Aneignung von *Exzentrizität.* Diese soll hier verstanden werden als Fähigkeit, sich aus einer Involvierung, einer allzu starken Überflutung von Gefühlen herauszulösen und sich Überblick, Zeit und Handlungsfreiheiten zu erschaffen (Rahm et al. 1993; Rahm 2004). Die Fähigkeit, eine exzentrische Position einnehmen zu können, ist Voraussetzung für die Entwicklung der Selbstreflexionsfähigkeit.

Ein Kind hält sich die Ohren zu, wenn ich über ein angstbesetztes, besonders verwirrendes oder beunruhigendes Thema spreche oder eine Geschichte vorlese, in der es vielleicht um Scheidung oder alkoholabhängige Eltern geht.

Ich kann diesem Kind anbieten, sich etwas weiter entfernt mit seinem Kuscheltier in eine Wohlfühlecke zu setzen, mit einer Decke, die es über den Kopf ziehen und wie einen Vorhang auf- und zumachen kann. Ich kann ihm vorschlagen, gut darauf zu achten, wann der Vorhang zu sein soll – während ich mit den anderen Kindern weiter auf das Thema eingehe. Ich betone dabei vielleicht an alle gerichtet, dass es wichtig ist, einschätzen zu lernen, was einem gerade gut tut und was nicht, und dass es wichtig ist, herauszufinden, wie man sich schützen kann gegen etwas, das man nicht will – und dass »Ohren zuhalten« eine ganz gute Möglichkeit ist.

Ich spreche mit Dennis über ein Thema, das ihn sehr belastet (der Vater will ausziehen, weil er eine Freundin hat). Ich sehe, dass Max, der in der Nähe steht, heimlich zu uns herüberschielt und dabei starr und versteinert wirkt. Ich weiß, dass Max sich mit Händen und Füßen dagegen wehrt, über die eigene Traumatisierung zu sprechen und nicht ertragen kann, wenn jemand anders in seiner Gegenwart das Thema anspricht: Sein Vater ist vor einem halben Jahr verschwunden, zuvor hatte er – bis auf die Kinderbetten – die gesamte Wohnung leer geräumt. Es gibt kein Lebenszeichen von ihm. Während ich mit Dennis spreche, kann ich mit Blicken und Gesten und Worten zum Ausdruck bringen, dass ich Max in das Gespräch mit einbeziehe und gleichzeitig seinen Schutz im Auge habe. Mit einem winzig kleinen Seitenblick zu Max sage ich zu Dennis, wie weh so etwas wohl tut, wie traurig wohl alle in seiner Familie sind, und auch wütend, wie schwer es wohl ist, über so etwas zu sprechen, wie viel Mut das kostet und dass seine Mutter wahrscheinlich ganz traurig ist und ihn deshalb nicht trösten kann. Für Dennis ist dieses Gespräch hilfreich, Max sieht das, er sieht auch, dass ich es sehe. Ich sage dann noch, dass es manchmal sehr lange dauert, bis man über Dinge sprechen kann, die einem weh tun, dass es manchmal sehr lange dauert, bis es einem wieder besser gehen kann. Bei diesen Worten »weiß« Max, dass auch er gemeint ist. Mein Lächeln kann er noch nicht erwidern, aber seine Mimik wirkt wieder lebendiger, die Erstarrung beginnt sich zu lösen.

Exzentrizität ermöglicht ein nuanciertes Spiel von Abgrenzen und Schützen auf der einen und Herantasten und Annähern auf der anderen Seite. Um zu einem Verstehen von emotional stark involvierenden Situationen zu kommen, ist es nötig, sich aus der Situation herauslösen zu können. Ein erster Schritt besteht darin, sich in seiner Abgrenzung unterstützt zu sehen und ein Verständnis für die Notwendigkeit dieser Abgrenzung zu entwickeln. Ein weiterer Schritt besteht darin, Worte von einem anderen hören zu wollen, mit denen die Situation erklärt und verstanden werden kann. An dieser Stelle beginnt Selbstreflexionsfähigkeit. Selbst Worte und Erklärungen zu finden, wird meist erst sehr viel später möglich.

Die Kinder in unseren Therapiegruppen im sozialen Brennpunkt weisen häufig einen so eklatanten Mangel an Selbstreflexionsfähigkeit auf, dass es uns fassungslos macht. Sie haben keine Idee davon, dass es Gründe gibt, aus denen heraus ihre Eltern traurig oder überfordert sind. Sie sind unfähig, einen Zusammenhang herzustellen, zum Beispiel zwischen der Traurigkeit oder Erstarrung ihrer Eltern und dem, was sie erlebt haben, etwa Verlust von Heimat, von Muttersprache, von Freunden und Verwandten, von Arbeit in einem erlernten Beruf, von Ansehen. Sie haben nicht die Idee, dass ihre schlechten Schulleistungen verstehbar sein könnten auf dem Hintergrund von Sprachschwierigkeiten und verspäteter Einschulung. Es scheint ihnen weitgehend die Vorstellung zu fehlen, dass es helfen kann, sich selbst in seiner Lebenssituation zu verstehen.

»Annäherung an die Pizza-Massage / es sollte auf der ganzen Welt, und in dieser Gruppe, keine Jungen geben« – Schutzfaktoren: Solidarität, Empathie, Problembewältigung durch Lernen am Modell der anderen Kinder, Androgynität

Marvin ist häufig misshandelt worden, er scheint kaum Erfahrungen mit guten Berührungen zu haben. Auf freundliche Annäherungen reagiert er panisch, wie ein verletztes Tier. Yvonne hat auch Angst vor Berührung, allerdings weniger als Marvin. Über mehrere Stunden machen wir Yvonne, ihren Wünschen und Signalen entsprechend, gut dosierte Angebote. Von weit entfernt schaut Marvin sehr aufmerksam dabei zu. Wenn andere Kinder in der Wohlfühlecke mit großem Vergnügen ihre »Pizza- und Autowaschstraßen-Massagen« genießen, steht sie mit sehnsuchtsvollen Blicken daneben. Die Frage, ob sie auch eine Massage wolle, wehrt sie entsetzt ab.

Wir laden sie ein, sich in die Nähe der Wohlfühlecke zu setzen, ihr Kuscheltier zu massieren, das Kuscheltier zu fragen, ob es ihm gefällt. Sie lernt, dem Kuscheltier ein Stoppsignal beizubringen, damit es zeigen kann, wann es genug ist. Wir bitten sie, das Kuscheltier ausprobieren zu lassen, wie gut das Stoppsignal funktioniert. Wenige Blicke und wenige Kommentare genügen, Marvin wissen zu lassen, dass wir ihn mit einbeziehen in Yvonnes vorsichtigen Weg. Als Yvonne eines Tages den Wunsch nach einer Pizzamassage auf dem eigenen Rücken äußert, darf und möchte Marvin daneben sitzen. Er hat teil an ihrer Zufriedenheit und ihrem Stolz.

Es gibt einen Schutzfaktor, der als Androgynität bezeichnet wird. Gemeint ist damit die Aneignung von Fähigkeiten, die eher dem anderen Geschlecht zugeordnet werden. Das sind empathische und versorgende (die Selbst- und Fremdfürsorge betreffende) Fähigkeiten bei Jungen und verbal und körperlich durchsetzungsfreudige bis hoch aggressive Verhaltensweisen bei Mädchen. Solche androgynen Fähigkeiten scheinen nur für Kinder wichtig zu sein, die unter Risikobedingungen aufwachsen. Für Kinder mit so genannten Normalbiografien sind sie wenig bedeutsam, zuweilen auch ungünstig.

In fast jeder gemischtgeschlechtlichen Therapiegruppe äußern die Mädchen, besonders in den ersten Stunden, dass ihnen die Jungen in der Gruppe mehr als lästig sind. Andererseits registrieren sie sofort, wenn ein Junge fehlt, fragen, was mit ihm ist und wann er wiederkommt.

Bei den Kindern in unseren Therapiegruppen machen wir die Erfahrung, dass beide Geschlechter in der ersten Phase untereinander leiden, dann allmählich lernen, sich gegeneinander abzugrenzen, und in einer späteren Phase aufeinander neugierig werden, sich aufeinander beziehen und voneinander profitieren. Erst in dieser letzten Phase entdecken Jungen die Möglichkeiten der Wohlfühlecke oder unterhalten sich mit ihren Handpuppen, entsprechend werden die Mädchen auch erst in dieser letzten Phase in ihren Abgrenzungs- und Durchsetzungsversuchungen erfolgreich.

Können Kinder in der Gruppentherapie von anderen geschädigt werden?

Es muss auch die Frage diskutiert werden, ob und wie einzelne Kinder auch von anderen durch Verletzung und Ausgrenzung *geschädigt* werden können. In der Tat ist das manchmal der Fall, und wir sehen als Gruppentherapeutinnen keine Möglichkeit, das zu unterbinden – abgesehen von der Regel »keine körperliche Gewalt«, deren Einhaltung wir nicht immer ganz zuverlässig garantieren können. Wir sind auch nicht sicher, ob das (alleinige) Unterbinden von schädigenden Äußerungen wirklich ein sinnvoller Weg ist. Nach unserer Erfahrung ereignen sich solche »Schädigungen« eher in den ersten zehn Sitzungen, später eher nicht mehr. Die Veränderung vollzieht sich unserer Meinung nach durch zwei miteinander verbundene Entwicklungen: der Zunahme an Selbstwirksamkeit und an Empathiefähigkeit (zunächst als Fähigkeit zur Selbst-Empathie).

Eugen ist nach mehreren erfolgreich verlaufenden Klumpfuß-Operationen noch immer leicht gehbehindert. Seine Behinderung hat er in keiner Weise integriert. Er zeigt keine Empathie sich selbst gegenüber, seine Selbstwirksamkeitsüberzeugung ist unrealistisch überhöht. Er baut sich eine hohe Schaumstoffmauer, prahlt, wie er darüber springen kann, fordert die Aufmerksamkeit der anderen Kinder, läuft dagegen, die Mauer fällt um, er wird ausgelacht, grausam, ohne jedes Mitgefühl. Erst sehr viele Wochen später kann er zulassen zu spüren, wie er unter seiner Behinderung leidet. Er ist sichtbar mit sich selbst in Kontakt. Entsprechend kann er nun auch ertragen, dass die anderen manchmal sehen, wie es ihm geht. Sie dürfen nun auch sehen, was er nicht kann – und was er kann. Jetzt bekommt er all das geschenkt, was er vorher mit seinem großkotzigen Verhalten erzwingen wollte. Keiner lacht mehr. Ein Mädchen baut mit ihm kleine Schaumstoffmauern und zeigt ihm, wie sie gelernt hat, über Mauern zu springen. Sie üben mit unendlicher Geduld und allmählich auch mit Erfolg. Oft spielen auch andere mit. Kreativ werden verschiedene Spiele erfunden, rund um das Thema »Erfolg und Versagen beim Überspringen von Mauern«. Sie haben Freude miteinander. Ihr Erfolg ist umso bedeutsamer, umso »selbstwirksamer«, als sie ihn selbst errungen haben.

Imaginationsübung für Leserinnen und Leser

Ich möchte Sie zum Abschluss zu einer kleinen Imaginationsübung einladen:

- Bitte stellen Sie sich ein Risikokind vor, ein Kind mit einer miserablen psychosozialen Prognose, ein Kind, für dessen positive Entwicklung Sie eher keinen Pfifferling geben würden …
- Bitte lassen Sie sich jetzt auf das Experiment ein, sich vorzustellen, eine Reihe von Wundern sei geschehen, die die Entwicklung dieses Kindes zum Guten gewendet haben …
- Stellen Sie sich eine Kristallkugel vor. (Es gibt drei Kristallku-

gel-Versionen: in fünf, in zehn, in 15 Jahren. Wählen Sie die Version, die Sie mögen.) Betrachten Sie das in der Kristallkugel sichtbare gute Leben des Kindes. Malen Sie es konkret aus …

- Bitte schauen Sie nun von der Kristallkugel-Gegenwart aus rückwärts auf die Entwicklung des Kindes: Was alles hat dazu beigetragen, dass diese Entwicklung so gut gelungen ist?
- Experimentieren Sie bitte auch mit der Vorstellung, dass das Kind eine Therapiegruppe besucht hat. Auf welche Weise wird diese Therapiegruppe Positives für die Entwicklung des Kindes bewirkt haben?

Literatur

Antonovsky, A. (1997): Salutogenese. Tübingen.

Bauer, J. (2002): Das Gedächtnis des Körpers. Wie Beziehungen und Lebensstile unsere Gene steuern. Frankfurt a. M.

Hüther, G.; Bonney, H. (2002): Neues vom Zappelphilipp. ADS: verstehen, vorbeugen und behandeln. Düsseldorf.

Opp, G.; Fingerle, M.; Freytag, A. (Hg.) (1999): Was Kinder stärkt: Erziehung zwischen Risiko und Resilienz. München.

Rahm, D. (1999): Integrative Gruppentherapie mit Kindern in der heutigen Zeit. Nachdenken über Wirkmöglichkeiten innerhalb eines komplexen Entwicklungs- und Lernprozesses. In: Romeike, G.; Immelmann, H. (Hg.), Hilfen für Kinder: Konzepte und Praxiserfahrungen für Prävention, Beratung und Therapie. Weinheim/München.

Rahm, D. (2004): Integrative Gruppentherapie mit Kindern. Erweiterte Neuauflage. Paderborn.

Rahm, D.; Kirsch, C. (2000): Entwicklung von Kindern heute – Ein Diskussionsbeitrag aus der Perspektive der Integrativen Gruppentherapie mit marginalisierten Kindern. Beratung aktuell 1 (1): 17–40.

Rahm, D.; Otte, H.; Bosse, S.; Ruhe-Hollenbach, H. (1993): Einführung in die Integrative Therapie. Grundlagen und Praxis. Paderborn

Günther Opp

Schulen, die Kinder stärken

Es gibt sie, die Schule, in der die Schüler mit Freude lernen, in der Lehrerinnen und Lehrer gern arbeiten. Die Schule, von der die Eltern das Gefühl haben, dass Kinder gut in ihr aufgehoben sind. Es gibt aber auch eine *Schulpathologie*, die den Besucher an manchen Schulen schon in der Einganshalle erfasst. Die natürliche Lernfreude von Kindern ist in Schulunlust umgeschlagen, in Schulfrust und Lernunlust. Dem entspricht auf der Seite der Lehrer eine weitgehende Distanzierung von pädagogischer Verantwortung, Burn-out, psychische und psychosomatische Überforderung. In solchen Schulen herrscht manchmal ein Krieg zwischen Lehrern und Schülern, in dem beide Seiten nur verlieren können. Die Mehrzahl der Schulen wird sich in einem Mittelbereich zwischen diesen Extremen bewegen.

In den öffentlichen Bildungsdiskursen zeigt sich überwiegend eine sehr kritisch gefärbte Wahrnehmung der Schulen, die zuletzt ihre Bestätigung in internationalen Schulleistungsvergleichen fand (Deutsches PISA-Konsortium 2002). Festzustellen ist aber auch, dass es kaum noch ein gesellschaftlich produziertes Problem gibt, für dessen Lösung die Schulen nicht in Anschlag gebracht werden. Egal, ob es um Umweltprobleme, Drogen, Gewaltphänomene, Ausländerfeindlichkeit oder die Integration von Kindern mit Behinderungen und Kindern aus Familien ethnischer Minderheiten geht, den Schulen wird erhebliche Bedeutung für die Lösung dieser Probleme zugesprochen. Hinzu kommt, dass mit der Modernisierung der Lebensverhältnisse in wachsendem Maß Erziehungsfunktionen, die traditionell von Familien und gewachsenen sozialen Erziehungsumwelten übernommen wurden, an öffentliche Erziehungsinstitutionen, besonders an die Schulen abgegeben werden.

Die Bildungsambitionen der Eltern für ihre Kinder sind inflationär angestiegen – aber nicht die familiäre Unterstützung, die viele Kinder bei der Meisterung dieser Erwartungen benötigen. Dabei handelt es sich um einen paradoxen Befund. Es gibt eine große Zahl von Kindern, die in ihren Familien Partizipationsrechte und psychosoziale Unterstützung in einem historisch nicht gekannten Maß genießen. Aber in leistungsbezogenen Selektionsprozessen verschärfen sich diese Startvorteile unter der Hand zum Selektionsnachteil der weniger »privilegierten« Kinder. Die Schere heterogener Lern-Leistungsvoraussetzungen von Grundschülern geht immer weiter auseinander und führt genau zu den Chancengleichheitsproblemen, die durch die PISA-Studie belegt wurden.

Kontrafaktisch zu dieser erweiterten Anspruchslage an Schulen wurden die Ressourcen von Schulen in den letzten Jahren kontinuierlich abgebaut. Dabei handelt es sich durchaus nicht nur um eine Verschlechterung materieller Arbeitsvoraussetzungen, sondern vielleicht noch folgenreicher gleichzeitig um eine fortschreitende Auflösung der gesellschaftlichen Anerkennung pädagogischer Berufe. Während Lehrer in Deutschland immerhin gut bezahlt werden, verkommt das Sozialprestige dieses Berufs langsam zur Lachnummer – und man darf fragen, woraus sich der Respekt der Schüler vor ihren Lehrern speisen soll. Während also die von außen generierten Leistungsansprüche an Schulen und die Erziehungsbedürfnisse ihrer Schüler kontinuierlich ansteigen, verlieren die Schulen in breitem Maß an materieller und normativer Unterstützung. Dabei ist Schulerfolg ein wesentlicher Prädiktor für die soziale und spätere berufliche Integration der Schüler. Schule kann kindliche Entwicklung belasten, aber auch befördern. Genauer fragt dieser Beitrag danach, wann Schule zum Risiko- respektive zum Schutzfaktor für kindliche Entwicklung wird.

Risiko- und Schutzfaktoren kindlicher Entwicklung

In den fünfziger Jahren begann in den Vereinigten Staaten eine Forschungsgruppe um Emmy Werner mit der bahnbrechenden Kauai-Studie, die bis heute fortgesetzt wird (Werner u. Smith 1982; Werner 1992, 2001). Ausgangspunkt der Studie war die Vorstellung, dass die Kumulation von Entwicklungsrisiken (signifikanter Risikostatus) prädiktiven Wert für kindliche Entwicklung besitzt.

Diese Forschungshypothese wurde im Prinzip bestätigt. Zwei Drittel der Kinder der erforschten Hochrisikopopulation zeigten deutliche Entwicklungsauffälligkeiten und hatten als Erwachsene durchgängige Schwierigkeiten, ihren Platz im Leben zu finden. Ein völlig überraschendes Ergebnis der Kauai-Studie war allerdings die Feststellung, dass etwa ein Drittel der erfassten Risikopopulation als Kinder, Jugendliche und Erwachsene ein unauffälliges und sozial gut integriertes Leben führten. Es waren *Faktoren im Kind* (ein angenehmes Temperament, ein positives Selbstkonzept, die Fähigkeit, Aufmerksamkeit fokussieren zu können, angemessene Kommunikationsfähigkeiten) sowie *unterstützende Qualitäten in den kindlichen Lebenswelten* (beispielsweise umfassende Aufmerksamkeit, die dem Kind in den ersten Lebensjahren zuteil wurden, zusätzliche Fürsorgepersonen neben der Mutter, ein Sinn für Zusammengehörigkeit), die schützende Wirkungen auf kindliche Entwicklung ausübten. Im Ergebnis dieser Forschungsarbeiten wurde das Konzept der *Resilienz* entwickelt und in vielfältigen Studien bestätigt (Göppel 1997; Opp et al. 1999). Resilienz ist die Widerstandskraft gegenüber adversiven Lebensbedingungen, eine jedem Organismus innewohnende Kraft für gute Entwicklung, die sich im Zusammenspiel mit entwicklungsfördernden Qualitäten der Lebenswelt realisieren kann.

Schule kann dabei eine wichtige Funktion in zweierlei Hinsicht ausüben. Unter Beziehungsaspekten konnten alle resilienten Kinder eine Lehrerin oder einen Lehrer nennen, zu dem sie eine wichtige und positiven Einfluss nehmende Beziehung aufgebaut hatten (Werner u. Smith 1982). In bindungstheoretischer Vorstellung könnte dies unter entwicklungspsychologischen Aspekten (Bindungstheorie), in pädagogischen Zusammenhängen mit Konzepten des pädagogischen Bezugs vertieft diskutiert werden. Unter schulisch-inhaltlichen Aspekten ist die Entwicklung der Lesefähigkeit von entscheidender Bedeutung. In verschiedenen Studien wurde gezeigt, dass die altersgemäß entwickelte Lesefähigkeit am Ende der Grundschulzeit einer der stärksten positiven Prognosefaktoren für die weitere Entwicklung ist (Werner u. Smith 1982; Rutter 1989).

Zusammenfassend kann festgestellt werden, dass es sinnvoll ist, zwischen der dynamischen Kraft von Risiken und den schützenden Faktoren menschlicher Entwicklung zu unterscheiden. Auch unter hoch signifikanten Bedingungen gibt es intraindividuelle Fähigkeiten in Kindern und Jugendlichen, die im Wechselspiel mit Qualitäten in ihrer Lebenswelt gute Entwicklung ermöglichen (Resilienz). Andererseits sind Kinder auch nicht unschlagbar (»invincible«). In der Regel zeigen sich die Folgen kumulierter Risiken langfristig im Leben von Kindern, Jugendlichen und Erwachsenen. Im theoretischen Gegenspiel von Risiko- und protektiven Faktoren lassen sich spezifizierte Interventionsmodelle entwickeln, die sich auf die Stärkung von kindlichen Kompetenzen und die Steigerung der Qualitäten der Lebenswelten von »Risikokindern« konzentrieren (Opp 2003). Die Vorstellung der Resilienz schränkt die Notwendigkeit sozialer Unterstützung und pädagogisch-therapeutischer Hilfen in keiner Weise ein. Stützende und fördernde Erziehungsmaßnahmen für Kinder in Notlagen können dadurch spezifiziert und strukturiert werden. In der Weiterverfolgung dieser Argumentationslinie sollen nachfolgend risikoverschärfende und entwicklungsschützende Einflüsse und Qualitäten von Schule diskutiert werden.

Schule als Risiko für kindliche Entwicklung

Schulen erfüllen im gesellschaftlichen Auftrag Qualifikations-, Selektions- und Legitimationsfunktionen (Fend 1981). Es ist vor allem die Selektionsfunktion von Schule, die sich für die Kinder kritisch darstellt. Pädagogisch kann nur bei Selektionserscheinungen nach oben mit der Zustimmung der Betroffenen gerechnet werden. Wie kritisch dieser »Selektionszwang« (Luhmann u. Schorr 1979) bleibt, zeigt sich in den kritischen Ergebnissen der PISA-Studie zur Frage der Chancengleichheit und dem Widerspruch zwischen den Schulbesuchsquoten in den unterschiedlichen Bildungsgängen gemessen an den Bildungsambitionen der Eltern, die zu über 80 Prozent den Besuch des Gymnasiums für ihre Kinder anstreben (Krüger 1996; vgl. Deutsches PISA-Konsortium 2002, S. 51).

Das für die schulische Praxis konstitutionelle Selektionsproblem hat im gesellschaftlichen Modernisierungsprozess eine erhebliche Verschärfung erfahren. Die »Pluralisierung von Lebenslagen und die Individualisierung von Lebensführungen«, von der der Achte Jugendbericht (1990, S. 28ff.) sprach, hat sich als verschärftes soziales Exklusionsproblem für immer größere Bevölkerungsschichten dargestellt. Die Entwicklung von Arbeitslosigkeit und Armutserfahrungen in Verknüpfung mit sozial unterschiedlichen gesellschaftlichen Partizipationschancen zeigt sich in den Grundschulen als aufgehende Schere individueller Schulleistungsvoraussetzungen (Heterogenität) unter Grundschülern.

Der Leistungsvergleich unter den 14-Jährigen in Deutschland hat ergeben, dass rund ein Viertel aller Schülerinnen und Schülern – vor allem aufgrund schwacher Leseleistungen – erheblichen Risiken für ihre berufliche Integration entgegensehen. Es wäre sicherlich ungerecht, allein die Schulen für dieses Ergebnis verantwortlich machen zu wollen. Andererseits gelingt es den Schulen nicht, gesellschaftlich produzierte Ungleichheiten abzumildern. Sie werden durch die schulische Operation möglicherweise noch verschärft.

Die problematischen Folgewirkungen von Schule lassen sich aber auch am Gesundheitsstatus der Schüler ablesen (Kösters 1999, S. 52ff.). Eine Studie der Weltgesundheitsorganisation unter Schülerinnen und Schülern in Sachsen hat ergeben, dass über 13 Prozent der Befragten über fast täglich auftretende Kopfschmerzen, zehn Prozent über Rückenschmerzen klagen und 34 Prozent unter Allergien leiden. Angst, Erschöpfung, Nervosität und Schlafstörungen werden von etwa 15 Prozent der Schüler ein bis mehrmals wöchentlich erlebt. Am stärksten betroffen sind Gymnasiasten. »Zusammenhänge zwischen Unterrichtsqualität auf der einen und Kopfschmerzen, mentaler Gesundheit sowie Lebenszufriedenheit auf der anderen Seite wurden nachgewiesen« (Melzer et al. 2002). Es ist also ein ernstes Anliegen, wenn die »Gesundheitsförderung« im Setting Schule gefordert wird (Paulus 2002), und sie betrifft Lehrer und Schüler gleichermaßen.

Umfangreiche wissenschaftlich Belege über eine Häufigkeit von Aufmerksamkeitsstörungen sowie Gefühls- und Verhaltensstörungen in einer Häufigkeit von jeweils bis zu zwanzig Prozent sollten in diesem Zusammenhang kritisch diskutiert werden (Opp u. Wenzel 2002a; Ihle u. Esser 2002). Die in der PISA-Studie identifizierte Risikogruppe von 25 Prozent der 15-jährigen Schüler in Deutschland, deren berufliche Integration aufgrund ihrer schwachen schulischen Leistungen z. T. erheblich gefährdet ist, belegt, dass diese Prävalenzschätzungen ein reales Problem spiegeln, mit dem die Schulen konfrontiert sind und an dessen Lösung sie offensichtlich scheitern. Ich möchte diesen Vorwurf an die Schulen umformulieren: Die Schulen sind gegenwärtig vor Erziehungsaufgaben gestellt, für deren Lösung sie nie gedacht und noch nie ausgestattet waren. Trotz einer jahrzehntelangen und teilweise engagiert geführten Chancengleichheitsdiskussion scheinen sich die Schulen für die Förderung schulschwieriger Kinder – jenseits einer auf Ressourceneinwerbung bedachten politischen Feiertagsrhetorik – immer noch nicht zuständig zu fühlen. Die seit Jahren politisch verordneten Mittelkürzungen sind in ihrer Wirkung zusätzlich kontrafaktisch zu den gewachsenen schulischen Aufgaben. Es ist deshalb auch klar festzustellen, dass weder Druck von außen auf die Schulen mit der Forderung nach größerem Engagement der Pädagoginnen und Pädagogen, noch Versuche, die Problemstellungen durch pädagogische Semantik mit Forderungen nach autonomer Schule, Schulentwicklung, modernisierter Lehrerbildung, verpflichtender Lehrerbildung und so weiter für diese Problemstellung allzu hilfreich sein werden. Grundsätzlich kann mit einer schulischen Risikopopulation in einer Größenordnung von bis zu einem Viertel aller Schüler gerechnet werden. Was wir in den bildungspolitischen Diskursen hören, ist eine konsequente Leugnung dieses Tatbestands aus Kostengründen.

Die Schule ist sowohl als Lernort wie als Arbeitsort in zunehmendem Maß selbst zum Risiko für ihre Akteure geworden. Als Lernort entfernt sich Schule immer mehr von den Lebenswelten der Schüler und wird von Schülern in ihrer Relevanz für ihre aktuellen Lebensprobleme nicht mehr wahrgenommen. Dies drückt sich in Schulunlust oder Schulvermeidung oder in aktiver Schulverweigerung aus. Die Zahl der Schüler an Haupt- und Sonderschulen, die unentschuldigt zumindest stundenweise dem Unterricht fernbleiben, wurde zuletzt auf 10 bis 20 Prozent geschätzt. Die Schüler bleiben einer Schule fern, die ihre Lebenswelten nicht mehr wahrnimmt. Unter der Perspektive der Qualität des Arbeitsorts Schule kann man jungen Kollegen nur wenig Hoffnung machen. Nur noch sechs Prozent aller Lehrer gehen nach einer Studie der Universität Kassel regulär in Pension (SZ 29.1.2003). 55 Prozent der Lehrer quittieren den Schuldienst mit signifikanten gesundheitlichen Einschränkungen zwischen 51 und 59 Jahren. Die Forderung, dass der Arbeitsort Schule so strukturiert sein muss, dass er auch von den Pädagogen »überlebt« werden kann, sollte nicht nur aus Kostengründen konsensfähig sein. Diese Qualitäten des Arbeitsorts Schule basieren nicht zuletzt auf einem System flexibler Hilfen, durch die die Effizienz schulischer Arbeit gesteigert, und Erfolge ihrer Arbeit auch von den Professionellen erlebt werden können. Einzufordern sind darüber hinaus umfassendere Fortbildungsangebote, aber auch eine größere »Selbstsorge« der Pädagogen für professionelle Weiterentwicklung.

Schule als Schutzfaktor für kindliche Entwicklung

Schule muss ein Ort sein, an dem Schüler und Lehrer »Wohlbefinden« spüren können. Die Lernwelten müssen Überschneidungen mit den Lebenswelten der Schüler suchen, um Relevanz zu gewinnen. Das schließt die Verfügbarkeit eines flexibel einsetzbaren Kontinuums individueller pädagogischer Hilfsangebote in Kooperation mit den Angeboten der Kinder- und Jugendhilfe ein.

Schule als fürsorgliche Gemeinschaft

Die Schule, die die kindliche Entwicklung schützt und Kinder stärkt, zeichnet sich in erster Linie dadurch aus, dass sie von ihren Akteuren als Gemeinschaft erlebt wird. In ihr wird die *Achtung* voreinander (Speck 1996) und die *Sorge* füreinander (Opp 1997) als pädagogische Grundhaltung gelebt. Das Konzept der Schule als Gemeinschaft, eines *Lernorts* ist eine Antwort auf Vereinzelung und Individualisierungstendenzen moderner Gesellschaften, die weit in kindliche und jugendliche Lebenswelten hineinreichen. Schule als Gemeinschaft im Sinne von Schule als *Arbeitsort* für

Pädagoginnen und Pädagogen bedeutet verstärkte Teamarbeit und Übung reflexiver Professionalität in kollegialen Zusammenhängen.

Pädagogischer Bezug

Die Basis kindlicher Entwicklung ist die Erfahrung emotionaler Sicherheit und Geborgenheit. Daran scheint es einen sich epidemisch ausbreitenden Mangel zu geben. Die Erziehenden müssen sich der Bedeutung emotionaler Beziehungen für die Entwicklung von Vertrauen, normativer Orientierung, aber auch für den Wissenserwerb von Kindern bewusst sein. Gerade Kinder mit belasteten Biografien müssen wichtige Bindungspersonen oft außerhalb ihrer Familie suchen. Es sind häufig Lehrer, die diese Rolle übernehmen. Dabei geht es unter dem traditionellen Konzept des *pädagogischen Bezugs* nicht um die Beschreibung einer pädagogischen Idylle, sondern um die Charakterisierung reflektierter pädagogischer Verantwortung auf der Grundlage gegenseitiger Anerkennungsverhältnisse. Für diese Forderung gibt es empirische Forschungsbelege (Pianta 1999; Werner u. Smith 1982).

Schulkultur und Evaluation

Die aktive und positive Gestaltung der Beziehungsverhältnisse an einer Schule ist ein wesentlicher Aspekt entwicklungsfördernder Schulkultur. In einer Studie zur Erfassung von *Schulkultur* aus Schülersicht, die wir an elf Schulen zur Erziehungshilfe durchführten, war die Zuwendung der Lehrerinnen und Lehrer zu den Schülern das zentrale Kriterium für die Selbstwirksamkeit, das Gefühl sozialer Integration in der Schule, das Sicherheitsgefühl und positive Zukunftserwartungen für das eigene Leben. Andererseits zeigte sich, dass das Maß der Zuwendung der Lehrkräfte zu den Schülern von der Schulleistung im Sinne der verstärkten Kommunikation mit schulleistungsstärkeren Schülern dominiert wurde (Opp u. Wenzel 2002b; Wenzel u. Opp 2003).

Schulhausübergreifende Qualitäten haben dominante Bedeutung für individuelle Gestaltungsprozesse, können aber durch das Mikroklima im Klassenzimmer durchbrochen werden. Die Frage nach den entwicklungsschützenden Qualitäten schulischer Prozesse wird deshalb weniger als Frage nach Schulleistungen verstanden – vielmehr als Frage nach den Erziehungsfunktionen von Schule im Sinne der entwicklungsschützenden Aufgaben von Schule. Dies ist andererseits keine Unterschätzung der Auswirkungen schulischer Erfolgserlebnisse auf die Identitätsentwicklung der Kinder. Besonders die Lesefähigkeit am Ende der Grundschulzeit hat deutlichen prädiktiven Wert für die soziale und personale Entwicklung von Kindern. Guter Unterricht, flexibler Methodeneinsatz, hohe Erwartungen an die Schüler im Zusammenhang mit individualisierten Hilfe- und Unterstützungsangeboten sind zentrale Qualitätsdimensionen guter Schulen. Sie sollten in eine darüber hinausgreifende Vorstellung von Schulkultur gerahmt sein.

Grundsätzlich eröffnet der Schulbesuch für die Schüler eine hochriskante und folgenreiche Interaktionspraxis. Oevermann (1996) spricht von einer »therapeutischen Funktion« pädagogischen Handelns »im Hinblick auf sein Potential der Weichenstellung für Schüler in Richtung auf psychosoziale Normalität und Pathologie« (S. 149). Als Noch-nicht-Erwachsene nehmen Kinder »entwicklungsbedingte Verkürzungen im situationsgerechten Verstehen« vor, in denen sie geschützt werden müssen. Jenseits subjektiver Intentionen und Botschaften verlangt das von den Pädagogen »individuelle und fallbezogene stellvertretende Deutungen« (S. 160) auf biografisch-entwicklungspsychologischem Hintergrund. Dies bedeutet, dass sich die Professionellen des hypothetischen Charakters ihrer Deutungen bewusst bleiben. Oevermann (1996) spricht von einem *pädagogischen Arbeitsbündnis,* in dem sich das Kind »… dem Lehrer in der Ungeschütztheit seines Nichtwissens anvertrauen kann« (S. 153). Die strukturlogische Grundlage dieser Forderung ist die antinome Bedürfnisstruktur kindlicher Entwicklung, die eine Balance zwischen kindlicher Sicherheits- und Autonomiebedürfnissen verlangt (s. Abb. 1).

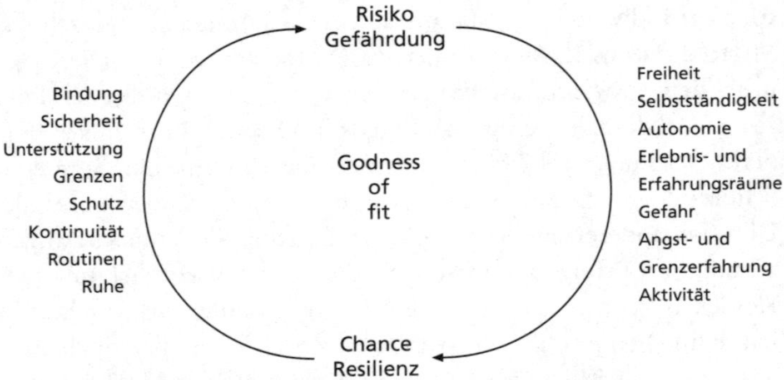

Abbildung 1: Antinome Bedürfnisstruktur kindlicher Entwicklung

Gute Peerkultur

Je älter Kinder werden, umso weniger wollen sie sich von Erwachsenen erziehen lassen. Der Übergang vom Jugendalter zum Erwachsenwerden zeichnet sich durch verstärkte Orientierung an den Gleichaltrigen und an Peergruppen aus. In der pädagogischen Praxis findet diese Einsicht bisher nur ein schwaches Echo. Dominant ist die Vorstellung vom intervenierenden Professionellen. Andererseits sind die Peerkontakte häufig durch den Wunsch der Jugendlichen geprägt, nach außen stark, souverän und unverletzlich zu wirken. Das Konzept der *positiven Peerkultur* geht davon aus, dass Jugendliche in ihrem Alltag vielfältige Probleme meistern müssen. Im Rahmen der intersubjektiven Vergleichbarkeit jugendlicher Problemlagen können sich die Jugendlichen gegenseitig solidarische Unterstützung bieten, wenn sie einen sozialen Kontext finden, der einen offenen Austausch über diese Erfahrungen ermöglicht. Wir sprechen von positiver oder guter Peerkultur (Vorrath u. Brendtro 1985). Die Aufgabe der Professionellen besteht weniger darin, selbst zu intervenieren, als vielmehr darin, die Bedingungen guter Peerkultur für tragende Gemeinschaften zu schaffen.

Schlussfolgerungen

Die Schulen stehen unter einem erheblichen Erwartungsdruck. In unterschiedlichem Maß werden sie diesen Erwartungen gerecht oder scheitern auch daran. Die Ergebnisse der internationalen Schulforschung zeigen neben erheblichen Qualitätsunterschieden zwischen den Einzelschulen auch, dass Schul- und Klassenklima, Unterrichtsqualität und Professionalität der Lehrkräfte, Partizipationsmöglichkeiten, die Kooperationspraxis und die Schulökologie zentrale Dimensionen von Schulkultur darstellen.

Es ist möglich, diese Qualitätsfaktoren differenziert zu beschreiben und sie durch die Befragung von Schülern zu erheben (Wenzel u. Opp 2003). Damit können die Schulen ihre eigene Schulkultur erheben (interne Evaluation) und auf der Grundlage dieses Wissens über die Effekte der eigenen Arbeit Ziele für ihre individuelle Weiterentwicklung formulieren. Solche Maßnahmen interner Evaluation von Schulkultur sind durchaus sinnvoll zu verknüpfen mit externen Evaluationsmaßnahmen zum durchschnittlichen Leistungsstand der Schüler im Systemvergleich. Wichtig ist dabei allerdings, dass die Schulen mit den Ergebnissen solcher Evaluationsanstrengungen vor allem dann nicht allein gelassen werden, wenn Evaluationsergebnisse deutlichen Entwicklungsbedarf markieren. Diese Dimension institutionellen Unterstützungsbedarfs bleibt in der aktuellen Schuldiskussion erstaunlich unterbelichtet. Allein die Kritik und Konfrontation der Schulen mit unbefriedigendem Leistungsergebnis führt nur zu einer weiteren Überforderung von Schulen und verstärkten Rückzugsbewegungen unter den Professionellen.

Grundlage guter schulischer Praxis ist ein »pädagogisches Ethos« (Rutter et al. 1980) an den Schulen. Das ist die Überzeugung der Pädagoginnen und Pädagogen, eine wichtige Aufgabe zu erfüllen und die Zukunft der Schülerinnen und Schüler positiv beeinflussen zu können, sowie die Fundierung der schulischen Praxis in kollegial gehaltenen pädagogischen Überzeugungen. In der einfachsten Formulierung ist dies das grundlegende Gefühl bei allen Akteuren, in ihrer Schule mit Freude zu lernen und zu arbeiten. Eine Schule mit diesen Qualitäten versteht sich als Gemeinschaft, die die Entwicklung von Kindern und Jugendlichen schützt.

Literatur

Achter Jugendbericht (1990): Der Bundesminister für Jugend, Familie, Frauen und Gesundheit (Hg.). Bonn.

Deutsches PISA-Konsortium (Hg.) (2002): PISA 2000 – Die Länder der Bundesrepublik Deutschland im Vergleich. Opladen.

Fend, H. (1981): Theorie der Schule. 2. Aufl. München.

Göppel, R. (1997): Ursprünge der seelischen Gesundheit. Risiko- und Schutzfaktoren in der kindlichen Entwicklung. Würzburg.

Ihle, W.; Esser, G. (2002): Epidemiologie psychischer Störungen im Kindes- und Jugendalter. Psychologische Rundschau 53: 159–169.

Kösters, W. (1999): Politik für die nächste Generation. München.

Krüger, H.-H. (1996): Aufwachsen zwischen Staat und Markt. Veränderungen des Kinderlebens im Ost-West-Vergleich. In: Benner, D.; Kell, A.; Lenzen, D. (Hg.), Bildung zwischen Staat und Markt. 35. Beiheft der Zeitschrift für Pädagogik. Weinheim, S. 107–124.

Luhmann, N.; Schorr, K.-E. (1979): Reflexionsprobleme im Erziehungssystem. Frankfurt a. M.

Melzer, W. et al. (2002): Alarmierende Ergebnisse der Sächsischen Schülerbefragung zum Gesundheits- und Krankheitsstatus von Kindern und Jugendlichen.
http://www.tu-dresden.de/erzwisg/spsf/forschun/gewalt/who.htm.

Oevermann, U. (1996): Theoretische Skizze einer revidierten Theorie professionalisierten Handelns. In: Combe, A.; Uelsper, W. (Hg.), Pädagogische Professionalität. Frankfurt a. M., S. 70–182.

Opp, G. (1997): Die Schule als »Caring-Community«. In: Jantzen, W. (Hg.), Geschlechterdifferenz in der Behindertenpädagogik. Schweizer Zentralstelle für Heilpädagogik. Zürich, S. 146–154

Opp, G.; Fingerle, M.; Freytag, A. (Hg.) (1999): Was Kinder stärkt – Erziehung zwischen Risiko und Resilienz. München.

Opp, G. (Hg.) (2003): Arbeitsbuch schulische Erziehungshilfe. Bad Heilbrunn.

Opp, G.; Wenzel, E. (2002a): Eine neue Komplexität kindlicher Entwicklungsstörungen – Ko-Morbidität als Schulproblem. In: Wittrock, M.; Schröder, U. (Hg.), Lernbeeinträchtigung und Verhaltensstörung – Konvergenzen in Theorie und Praxis. Stuttgart, S. 15–23.

Opp, G.; Wenzel, E. (2002b): Zwischenbericht »Projekt: Qualitätsentwicklung an der Schule zur Erziehungshilfe – Entwicklung eines Instrumentariums zur Qualitätserfassung schulischer Erziehungshilfe und die systematische Umsetzung der Evaluationsergebnisse in Schulentwicklungsprozessen«. Gefördert durch das Kultusministerium des Landes Sachsen-Anhalt. Förderkennzeichen: 50303–01–657.

Paulus, P. (2002): Gesundheitsförderung im Setting Schule. In: Gesundheit von Kindern und Jugendlichen. Bundesgesundheitsbibl-Gesundheitsforsch-Gesundheitsschutz 12.

Pianta, R. C. (1999): Enhancing Relationships between Children and Teachers. Washington.

Rutter, M. (1989): Isle of Wight revisted: Twenty five years of child psychiatric epidemiology. Journal of The American Academy of Child and Adolescent Psychiatry 28: 633–653.

Rutter, N.; Maughan, B.; Mortimore T.; Austin J. (1980): 15000 Stunden Schulen und ihre Wirkung auf die Kinder. Weinheim.

Speck, O. (1996): Erziehung und Achtung vor dem Anderen. München

Vorrath, H.; Brendtro, L. K. (1985): Positive PEER-Culture. New York.

Wenzel, E.; Opp, G. (2003): Inhaltliche Dimensionen interner Schulevaluation im Praxisfeld schulischer Erziehungshilfe. Zeitschrift für Heilpädagogik 54: 4–12.

Werner, E. E.; Smith, R. (1982): Vulnerable but Invincible: A Longitudinal Study of Resilient Children and Youth. New York.

Werner, E. E.; Smith, R. (1992): Overcoming the Odds: Hight Risk Children from Birth to Adulthood. Ithaca, N. Y.

Werner, E. E.; Smith, R. (2001): Journeys from Childhood to Midlife. Ithaca, N. Y.

Behandlungspraktische Aspekte

Dieter Bürgin

Dreiecksgeschichten in der Kindertherapie

Die Rahmenerzählung zu den Märchen aus Tausendundeine Nacht als klinische Veranschaulichung

Es spricht vieles dafür, dass bereits in der Innenwelt des Säuglings eine *Vielzahl von Nähemodellen* existiert und nicht nur die Fähigkeit, zu einer zweiten Person eine Beziehung aufzunehmen. Wenn wir im Innenbereich des Säuglings tri- und polyadische Nähemodelle finden, dann hat das konzeptuelle Auswirkungen darauf, wie die psychische Entwicklung des menschlichen Säuglings generell und diese von Beziehungen im Speziellen verstanden wird. Die sphärischen Existenzräume des Neugeborenen werden durch Trieblichkeiten geöffnet, durch Impulse, die von innen nach außen dringen, notwendigerweise Außenreaktionen nach sich ziehen und zu einem Rückfluss Anlass geben. In solchen schlaufenförmigen Aktivitäten entwickelt sich für das Subjekt allmählich ein primäres »Mit« – ein Ort mit einem oder mehreren Gegenübern, zu denen eine wechselnd große Nähe besteht und der später zum Ort eines eigentlichen personifizierten Anderen wird. Sloterdijk (1998) spricht von »Seelenraumteilern«.

Wird das Selbstbild eines Säuglings, die so genannte *Selbstrepräsentanz*, ins Auge gefasst, dann macht diese, parallel zur Entwicklung der Objektrepräsentanzen, verschiedene Entwicklungsphasen durch. Daniel Stern (1992) hat die Entwicklung des Konstrukts einer Selbstrepräsentanz in sehr differenzierter Weise beschrieben und dabei folgende Sequenzen unterschieden: das »auftauchende Selbst«, das »Kernselbst«, das »subjektive Selbst« und das »verbale oder narrative Selbst«. Innerhalb dieser Selbstentwicklung werden die anderen Personen für den Säugling und das Kleinkind zunehmend bedeutungsvoll. Sie greifen durch das, was sie tun, denken, fühlen, fantasieren und handeln, zunehmend in die Innenwelt des Säuglings ein, sodass dieser in steigendem

Maße gewahr wird: Es gibt Innenweltvorgänge und -abläufe, die gar nicht von der eigenen Person gemacht werden, sondern durch Einwirkungen eines Gegenübers zustande kommen. Diese wichtige Grunderfahrung wird auch im Erwachsenenleben dauernd erneut gemacht, nämlich, dass beim Subjekt positive und negative Affekte wachgerufen werden können, die von anderen ausgelöst wurden und im Erleben dennoch eigene sind.

Das Gehirn wird – wie die ganze menschliche Person – vorzeitig geboren. Deshalb muss es viel von seiner Entwicklung postnatal viele Jahre hindurch nachholen. Die Interaktionen mit der Außenwelt stimulieren die genauere Verknüpfung neuronaler Verbindungen. So besteht ein erfahrungsabhängiger Teil der Hirnentwicklung auf jeder Ebene der Hirnfunktionen. Die Interaktionen eines Subjekts mit seiner Umwelt bewirken neuronale Verknüpfungen zu Systemen und eigentlichen Netzwerken. Sollen diese Verknüpfungen Bestand haben, so müssen sie in eine nachhaltige Form gebracht werden. Eine verknüpfte Einheit funktioniert als Symbol und repräsentiert etwas von der Außenwelt in der Innenwelt eines Individuums.

Die zweite Hälfte des ersten Lebensjahrs ist für die Entwicklung der Regulationsfunktionen von emotionalen Abläufen außerordentlich wichtig. In dieser Zeit ist das Kind vermehrt darauf angewiesen, mutuellen Blickkontakt, Vokalisierungen und Lächeln im Sozialkontakt zu erleben. Denn hierbei erfährt es starke Gefühle emotionaler Erregung, die von der primären Pflegeperson mitgestaltet und moduliert werden. Die Zustände hoher Vigilanz bewirken, dass dopaminerge Axone aus dem Mittelhirn tief in den präfrontalen Kortex hineinwachsen. Dopamin bewirkt dort die Bildung von Synapsen und das Wachstum von Glia-Zellen. Beim speziesspezifischen Trennungs- und Wiedervereinigungsverhalten greift die primäre Betreuungsperson über das Opioidsystem des Kindes *direkt* in dessen Gehirnfunktionen ein. Denn Benzodiazepine und Opiate vermindern bei der Wiedervereinigung nach einer Trennung das Protest- und Schreiverhalten des Säuglings, werden aber auch bei der primären Betreuungsperson selbst aktiviert. Dies kann mit Naltrexon, einem Opioid-Antagonisten, überprüft werden, da nach Applikation von diesem eine verstärkte Trennungsreaktion zu beobachten ist (Pally 2000).

Bewusstsein ist eine Gehirnfunktion, eine emergente Eigenschaft (ein »Qualium«) wie die subjektive Eigenerfahrung eines Individuums (Damasio 2000). Als emergent wird eine Eigenschaft bezeichnet, wenn sie durch die einzelnen Systemteile zwar kausal erklärt werden kann, selbst aber nicht zu einem einzelnen Systemteil gehört und auch nicht ein reiner Summeneffekt aller Systemteile darstellt. Bewusstsein ist nichts Homogenes oder Einheitliches, sondern umfasst mehrere Phänomene und Zustände, die gemeinsam haben, dass das Subjekt ihrer gewahr wird (Perzepte, Gedanken, Handlungen, die Selbstrepräsentanz oder auch die Tatsache, ein Bewusstsein zu haben). Es ist kein Alles-oder-nichts-Phänomen, sondern kennt viele Abstufungen. Vielfach bestehen verschiedene Formen von Bewusstsein nebeneinander.

Damit etwas bewusst wird, muss es für das Selbst bedeutungsvoll sein. Das Selbst ist für das Bewusstsein ebenso wichtig wie ein Perzeptionsorgan für die Sinneswahrnehmung. Bewusstsein entsteht an der Schnittstelle zwischen Selbst und Nicht-Selbst (Außenwelt). Das Selbstsystem umfasst sowohl die invarianten Aktivitäten neuraler Mechanismen – die Körperzustände, Handlungs- und Beziehungsrepräsentationen – als auch die Veränderungen in diesen Repräsentationen, die als Reaktionen auf sensorische Stimuli zutage treten.

Bewusstsein ist mit sehr raschen Vor- und Zurückbewegungen zwischen verschiedenen Selbstrepräsentationen und den Repräsentationen sensorischer Bilder verknüpft. Es fungiert als Monitor von Hirnfunktionen. Viele Dinge können einem bewusst werden, aber nie diejenigen Hirnvorgänge, die Bewusstsein hervorbringen. Das Unbewusste ist, in dieser Sichtweise, der dissoziierte Teil des Bewusstseins. Bewusstsein entsteht nicht aus besonderen neuralen Vorgängen, sondern entspricht einer komplexeren Integration derjenigen basalen Prozesse, die andere mentale Phänomene hervorbringen. Es ist kein lokalisierter Prozess im Gehirn, sondern einer, der verschiedenste multimodale, modulare Hirnbereiche integriert. Bewusstsein hebt immer ab vom Kontext dessen, was sonst zur gleichen Zeit abläuft. Es liefert die Feinabstimmung einer Verhaltensreaktion, kann noch Korrekturen, Modifikationen oder den Schliff anbringen.

Bewusstsein entsteht, wenn die Geschichte eines Objekts, das den Zustand des Körpers ursächlich verändert, in der nonverbalen Sprache der Körpersignale erzählt wird (Damasio 2000). Ohne ein Selbst hätte der Organismus niemanden, dem die Emotionen und die Gedanken gehörten.

Die *Selbstrepräsentation* entspricht einem Zustand des Organismus. Sie wird jeden Augenblick vom Gehirn frisch rekonstruiert. Als nicht bewusstes Proto-Selbst bildet es nach Damasio den physischen Zustand des Organismus in seinen vielen Dimensionen fortlaufend ab. Bewusstsein entsteht nur, wenn sich der Organismus durch ein Objekt verändert hat, »wenn das Objekt, der Organismus und ihre Beziehung repräsentiert werden können« (Damasio 2000, S. 195). Das Kernselbst bildet sich, wenn im nichtsprachlichen Bereich ein Objekt das Proto-Selbst modifiziert. Das autobiografische Selbst schließlich, dessen wir uns bewusst sind und das mit Identität und Personalität verknüpft ist, stützt sich auf das autobiografische Gedächtnis, wächst ständig mit der Lebenserfahrung und ermöglicht seinerseits dem Subjekt, neue Erfahrungen zu machen.

Es gibt eine *nichtsprachliche Vorstellungserzählung*, ein *kontinuierlicher Strom innerer Bilder*, der die Grundlage des Bewusstseins bildet. »Geschichten zu erzählen … ist wahrscheinlich eine Obsession des Gehirns … geht der Sprache voraus, denn es ist eine Vorbedingung der Sprache« (Damasio 2000, S. 229). Das Kernselbst wird »beim Erzählen der Geschichte, in der Geschichte selbst, geboren« (Damasio 2000, S. 231).

Die Selbstrepräsentanz und das Bewusstsein bilden sich in einem dyadisch-interpersonellen Kontext. Die vielfältigen genetischen Potenziale des Säuglings entwickeln und entfalten sich erst in den intensiven Austauschvorgängen zwischen den primären Betreuungspersonen und dem Säugling. Das Gefühl eines eigenen Selbst erwächst aus der internalisierten dyadischen Beziehung. Die Entwicklung des Selbstbewusstseins erfolgt bei der Internalisierung der Erfahrungskonfiguration »Selbst in dyadischer Beziehung zu einem Anderen«.

Allen Emotionen dient *der Körper* als Theater. Er entspricht einer Art Umgebung des Gehirns im Organismus selbst und hat wiederum die Außenwelt zur äußeren Umgebung. Das Gehirn kontrolliert den Körper anhaltend und wird durch seine Rückmeldungen stets beeinflusst. Diese haben eine regulatorische Funktion und helfen dem Körper, am Leben zu bleiben. Emotion und das nicht an die Sprache gebundene Kernbewusstsein sind eng miteinander verknüpft.

Die neurobiologische Sichtweise psychischer Grundphänomene beginnt sich der psychoanalytischen anzunähern. Die innerlich repräsentierte Subjekt-Objekt-Interaktion wird als vorsprachliches, fraglich bildhaftes Narrativ (anhaltender Film im Gehirn), als ein drittes Element konzipiert. Jede Aktivität eines Gegenübers bewirkt im Gehirn eines Subjekts somit eine Veränderung und bildet auf diese Weise einen Quellpunkt zentraler Bewusstseinsvorgänge.

Dreisamkeiten

Ist die *primäre Beziehungsform* also die einer Dreierbeziehung und sind Zweierbeziehungen nur Abwandlungen davon? Oder ist die primäre Beziehungsform die einer Zweierbeziehung, und entspricht eine Dreierbeziehung einer Weiterentwicklung und Differenzierung? Aufgrund verschiedenster Ergebnisse unserer und anderer Forschungsgruppen kommen wir zum Schluss, dass Dreierbeziehungen das kleinste gemeinsame Vielfache sind, von dem auszugehen ist, dass in der Innenwelt eines Individuums eine anhaltende Oszillation zwischen Zweier- und Dreier-Konfigurationen stattfindet und dass fixe Zweierbeziehungen wie Subformen einer angelegten Fähigkeit zu Dreier- oder polyadischen Beziehungen betrachtet werden können.

Es ist als Beobachter außerordentlich schwierig und höchst anstrengend, eine *interaktive Dreisamkeit* als Ganzes im Blick zu halten und gleichzeitig die einzelnen Personen zu beobachten. Ein Beobachter kann solche Beobachtungen sinnvollerweise nur sequenziell vornehmen. Erst wenn er es geübt hat, jeden einzelnen Fokus nach dem anderen zu beachten, gewinnt er allmählich den Blick für das Ganze, das heißt für die Dreisamkeit. Während eines Spiels zu dritt zwischen Säugling, Vater und Mutter kann man feststellen, dass bereits Säuglinge und Kleinkinder über »triadische Fähigkeiten«, also über eine Ressource verfügen, zu mindestens zwei, wahrscheinlich aber auch mehreren Personen in unterschiedlicher Art und Weise Beziehungen aufzunehmen, das heißt, triadische Beziehungen aufzubauen und sie aufrechtzuerhalten. Wir stellen uns allerdings vor, dass es für einen Säugling müheloser ist, sich primär in Zweierbeziehungen als in Dreierbeziehungen einzuklinken. Spielsituationen zu dritt werden von einem rund drei Monate alten Säugling gut fünf bis zehn Minuten, vom Kleinkind etwa doppelt so lange ausgehalten. Es ist anstrengend, zu zwei Personen mit verschiedenartiger Emotionalität und unterschiedlicher Handlungsweise gleichzeitig in Beziehung zu stehen. Säuglinge oder Kleinkinder werden dabei rasch müde. Dies zeigt sich darin, dass sie ihre Aufmerksamkeit zurückziehen.

Man darf annehmen, dass die entstehenden *Zwei-*, *Drei-* und *Vielsamkeiten* in einem ersten Schritt vor allem Beziehungsentwicklungen zu realen anderen umfassen. Erst in einem zweiten, abstrahierenden und konstruierenden Schritt steht für das Fehlende ein Zweites, taucht ein Drittes oder ein Vielfaches auf. Danach zeigt sich ein andauerndes Oszillieren, der Dritte und das Dritte sind wie Pole eines Kräftefelds. Das Unordentliche des Anfangs zeigt sich beim Beginn einer Beziehung. Es bedarf eines menschlichen Kristallisationspunkts, um aus dem Chaos Ordnung zu schaffen, eine Ordnung, die dem Säugling zuerst eine personale Orientierung ermöglicht und schließlich den Weg öffnet für die Abstraktion, das Dritte.

Virtuelle Räume

Wenn solche Ordnungen etabliert sind und auch Orte geschaffen wurden, an denen ein Gegenüber lokalisiert werden kann, dann braucht es noch Übergangsräume. Winnicott (1976) konzipierte sie als *reale Spielräume*, die weder dem Kleinkind noch dem Gegenüber gehören, die Teil der Innenwelt des Kindes wie auch des Gegenübers und gleichzeitig doch auch von ihnen getrennt sind, in denen Spiel und Als-ob-Konfigurationen möglich werden, die verbinden, aber auch trennen. Rein *virtuelle Räume* gibt es nicht nur in der Innenwelt des Säuglings oder Kindes, sondern auch der jeweiligen Hauptbezugspersonen. Als virtuell werden somit einerseits intermediäre Räume intrapsychischer Art, andererseits auch solche im interpersonalen Erlebnis- und Erfahrungsbereich zwischen Fantasie und Realität, zwischen innerer und äußerer Realität oder zwischen einem Subjekt und seinem Gegenüber bezeichnet. Es handelt sich um ein Paradoxon, da sie weder nur innerhalb noch nur außerhalb der jeweiligen Person situiert sind. Sie sind erfüllt von einem dialektischen Prozess zwischen widersprüchlichen Konzepten, die in gegenseitigem Austausch stehen und nach Integration streben, diese aber nie erreichen. Die Fähigkeit, einen virtuellen Übergangsraum zu schaffen, ist eng verbunden mit der Fähigkeit zur Symbolisierung. In den dialektischen Austauschprozessen wird Erfahrungen Bedeutung zugesprochen. Bedeutung selbst entsteht durch die Wahrnehmung von Unterschied. In einem virtuellen Raum, der sich zwischen zwei aufeinander bezogenen Individuen eröffnet, können Bedeutungen für kurze oder längere Zeit und in kleinerem oder sehr ausgedehntem Maß etwas gemeinsam Geteiltes sein. Dieses Phänomen, das auf eine grundsätzliche Bezogenheit eines Kindes hinweist und bei Kindern mit autistischen Störungen fehlt, ist mühelos bereits am Ende des ersten Lebensjahrs zu beobachten, wenn das Kleinkind auf einen Gegenstand oder einen Ablauf mit Finger und Arm hinzeigt (pointing) und das Bezeichnete zum Fokus des gemeinsamen Interesses von Kleinkind und primärer Betreuungsperson wird. Das gemeinsam Geteilte verbindet kognitiv und emotional, schafft »Wir«-Besetzungen, ermöglicht wechselseitige Identifikationen. Gemeinsam geteilt werden können symbolisierte Anteile oder die Symbole selbst. Jede Kultur stellt einen breiteren Bereich solcher gemeinsam geteilter Grundeinheiten zur Verfügung. Für viele Abläufe im psychotherapeutischen Geschehen werden von den beiden Protagonisten auch gemeinsam geteilte Kürzel verwendet, wie dies auch in Familien üblich ist.

Virtuelle Räume überlappen einander oder werden auseinander gehalten, beispielsweise Räume, die einem Erleben angenehmer Art eines Subjekts mit einer andern Person zugeordnet werden und solche, die Erlebnisse unangenehmer Art des Subjekts mit derselben Person enthalten. Zudem haben sie eine bestimmte emotionale, atmosphärische Qualität, die mitbeeinflusst, was in ihnen möglich wird und was nicht. Zwischen den verschiedenen Selbst-, Objekt- und Beziehungsrepräsentanzen werden also Räume geschaffen, die trennen und zugleich verbinden. Die Art, wie sie gebildet wurden, und ihre Qualität legen fest, wie intrapsychische, das heißt im Individuum selbst gelegene, in interpersonale Beziehungen umgewandelt werden und vice versa und ob die triadischen und dyadischen Beziehungen flexibel oder starr gehandhabt werden. Intrapsychische, virtuelle Übergangsräume eines Individuums stehen in einer Wechselwirkung mit seinen Außenräumen.

Intersubjektivität

In den letzten Jahren stand der Begriff der Intersubjektivität oft im Zentrum des praktischen und des wissenschaftlichen Interesses. Intersubjektivität als Erfahrungsgrundlage – sowie die zugehörige *Interaffektivität* und *Interintentionalität* – impliziert gemeinsam Geteiltes, ohne die Idee einer verhältnismäßig objektiven Realität draußen, der dritten Dimension, zu verlieren. So bewegt sich keine Therapie in einem fiktiv-abgeschlossenen, monadischen Raum, sondern stets in einer gemeinsam erarbeiteten Wirklichkeit. Im intersubjektiven Feld treffen sich zwei Welten, »die sich fortlaufend enthüllen und voreinander verbergen« (Thomä 1999). Das Ich-Gefühl enthält die Wahrnehmung, dass jemand seine eigenen Gedanken denkt und seine eigenen Gefühle fühlt. Dies ist nur möglich in Abgrenzung zu einem Gegenüber. Ich-Haftigkeit und Du-Haftigkeit bedingen einander. Eltern und Kinder wie auch Patienten und Therapeuten erschaffen sich wechselseitig als Subjekte, wenn sie eine Beziehung zueinander eingehen und einander zuhören (Ogden 1990).

Die Fähigkeit, einem Erleben eine persönliche Bedeutung zuzusprechen, zeigt sich im Auftreten von Symbolen, die von einer spezifischen Subjektivität getragen werden. Ein intersubjektiv vermitteltes Drittes entsteht in der Erfahrung einer Zweier- oder Dreierbeziehung. Es ist möglicherweise nicht bei beiden Beziehungspartnern dasselbe, da jedes ein eigenes Subjekt bleibt, das in einer dialektischen Spannung zum anderen steht. Das gemeinsame, intersubjektive Dritte ist der Stoff, aus dem sich zunehmend das Kohärenz- und Kontinuitätsgefühl bildet. Es kann sich dabei um ein Narrativ (eine Geschichte), ein Bild, eine Bewegung (etwa Tanz oder Pantomime) oder auch um Musik handeln.

Ein Narrativ

Die Rahmengeschichte der »Erzählungen aus den tausendundein Nächten« (1960) – selbst ein Narrativ – ist verhältnismäßig wenig bekannt, hält aber das Gewirr der unzähligen Narrative zusammen. Gekürzt lautet sie etwa so:

Ein König hinterließ zwei tapfere Söhne, die in Gerechtigkeit in ihren Ländern herrschten. Der ältere hieß Schehrijâr, der jüngere Schâzamân. Als der jüngere Sehnsucht verspürte, seinen älteren Bruder wiederzusehen, rüstete er sich zur Reise. Er hatte aber etwas vergessen und kehrte kurz zurück. Dabei überraschte er seine Gemahlin mit einem hergelaufenen Sklaven. So schlug er beide tot und reiste erst danach zu seinem Bruder. Ob seinem tiefen Gram aber ward sein Leib krank. Auf die Frage seines Bruders nach seinem Befinden sagte er nur: »Ich habe eine Wunde in meinem Inneren.«

Als sein Bruder Schehrijâr zur Jagd gegangen war, beobachtete Schâzamân heimlich, wie dessen schöne Frau sich auch zu einem Sklaven legte. Er sprach bei sich: »Mein Leid ist leichter als dieses Leid.« Gleichzeitig fühlte er sich frei von seiner Eifersucht und seinem Gram.

Schehrijâr bemerkte nach seiner Rückkehr die Veränderung des Bruders und fragte nach den Gründen. Zögernd berichtete Schâzamân, wie er und – als sein Bruder insistierte – wie auch dieser betrogen worden war. Schehrijâr vergewisserte sich der Untreue seiner Gemahlin und sagte danach zu seinem Bruder: »Lass uns fortziehen, so wie wir sind. Wir brauchen keine Königswürde mehr, bis wir jemanden sehen, dem es wie uns ergangen ist.«

So zogen sie dahin, bis sie zu einem Baum inmitten einer Wiese und einer Quelle süßen Wassers nahe dem Salzmeer gekommen waren. Das Meer wallte auf, und es stieg aus ihm eine schwarze Säule auf. Sie fürchteten sich und stiegen in die Krone des Baums. Die näher kommende Säule entpuppte sich als ein Dämon von gewaltiger Größe, der einen Kasten auf seinem Kopf trug. Er kam zum Baum, setzte sich nieder, öffnete den Kasten und holte daraus eine Schachtel hervor. Als er sie öffnete, kam aus ihr ein strahlendes Mädchen heraus. Er legte sein Haupt auf den Schoß der »Herrin der Keuschheit«, die er in der Hochzeitsnacht entführt hatte, und schlief ein. Sie aber legte seinen Kopf auf den Boden, rief die beiden Könige aus der Baumkrone herunter und verlangte, beide müssten ihr beiliegen, sonst würde sie den Dämon aufwecken, der die Könige töten würde. Die beiden Könige gehorchten schließlich zögernd. Danach mussten sie ihre Siegelringe abgeben, die das Mädchen zu den anderen 570 auf eine Schnur aufreihte. Alle diese Ringbesitzer seien ihr aus Rachegründen zu Willen gewesen und hätten dem Dämon Hörner aufgesetzt. Denn dieser habe sie in ihrer Brautnacht entführt, in eine Schachtel und diese in einen Kasten gesteckt, den er mit sieben starken Schlössern gesichert und auf den Boden des Meers gelegt habe. Der Dämon habe eben nicht gewusst, dass »jede von uns Frauen, wenn sie etwas durchsetzen will, sich durch nichts zurückhalten lässt«.

Die Könige kamen zur Ansicht, dem Dämon sei noch größeres Leid widerfahren als ihnen beiden und kehrten zur Stadt zurück. Dort enthauptete Schehrijâr seine Frau und den Sklaven und nahm von nun ab jede Nacht eine Jungfrau zu sich, die er nach der Entjungferung tötete, um seiner Ehre gewiss zu sein. Das trieb er drei Jahre lang, bis das Volk in Aufruhr geriet und mit den Töchtern flüchtete, bis keine mehr da waren.

Auch der Wesir konnte schließlich keine mehr finden und fürchtete deswegen um sein Leben. Seine ältere Tochter hieß Schehrezâd, die jüngere Dinazâd. Schehrezâd hatte alle Bücher gelesen, Dichtungen, die Lebensbeschreibungen früherer Könige und die Erzählungen vergangener Völker. Sie verlangte nun von ihrem Vater, er solle sie mit dem König vermählen. Dieser versuchte, sie davon abzuhalten, und erzählte die Geschichte vom Stier und dem Esel, die von einem Kaufmann handelte, der die Sprache der Tiere verstand, aber diese Gabe bei Strafe des Todes niemandem verraten durfte.

Er hörte, wie der Esel dem sich abrackernden Stier riet, so zu tun, als wäre er schwer krank. So werde er Ruhe haben von der Mühe und der Arbeit. Kaum angewendet, war die List des Esels für den Stier erfolgreich, denn man ließ ihn in Ruhe. Der Kaufmann aber verlangte nun, der Esel müsse die Arbeit des Stiers verrichten. Bald war der Esel halb tot vor Müdigkeit. So sagte er zum Stier, er habe gehört, man würde den Stier zum Schlachten bringen, wenn er weiter krank wäre. Da ging der Stier willig wieder zur Arbeit, und der Kaufmann musste sehr lachen. Seine Frau drang in ihn, um zu verstehen, warum er so habe lachen müssen. Der Kaufmann weigerte sich erst standhaft, gab dann aber nach, weil er bereits einhundertzwanzig Jahre gelebt hatte und sich nicht mehr gegen das Sterben wehren wollte, denn seine Frau wollte nicht ablassen, selbst wenn er sterben müsste. Der Kaufmann hörte schließlich den Hahn zum Hund sagen, er müsse nur seine Frau mit Zweigen vom Maulbeerbaum schlagen. Entweder sei sie dann tot oder werde ihn nie wieder etwas fragen. So schlug er sie in der Schatzkammer, bis sie bereute und ihm die Füße küsste.

Schehrezâd ließ sich durch diese Geschichte aber nicht abhalten und sagte zur Schwester, sie werde – einmal beim König – nach ihr senden. Diese solle dann sagen, Schehrezâd solle zur Unterhaltung eine Geschichte erzählen. Am Abend, als der König zu Schehrezâd eingehen wollte, weinte diese und bat, erst noch von der Schwester Abschied nehmen zu können. Als diese kam, bat sie Schehrezâd, eine Geschichte zu erzählen. Der schlaflose König erlaubte dies, und so begann Schehrezâd, die Geschichte der ersten Nacht zu erzählen … Der König war jeden Tag so gespannt auf den Weitergang der Geschichten, dass er Schehrezâd jahrelang weiterleben ließ, um die Fortsetzung nicht zu verpassen.

Nach tausendundeiner Nacht hatte Schehrezâd dem König drei Knaben geboren. Sie bat jetzt um eine Gnade, nämlich, dass die Kinder gebracht würden, was der König erlaubte. Einer der Knaben konnte schon gehen, einer kroch noch und der dritte lag an der Brust. Sie flehte, der König möge ihr um dieser unmündigen Kinder willen, die sonst ohne Mutter wären, den Tod erlassen. Da weinte der König und sagte, er habe Schehrezâd als keusch, rein, edel und fromm empfunden. Er sprach sie frei von allem, was ihr schaden könnte und dankte dem Wesir, dass ihm dieser seine edle Tochter zur Gemahlin gegeben habe. Sie sei der Anlass gewesen, dass er sich vom Töten der Töchter des Volks abgewandt habe. Und so feierten sie während dreißig Tagen ein Hochzeitsfest.

Nach der Rache von Schehrijâr an seiner untreuen Gattin verschwindet sein Bruder Schâzamân aus der Geschichte, genau so wie die Schwester Dinazâd nach ihrem Besuch bei Schehrezâd. Nach der Entfernung der Doppelgänger oder Alter Ego konzentriert sich das Geschehen auf die Hauptprotagonisten: Schehrezâd ist, auf eigenen Wunsch hin und um ihren Vater zu retten – wegen einer Kränkung von Schehrijâr, die mit chronifizierter Vergeltungsrage verknüpft ist und aus einer anderen Beziehung stammt, vom Tode bedroht. Ihr den König faszinierendes Narrativ, das sich nicht ganz über drei Jahre hinzieht, schafft eine gemeinsame Welt mit ihm, ein geteiltes Drittes. Erst ganz am Ende der Geschichte, am Schluss des sechsten Bands, erfährt der Leser, dass es zu den beiden Hauptpersonen auch noch dritte Personen, nämlich drei Kinder, gibt. Das komplexe Werk führt den Leser somit über das Dritte zur dritten Person, die engstens miteinander verknüpft sind.

Der Trilog, das Dritte und die dritte Person

Symbole sind erforderlich, wenn Bedürfnisse vorhanden sind. Bei einer idealtypischen Fusion von zwei Menschen, einem totalen Aufeinanderpassen, das heißt einem vollständigen »FIT«, wären keine notwendig, da sich die Signalübermittlung gleichsam innerhalb der gemeinsam übergreifenden Sphäre abspielen würde. Da es eine solche Verschmelzung aber nicht gibt, bleiben beim einen oder anderen Beziehungspartner stets Bedürfnisse und Wünsche unbefriedigt. Ein gewisser, vielleicht auch nur zeitlich limitierter »MIS-FIT« zwischen Eltern und Kindern oder Patienten und Therapeuten ist somit unvermeidlich, auch bei einer optimalen Beziehung. Er kann sogar als existenziell erforderlich bezeichnet werden, damit ein Kind (oder ein Patient) beginnen kann, eigene Bedürfnisse in Form von Wünschen wahrzunehmen, die dann zu einer Quelle der Symbolbildung werden.

Wann wird in einer personalen Dreisamkeit die dritte Person vom Subjekt lebendig gemacht? (In Analogie zum häufig verwendeten Begriff »Dialog« haben wir den Terminus »Trilog« benutzt, um das Vorhandensein eines dynamischen und kommunikativen Austausches zwischen drei Partnern zu definieren, die aufeinander bezogen sind und weder sich noch einen Anderen ausschließen. Flexibilität und gegenseitige Bezogenheit sind somit – wie für den Dialog – auch für den Trilog von zentraler Bedeutung.) Der Vitalisierungsvorgang beginnt in der zweiten Hälfte des ersten Lebensjahrs und setzt sich im zweiten Lebensjahr fort. Er fängt zu jener Zeit an, in der sich im Kleinkind die Anfänge einer »theory of mind« zu regen beginnen, in der es anfängt, sich darüber ein Bild zu machen, dass ein Gegenüber wohl ähnlich strukturiert sein dürfte wie es selbst, in der es also emotional, denkend und handelnd erkennt, dass es zur gleichen Spezies wie die bedeutungsvollen anderen Personen gehört. Das Kleinkind wird vom Gegenüber wahrgenommen, emotional besetzt und setzt damit einen wechselseitigen Identifikationsprozess in Gang. Ich werde geliebt, also bin ich. Wenn nach solchen introjektiven Schritten die eigene Lebendigkeit in einem selbst wahrgenommen wird, so kann sie danach auch anderen – seien dies intrapsychische Objektrepräsentanzen oder reale äußere Personen – zugesprochen werden.

Durch solche Vitalisierungsschritte wird die triadische Kompetenz des Kleinkinds nicht nur auf eine neue Ebene gehoben, sondern sie verlässt auch zunehmend das Präverbale und erfährt in steigendem Maß eine Übersetzung ins Verbale, sie wird versprachlicht. Das Vermögen, Erlebtes nicht nur in Bilder, sondern auch in Erzählungen zu verwandeln, stellt einen ähnlich bedeutungsvollen Schritt dar, wie der noch später erfolgende, nämlich dieses Geschehen in einem Spielablauf zu inszenieren oder in eine Handlung oder eine Übertragung zu übersetzen. Jeder dieser Schritte hat eine zentrale Bedeutung im psychotherapeutischen Prozess, da jeder mehr Möglichkeiten für Weiterentwicklung eröffnet.

Parallel dazu differenziert sich die Fähigkeit zur Symbolbildung, zum Gewahrwerden, dass etwas für etwas Anderes zu stehen und mindestens zwei heterogene Teile des Anderen zu repräsentieren vermag. Durch die Symbolentwicklung wird beim Menschen eine Tür für das Dritte geöffnet. Es existiert dann ein Drittes neben der dritten Person.

Das und der oder die Dritte ist keineswegs dasselbe. *Das Dritte* ist eine Wahrnehmung, eine Idee, ein Affekt oder sonst etwas Erlebtes und besitzt keine Eigenaktivität oder -dynamik. Oft gibt ein gemeinsam geteiltes Drittes den Protagonisten Anlass zu weiterführenden Bewegungen. Das Dritte ist nach Hegel »das Erzeugte, das sich von den beiden Charakteren, die es hervorbringen, unterscheidet«. Das erzeugte Ergebnis erreicht eine Unabhängigkeit vom Prozess der Erzeugung. »Es wird zum Dritten und kann auch von Dritten kritisch betrachtet werden« (Thomä 1999). Die Einfühlung eines Subjekts in die Welt eines anderen schafft – wenn das Subjekt dabei die eigene Position nicht verliert – ein Drittes. Ohne eine dritte Kraft gäbe es nur zeitlose Wiederholungen. Jeder Dialog zwischen zwei Personen, aber auch das Selbstgespräch, hat – aus der Entwicklung des Individuums heraus – einen Bezug zu einem Dritten. *Die dritte Person* ist selbst ein Ort aktiven Handelns und Einwirkens. Die Beziehung zur dritten Person ist manchmal konflikthaft, manchmal weiterführend.

Triangularität meint Dreigliedrigkeit. Die aktivierte monadische Sphäre des Subjekts, sowohl des Kindes als auch der Eltern – und ebenso des Patienten wie auch des Therapeuten –, wird früh in eine *präödipale intrapsychische Dreisamkeit* gegliedert, die ein Wechselgeschehen zwischen mindestens drei Einheiten umfasst, nämlich erstens dem lebendigen, verstehenden *Subjekt selbst als Person* (dem Symbolisierenden), das eigene Gedanken entwickelt und eigene Symbole interpretiert, zweitens dem mehr oder weniger vitalisierten *Symbolisierten* (dem, was gedacht oder gefühlt worden ist) und drittens dem *Symbol selbst* (dem sinnbildlichen Zeichen). Die beiden letzten Einheiten vervollständigen eine existenzielle Grunderfahrung, die Anlass für eine basale Rekontextualisierung einer vorher unintegrierten Erlebnisweise liefert. (Die monadische Auffassung innerseelischer Verschiebung verhält sich gegenüber der dyadischen Bezogenheit wie eine in sich bereits dreigegliederte Ein-Personen-Psychologie gegenüber einer Zwei-Personen-Psychologie.) Aber auch scheinbar monadische Fantasien sind objektbezogen, bewegen sich also in einem intersubjektiven polyadischen Feld. Vorgänge der Projektion oder der Introjektion stellen spezifische Formen solcher Abläufe dar (Ogden 1990). Die Abläufe der projektiven oder introjektiven Identifikation hingegen bedürfen eines interpersonalen Intermediärraums und unterscheiden sich dadurch von der vorher genannten bloßen Projektion oder Introjektion.

Ein virtueller Innenraum verliert seine Existenz, wenn eines der genannten drei Elemente (das interpretierende Subjekt, das Symbolisierte oder das Symbol) seine Differenzierung verliert. Anders formuliert: Differenzierung schafft die Voraussetzung für eine intrapsychische Triangulation, die mit einem virtuellen Raum verknüpft ist und das Auftauchen kreativer Abläufe erlaubt. Zweisamkeit ist, unter diesem Aspekt betrachtet, eine Folge eingeschränkter oder zusammengebrochener Drei- oder Vielsamkeit. Das Entstehen eines Subjekts und einer Subjektivität ist untrennbar verbunden mit der Differenzierung von Symbol, symbolisiertem und interpretierendem Subjekt, die zusammen es einer Person erst möglich machen, einen Wunsch zu empfinden. Das Gewahrwerden der eigenen Subjektivität führt zum Gewahrwerden der Subjektivität des Gegenübers und bahnt damit den Weg für das Auftauchen komplexerer Affekte wie Schuld, Trauer, Empathie oder Wiedergutmachungsimpulsen.

Die ödipale Triade bezeichnet eine personelle Dreigliedrigkeit, bei der der Vater oder die Mutter vom Kind als dritte Person gemeint ist. Sie enthält postpubertär, als *adoleszente Triade*, nochmals eine ganz spezifische Färbung.

Eine *therapeutische Dyade* kann als »Triade minus 1« (Thomä 1999) bezeichnet werden. Eine abwesende dritte Person enthält in ihrer symbolisierten Form, als Repräsentanz in der Innenwelt der beiden vorhandenen Individuen, die Lebenswelt der dyadischen Protagonisten. (In bestimmten Phasen des psychoanalytischen Prozesses erhält der Analytiker als dritte Person symbolisch die Rolle eines ödipalen Elternteils zugeschrieben, der eine präödipale symbiotische Beziehung zwischen Säugling und primärer Betreuungsperson aufbricht und so als Organisator der archaischen präödipalen Triangulierung wirkt.)

Identität, Formen des Dritten und der psychotherapeutische Prozess

Die Demarkation eines Dritten führt zur Frage der Identität. Es lassen sich verschiedene Identitäten unterscheiden: historische, sprachliche, sexuelle, familiale, gruppale, soziale, ethnische, nationale, religiöse oder auch kulturelle. Wann und wie bildet sich zwischen mehreren Personen ein gemeinsames Vielfaches, das als »Wir-heit« bezeichnet werden kann? Es handelt sich dabei um eine Qualität, die schlecht fassbar, aber sehr wichtig ist. Ihre Bedeutsamkeit wird ersichtlich beim Gewahrwerden, wie wesentlich beispielsweise Identitäten sind, damit unterschiedliche Gruppen, Berufsstände, Gemeinschaften, Nationen oder auch Staaten miteinander interagieren können oder damit ungleiche Menschen in hierarchischen Systemen miteinander auf ein Ziel hinarbeiten können.

Bei derartigen massenpsychologischen Vorgängen spielen die Mechanismen der *projektiven* und *introjektiven Identifikation* eine zentrale Rolle. Sie sind dort direkt in Aktion und erkennbar, wo ein Subjekt innerlich einer anderen Person (Objekt) unbewusst irgendetwas – zumeist Unliebsames – zuschreibt, was diese nicht gern als zu ihrer Selbstrepräsentanz gehörig betrachtet. Dann bedarf es noch einer Einwirkung auf den Kontext, um die andere Person zu nötigen, sich so zu fühlen oder zu verhalten, wie dies den Projektionen des Subjekts entspricht. Wird ein verpönter, aggressiver Affekt von der Selbstrepräsentanz eines Subjekts abgespalten und projektiv einem anderen Menschen zugeschrieben, so müssen in der äußeren Realität noch Handlungen folgen, damit die Person, der die Projektionen gelten, auch real wütend wird. Verhält sich der Mensch, der sich mit den ihm zugesprochenen Projektionen identifiziert, schließlich tatsächlich so, wie dies der projektiven Verzerrung entspricht, so bestätigt die äußere Wirklichkeit gleichsam die Allmächtigkeit in der Innenwelt der projizierenden Person. Hierbei entsteht für das Subjekt ein kleiner Genuss über das Gelingen, da das projizierende Individuum fürs Erste entlastet wird. Dieser Mechanismus dient dem projizierenden und manipulierenden Individuum zumeist als Abwehr, aber er wird, bei präverbalen Inhalten, auch zu kommunikativen Zwecken eingesetzt. Eine gewisse Identifikation mit projizierten Teilen – die zu einem gemeinsamen Dritten werden, das von zweien oder vielen geteilt werden kann – zeigt sich in primitiven, aber auch in hochkomplexen Formen bei sämtlichen Grundstrukturen der Kultur. Aber auch die Konstruktion von Feindbildern gehört in diese Kategorie, wenn es beispielsweise dem Einzelnen gelingt, einen Feind dazu zu zwingen, so zu sein oder zu werden, wie dies dem aufgebauten Feindbild entspricht. Vielfach wird also etwas Drittes zwischen zwei oder mehr Personen als eine Art Reservoir für positive oder für negative Empfindungen gebraucht – beispielsweise abgespaltene Teile der Selbstrepräsentanz, die von allen in gleicher Weise in andere hineinprojiziert werden, sodass diese kaum umhin können, sich mit dem Projizierten zu identifizieren (Volkan 1999). Auf diese eigentümliche Weise kann ein gemeinsames Drittes entstehen, das in hohem Ausmaß identitätsstiftend zu wirken vermag. Einen gemeinsamen Feind zu haben, kann unerhört viel Kohärenz schaffen. Oder über ein gemeinsames Wertesystem zu verfügen, vermag den Zusammenhalt einer Gemeinschaft zu stärken. Ebenso trägt die Tatsache, eine gemeinsame Zielsetzung erreicht zu haben, zur Kohärenzbildung bei. Vieles hängt davon ab, was als Drittes in ein solches gemeinsames Reservoir hineingetan wird (es hat zum Beispiel völlig andere Auswirkungen, wenn es sich hierbei um ethische Werte statt um entwertende Verachtung handelt). Dieses Dritte kann in hohem Maße abstrahiert oder symbolisiert, das heißt in Worte gefasst oder zwischen den Wörtern enthalten sein. Über solche Wege vollzieht sich eine transgenerationale Weitergabe von relevanten Bedeutungsinhalten. Bei diesen Abläufen handelt es sich um unbewusste Vorgänge, die sich abspielen, ob die Individuen sie wollen oder nicht. Sie können höchstens durch Selbstreflexion erhellt und dann einer gewissen Kontrolle zugänglich gemacht werden.

Derartige Modelle erlauben es nicht nur, spezifische Konflikte besser zu verstehen, sondern auch Lösungsvorschläge und -wege zu erarbeiten, wie aus ihnen herausgefunden, eine rein defizitäre Sicht verlassen und eine neue gefunden werden kann, bei der man sich an Ressourcen, Fähigkeiten und Kompetenzen orientiert und gerade dadurch neue Prozesse in Gang zu bringen vermag.

Das Dritte schafft Zugehörigkeiten und zugleich Ausschlüsse. Es ist nichts Festes, sondern gleichsam der Fluss zwischen den Ufern, das, was sich bewegt. Während einer langen Zeit des Lebens mag man sich einem Dritten zugehörig fühlen, etwas Drittes mit anderen teilen. Irgendwann aber kann auch eine neue Gewissheit entstehen, sodass sich eine bisher unhinterfragte Zugehörigkeit verändert und sich eine Adhärenz zu einem anderen Dritten etabliert. Wahrscheinlich ist jeder Mensch mit verschiedenartigsten, realen und symbolisierten dritten Einheiten identifiziert, seien diese sprachlicher oder averbaler Art, damit die Einsamkeit nicht erdrückend wird. Diese werden, je nach innerer Befindlichkeit und Struktur des äußeren Kontextes, in vielfältiger Art aktiviert.

Eine spezifische Form von etwas Drittem ist die des *umgestaltenden Dritten*, das von der Außenwelt her eingreift, den Menschen in seiner inneren Haltung sowie in seinem Wertesystem, Denken, Handeln und Fühlen verändert. In einer entwicklungsfähigen Zweierbeziehung, die sich an einem gemeinsamen emotionalen Wertesystem orientiert, Überzeugungen enthält, welche Emotionen für die beiden Betroffenen bedeutsam sind, und deren Weiterentwicklung fördert, kann einem emotionalen Dritten ein solcher umgestaltender Stellenwert zugesprochen werden.

Je nachdem, wie das Dritte zwischen den zwei Beteiligten – oder das Vielfache innerhalb einer Gruppe – ausbalanciert wird, erhält es einen spezifischen, Kohärenz schaffenden Wert (zum Beispiel als *familiales Drittes*, das die Art der affektiven mutualen Feinfühligkeit und/oder Grenzsetzung umfasst, also die Form des gegenseitigen Aufeinander-Eingehens) oder es wird zu einem regressionsfördernden Geschehen, das Mankoerfahrungen induziert. Die Beachtung der Balance lässt sich nicht nur in der direkten Eltern-Kleinkind-Interaktion beobachten, sondern auch im psychotherapeutischen Dialog, in der pädagogischen Interaktion oder in hierarchischen oder interdisziplinären Zusammenarbeitsformen, bei denen ein gemeinsames erschaffenes Drittes, zum Beispiel als Corporate Identity, gepflegt wird.

Das Dritte ist auch *etwas Atmosphärisches*, nur mit Anstrengung Fassbares. In einer bestimmen Atmosphäre wird etwas emergent, was in einer anderen Atmosphäre überhaupt nicht entstehen kann. Schwierig ist es, wenn das Dritte des Einen nicht das Dritte des Anderen ist. In solchen konfliktnahen Fällen ist es dringlich, ein zum Teil doch überlappendes und in Teilbereichen gemeinsames Drittes zu suchen, sofern eine Bereitschaft besteht, Konfliktlösungen anzustreben.

In einer Familie wird ein vorbestehendes, gesellschaftlich geteiltes Vielfaches, das kulturell Tradierte, in etwas Gemeinsames für eine Vielheit umgewandelt. Dieses mag innerhalb der Familie durchaus auch asymmetrisch verteilt sein, sofern die Asymmetrie nicht zu groß und der Reizschutz nicht absent ist. Ein gemeinsames familiales Vielfaches braucht in jedem Individuum der Familie intrapsychische Inhalte und Nachklangräume, die sich – bewusst oder unbewusst – in daraus abgeleiteten Umgangsformen niederschlagen. Offensichtlich und allgemein wahrnehmbar wird dieses Faktum, wenn sich ein Individuum mit einer spezifischen, internalisierten, kulturell geteilten Innenwelt in einer Gesellschaft bewegt, die ihm fremd ist und deren Umgangsformen es als gemeinsames Drittes oder Vielfaches nicht kennt. Eine solche Situation erzeugt eine ganz eigenartige Fremdheit und Unsicherheit, manchmal ein Fehlverhalten, und nötigt stets zu Neuorientierung im Sinne von Versuch und Irrtum.

Auch *Rhythmus* kann ein gemeinsames Drittes sein, der Rhythmus der Sprache, der Affekte, des Denkens oder auch des Handelns. Es gibt Ehepaare, die sich für einen Museumsrundgang trennen müssen, da sie eine zu unterschiedliche Façon visuellen Erfassens haben. Auf den ersten Blick scheint dort keine gemeinsame Rhythmik vorhanden zu sein. Nicht selten aber sind sie beim Wiederzusammentreffen imstande, im reaktivierten Dialog sofort wieder ein gemeinsames Drittes über ihre Eindrücke aufzubauen, etwa dadurch, dass sie sich darüber austauschen, durch was jedes der beiden affektiv berührt worden ist.

Dass eine gemeinsam geteilte Emotionalität bereits im Säuglings- und Kleinkindesalter von Bedeutung ist, zeigt sich auch beim »affect attunement«. Diese gefühlsmäßige Einstimmung entspricht einem emotionalen Sich-Einstellen des Einen auf den Anderen, das mit widerspiegelndem emotionalem Übernehmen und Reproduzieren wahrgenommener Innenweltlichkeit des einen durch den andern verknüpft ist. Das Kleinkind kann einerseits nur dadurch lernen und wird nur dadurch »erzogen«, dass es sich an Vorbildern, die Wichtiges mit ihm teilen, affektiv orientieren kann, und andererseits durch die Art, mit der relevante Erwachsene empathisch auf es eingehen: durch die emotionale, im Gegenüber verkörperte dialogische Realität.

In den kontextgebundenen Wechselprozessen entsteht auch ein *ideelles* und zumeist auch *intentionales Drittes*, das sich in einem gemeinsam geteilten Wertesystem von zweien oder mehreren manifestiert. Institutionen oder Organisationen, die eine bestimmte

Aufgabe haben, brauchen oft ein vielfach geteiltes Drittes (zum Beispiel ein Leitbild), damit überhaupt Entwicklungen stattfinden, Bewegung entstehen und entsprechende Zielsetzungen realisiert werden können.

In derselben Weise dürfte sich in einem Volk auch ein *negatives Drittes* von der Art einer zerstörerischen Ideologie ausbilden, die die Menschen verblendet, sich bei einer totalitären Führung in eine destruktive Richtung entwickelt und dazu beiträgt, dass ein Kampf gegen einen Feind eröffnet wird, den die Bevölkerung überhaupt nicht will.

In den helfenden Berufen gehört es – vor allem im psychotherapeutischen Bereich – zu den gängigen Zielsetzungen, ein *öffnendes Drittes* zu finden, das Bewegung schafft. Der Maler Cézanne wurde von vielen seiner Kollegen nicht akzeptiert, aber sie brachten klar zum Ausdruck, sie wären ohne Cézanne nicht das geworden, was sie schließlich waren. Ein eröffnendes Drittes, so segensreich es auch sein mag, kann also gleichzeitig auch gehasst und abgestoßen werden. Wir suchen im pädagogischen und im psychotherapeutischen Prozess (aber auch in der Verbindung einer Wissenschaft zu einer anderen) jeweils ein eröffnendes Drittes, das eine Bewegung in Gang zu bringen und weiterzuführen vermag.

Da es in der Therapeut-Patienten-Beziehung immer wieder zu kleinen dialogischen Störungen kommt, erfolgen stets auch unvermeidbare kleine Zusammenbrüche der intrapsychischen und der interpersonellen Dreisamkeit. Fehlt ein virtueller Raum oder bricht er in der Innenwelt des Individuums oder zwischen zwei oder mehreren Interaktionspartnern zusammen, so bleibt den Betroffenen nur die Fantasie als Austragungsort ihrer Wunschszenerien.

Psychoanalyse und psychoanalytische Psychotherapie

Nach Thomä (1999) beschäftigen sich Psychoanalyse und psychoanalytische Psychotherapie mit den »Ideen einer Person über das Erleben einer anderen Person«. Ein solches Vorgehen bedarf unterschiedlicher triadischer Kompetenzen und verlangt einen anhaltenden Wechsel zwischen der Besetzung des Dritten und eines

Dritten. Es bietet einen Spielraum und die Möglichkeit zu einer freiheitlichen Selbstproduktion oder entsprechenden Entwürfen. Zudem untersucht es, warum ein Patient unter spezifischen familialen, historischen, ethnischen und gesellschaftlichen Bedingungen bestimmte affektiv-kognitive Erlebnis- und Beziehungsschemata ausgebildet hat, die sein Erleben und Verhalten bestimmen. Die nicht direkt zugänglichen, unbewussten, affektiven und kognitiven Schemata entsprechen lebensgeschichtlich entstandenen Reaktionsbereitschaften, die sich auch als unbewusste Organisationsprinzipien beschreiben lassen und nur an ihren Auswirkungen, der Auslösung typischer interaktioneller Muster, erkennbar sind. Sie werden in bestimmten Situationen, die wiederum Rückschlüsse auf unbewusste Dispositionen zulassen, als Beziehungskonstellationen aktiviert, welche wir Übertragungen nennen. Schemata können in der Innenwelt des Patienten selbst oder von außen aktiviert werden, zum Beispiel durch Interpretationen. Der Nachweis ihrer Veränderung ist therapeutisch und wissenschaftlich entscheidend und an affektiv-kognitive Veränderungen gebunden. Die gegenwärtige Psychoanalyse ist, wie dies Wallerstein und kürzlich Thomä hervorgehoben haben, durch einen *Methoden- und Theorienpluralismus* gekennzeichnet. Es bestehen nebeneinander verschiedene entwicklungspsychologische und psychogenetische Theorien wie auch unterschiedliche Handhabungen behandlungstechnischer Regeln.

Der Analytiker ist ein »participant constructivist«. Er schafft mit seinen Deutungen ein anderes Drittes als das, welches der Patient mittels der Übertragung entwirft (Thomä 1999). Er erweitert als reflektierender Außenseiter das intersubjektive Feld und klärt es durch sein Verständnis dessen, was Patient und Analytiker erleben. Er transzendiert – durch eine Aufteilung seines Ich in einen beobachtend-reflektierenden und einen zur Sprache bringenden, integrierenden Teil – die Übertragungs-Gegenübertragungs-Situation und bringt damit neue Perspektiven ein. Sein Erleben wird aufgeteilt in eine Person, die im Übertragungs-Gegenübertragungsprozess steht und in eine andere, die beobachtet, deutet und damit selbst ausgeschlossen ist. Die Deutung hat zum Ziel, eine Aufteilung zwischen einem beobachtenden Ich-Bereich des Patienten und dessen am Übertragungs-Gegenübertragungsgeschehen beteiligten Ich-Anteilen zustande zu bringen (Kernberg 1999). Die Diagnostik der Übertragung durch den Analytiker macht für ihn stets von neuem die passagere Einnahme eines Beobachter- oder Reflexionsstandpunkts erforderlich, aus dem heraus die beobachtete und erlebte Interaktion gedeutet und damit eine mehr oder weniger einflussreiche Anregung gegeben werden kann. Das Ich des Analytikers – und zunehmend auch das des Patienten – wandelt sich auf dieser Reise in mindestens zwei Teilbereichen und öffnet dadurch den Weg zu einer »Wir-Bildung« und zur Festigung des therapeutischen Bündnisses. Durch die ungleichgewichtige Gegenseitigkeit im analytischen Setting mit ihren unterschiedlichen Aufgaben wird, auf dem Boden der Intersubjektivität, eine spezifische Asymmetrie zum Strukturelement der analytischen Beziehung.

Eine Collage aus Zufälligem und Beliebigem, aus Vorgefundenem und Improvisiertem ergibt nur mit Mühe eine zusammenhängende Lebensgeschichte. Die Aufnahme eines kommunikativen Dialogs zwischen fragmentierten Teilen des Selbst oder des Ich eines Menschen bedarf einer Passage durch einen Kohärenz schaffenden geschützten Dialog. Die Verbalisierung, das verstehende Zuhören und der Dialog darüber haben die Bildung von inhaltlichen und emotionalen Spuren bei beiden Beteiligten zur Folge. In diesem Austauschprozess entsteht ein Drittes, das innerhalb der emergenten Geschichte gemeinsam geteilte Bedeutungen erkennen lässt und damit ein Gegengewicht gegen das Unzusammenhängende schafft. Der therapeutische Prozess kann somit als Ko-Konstruktion eines gemeinsam geteilten, von Bildern und Metaphern getragenen Narrativen beschrieben werden, das die einbezogenen Protagonisten in einem anderen Zustand hinterlässt, als sie vorher waren.

Triadische Kompetenz als die Fähigkeit, eine Dreisamkeit in nicht ausschließender Weise in Balance zu halten, darf nicht nur vom Psychotherapeuten verlangt werden, sondern ist auch auf der Seite des Patienten erforderlich, sei dies ein Kleinkind, ein Schulkind, ein Jugendlicher oder ein Erwachsener. Sie hebt psychosanatologische Beziehungsaspekte (Ressourcen) mehr in den Vordergrund als psychopathologische und bildet die Grundessenz der Gefühle von Kontinuität und Kohärenz. Aber sie ist keine feste

Größe, sondern wechselt andauernd im Verlauf eines therapeutischen Prozesses und oszilliert zwischen der dritten Person und dem symbolisierten intrapsychischen oder interpersonalen Dritten hin und her. Das von vielen interpersonal Geteilte ist schließlich auch ein wesentlicher Teil unseres kulturellen Erbes und bildet den Boden für die vielfältigen Perspektiven der individuellen und gruppalen Identität.

Literatur

Damasio, A. R. (2000): Ich fühle, also bin ich. München.

Die Erzählungen aus den tausendundein Nächten (1960). Bd. I und VI. Wiesbaden.

Kernberg, O. (1999): Plädoyer für eine »Drei Personen Psychologie«. Kommentar zu H. Thomä. Psyche 53 (9/10): 878–893.

Ogden, Th. O. (1990): The Matrix of the Mind. Northvale.

Pally, R. (2000): The Mind-Brain Relationship. London.

Sloterdijk, P. (1998): Sphären. Bd. I. Frankfurt a. M.

Stern, D. (1992): Die Lebenserfahrung des Säuglings. Frankfurt a. M.

Thomä, H. (1999): Zur Theorie und Praxis von Übertragung und Gegenübertragung im psychoanalytischen Pluralismus. Psyche 53 (9/10): 820–872.

Volkan, V. D. (1999): Das Versagen der Diplomatie. Gießen.

Winnicott, D. W. (1976): Von der Kinderheilkunde zur Psychoanalyse. München.

Curd Michael Hockel

Spiel – Raum – Zeit – Kindgemäße Spielumwelten

Zur Nutzung und (minimalen) Ausstattung von kinder- und jugendlichenpsychotherapeutischen Praxen

Inge Berns und Karin Reinholz hatten 1998 die Frage gestellt: »Was benötigen Analytische Kinder- und Jugendlichen-Psychotherapeuten in ihren Praxen, um wirksam arbeiten zu können?« Die Befragung ergab eine sehr differenzierte Vielfalt von Ergebnissen. Die Autorinnen meinten eingangs, »gäbe es Übereinstimmungen, so könnte man diese vielleicht als Grundausstattung betrachten«. Angesichts der Vielfalt der Angaben jedoch verzichteten sie auf eine Aussage zur Grundausstattung. Übereinstimmung bestand darin, dass jeder Beantworter des Fragebogens in seinem Behandlungszimmer Material bereit halte. Bei der Zusatzfrage, was eine Beschränkung auf drei Materialien ergeben würde, wurde deutlich, dass es bisher keinen Konsens gibt: »Kein Material erhielt 100% Nennungen. Das lässt den raschen Schluss zu, dass es de facto keine einheitliche Auffassung bei den Teilnehmern gibt darüber, welche Materialien als unverzichtbar eingeschätzt werden« (Berns u. Reinholz 2000). Meine Vermutung ist jedoch, dass dieselben Personen, wenn sie gebeten würden, sich in einem fachlichen Diskurs zu einigen, nach einer Phase kreativen Suchens durchaus in der Lage sein würden, eine Konsensliste zur Grundausstattung zu erarbeiten.

Bei der Entwicklung von Modellbetrachtungen zur Qualitätssicherung wurden in letzter Zeit ebenfalls Kinder- und Jugendpsychotherapeutische Praxen beschrieben, so beispielsweise von Wetzorke (die sich dabei an Seipel 1998 orientierte):

»Mein Praxisraum ist 65 qm groß und befindet sich im 1. Stock eines eingeschossigen Hinterhauses (kein Fahrstuhl) … Die Praxis besteht aus einem Praxisraum, d. h. man ist mit dem Schritt über die Schwelle ›mitten drin‹. Der Raum ist hell und relativ hoch (mit zusätzlichen Oberlichtern, Höhe 3,50 m bis 4,50 m schräg ansteigend). Die vorderen 2/3 sind der Kindertherapiebereich, abgetrennt durch einen Raumteiler (Schrankwand) befindet sich im hinteren Drittel einerseits die Gespräche›ecke‹, andererseits mein Schreibtisch. Direkt neben der Eingangstür gibt es eine ›Miniküche‹, die auch therapeutisch genutzt wird (Pudding kochen, Wasser holen). Zur Ausstattung des Kindertherapieraums gehören: Eine Hängematte, ein Boxsack (beides abnehmbar), eine Dartscheibe sowie Armbrust mit Scheibe, ein Kicker, eine Wandtafel, ein Sandkasten mit diversen Figuren (Tiere, Schlümpfe, Indianer) und Naturmaterialien (Muscheln, Steine), ein Tisch mit zwei Stühlen zum Malen, Tonarbeiten, Spielen etc., ein Puppenhaus, eine Kuschelecke (mit Polstern, Kissen, Decken), ein Polsterhaus (für Rückzug), Batakas (Schaumstoffschläger), einfache Musikinstrumente, ein Kassetenrecorder/CD-Player (mit Aufnahmemöglichkeit), Bücher (zum Vorlesen und Anschauen), diverse Folkmanis-Tiere (bespielbare ›Kuschel‹tiere) und Handpuppen, diverse Regel-, Konstruktion- und Strategiespiele (Das verrückte Labyrinth, Siedler von Catan, Tabu, 4 gewinnt, Monopoly, Schach, Mühle,… ›Cubaro‹-Murmelbahn), diverse Materialien (Ton, Gips, Speckstein), Papier (auch eine große Rolle) mit verschiedenen Pinseln/Stiften/Kreiden. Mit einem weichen Ball kann auch Fußball gespielt werden, Bilder (auch eine Bilderwand von Kinderbildern), keine Pflanzen/Blumen oder sonstigen ›zerbrechlichen‹ Dinge. Der Raum ist einerseits übersichtlich strukturiert und ›aufgeräumt‹ (wie ich selber…), andererseits fordert er durchaus dazu auf, hier auch toben und laut sein sowie (in Grenzen) matschen zu dürfen (ich hätte gern einen richtigen Matschraum), die Kinder wissen, dass hier vieles ›erlaubt‹ ist, was sonst sanktioniert bzw. bewertet wird, sie dürfen sich hier in Szene setzen und ich lasse mich ›verwenden‹, nehme Rollenzuschreibungen (zunächst) an, bin ›berührbar‹. Der Schreibtisch mit Computer und abschließbarem Aktenschrank ist (notgedrungen) (fast) immer aufgeräumt. Der Gesprächsraum (für Jugendliche, Eltern/Bezugspersonen/Familien-gespräche) ist mit zwei bequemen ›Haupt‹sesseln und drei ›Bedarfs‹sesseln, einem kleinen Tisch sowie Pflanzen und Bildern ausgestattet, es gibt ein großes Bücherregal sowie die Vorderseite der Schrankwand mit ›Stauraum‹.«

Die Arbeitsgruppe im Rahmen der bkj-Tagung hätte auch einen Text erarbeiten können, der als Entwurf für »Rahmenempfehlungen des bkj zur Gestaltung Kinder- und Jugendlichenpsychotherapeutischer Praxisräume« gelten könnte. Solche Empfehlungen sind sinnvoll und notwendig in mehrfacher Hinsicht:

- Sie können in Verhandlungen mit Kostenträgern klarmachen, welchen besonderen Aufwand eine Kinder- und Jugendlichenpsychotherapeuten-Praxis hat.
- Sie können in Verhandlungen mit Banken erklären, welchen Finanzierungsbedarf es gibt (bei Ersteinrichtung, bei Existenzgründungsdarlehen).
- Sie können dazu beitragen, dass die professionelle Identifikation des Psychotherapeuten, der wirklich auf Kinder- und Jugendliche spezialisiert ist, sich auch im Bewusstsein der Laienöffentlichkeit mit äußeren Statussymbolen identifiziert (»Statt Stethoskop die Kasperlepuppe«).
- Sie können den Ausbildungsinstituten verdeutlichen, dass ihre Ausbildungskandidaten angeleitete Kompetenz im Umgang mit den entsprechenden Medien (vom Sandkasten bis zum Malen, vom Musikinstrument über Handpuppen bis zu Regelspielen) erwerben müssen – nicht nur allgemeine Lerntheorien oder psychodynamische Entwicklungsbilder.

Spiel

Richtig Spielen lernen ist aufgrund der Vielzahl der »Erziehungs- und Förderkonzepte« und wegen des zunehmenden Griffs nach kindlicher Lebenszeit als Konsumentenzeit (für Fernsehsendungen, Videospiele, Handy- und Internetgeplauder), aber auch wegen Gleichgültigkeit und Kindsvernachlässigung keine Selbstverständlichkeit im Leben der Kinder. »Spielunfähig« und / oder »aggressiv« sind zwei der häufigen Diagnosen, mit denen Kinder im Alter drei bis sechs Jahren in psychotherapeutischen Praxen oder Erziehungsberatungsstellen vorgestellt werden. Im höheren Lebensalter wird diese Spielunfähigkeit häufig schon nicht mehr diagnostiziert, da die Kinder und Jugendlichen selbst das Spielen als »altmodischen Kinderkram« abzulehnen beginnen.

Im Literaturverzeichnis dieses Beitrags habe ich zu der Vielfalt des Spielens als entwicklungsförderlichem Erfahrungsraum einige Grundlagen zusammengestellt: Bally 1976; Böhm 1984; Chateau 1976; Einsiedler 1991; Ekstein 1976; Elkonin 1980; Flitner 1988; Hering 1979; Hockel 2002a; Korte 1983; Kreuzer 1983a, 1983b, 1984a, 1984b; Mieskes 1983; Millar 1973; Mogel 1991; Nitsch-Berg 1978; Oerter 1993; Schäfer 1989; Scheuerl 1990, 1991; Schmidtchen u. Erb 1976; Schmitz-Hambrecht 1984; Sutton-Smith 1978; van der Krooij 1983; Wegner 1983; Zulliger 1952. Auf die anderen Angaben wird im Folgenden spezifischer verwiesen.

Spielunfähigkeit als Konstrukt

Dieses Konstrukt enthält:

- Mängel der sozialen Kompetenz
  (Unfähigkeit zu Kompromissen, keine Konflikttoleranz, übermäßiger Ehrgeiz, nicht verlieren zu können, Konkurrenzverhalten, Verlust der »Balance« zwischen ängstigender Aggression und vertrauter Gemeinsamkeit; Wegener-Spöhring 1995, S. 269).
- Mängel im kognitiven Bereich
  (fehlende Fantasie, fehlende »Ausdauer / Konzentration«, fehlendes Erkennen von Regeln, Verlust der »Als-ob-Ebene« als Handlungsebene des Spiels; Wegener-Spöhring 1995, S. 269).
- Mängel im emotionalen Bereich
  (intentionale Hemmung – auf Animateure angewiesen zu sein, ängstlich gegenüber Selbstexposition oder Rollenübernahme zu sein).

Im Umgang mit mannigfachen angebotenen Spielmöglichkeiten offenbart sich Spielunfähigkeit ebenso wie andere kindliche Nöte (Harding 1972; Sturzbecher 2001). Während die spieldiagnostische Umgangsweise mit Kinderspiel bereits »psychotherapeutisches Allgemeingut« ist, wird ein vertieftes »Sinnverstehen« als Bestandteil der Achtsamkeit auf kindliches Tun gegenwärtig erst übergreifend anerkannt (Metzmacher u. Zaepfel 1996). Was Spiel nun eigentlich ist, ist eine philosophische oder weltanschauliche

Frage. Spiel ist für mich ein Name für Prozesse, die durch Anfang und Ende gekennzeichnet sind. Und zwar für viele Prozesse, besonders den des Seins überhaupt (»Schöpfungsgeschichte – Seinsgeschichte«), den der Evolution des Lebens (»Ursprung und Entwicklung«), den der Entfaltung des personalen Selbst (»Erzeugung und Tod«) sowie der Gestaltung des Lebensalltags (»Rollen-Spiele der Subjekte«). In dieser »Fundamentalität« entspricht meine Sicht der von Eigen und Winkler (1975): »Der Mensch ist weder ein Irrtum der Natur, noch sorgt diese automatisch und selbstverständlich für seine Erhaltung. Der Mensch ist Teilnehmer an einem großen Spiel, dessen Ausgang für ihn offen ist. Er muß seine Fähigkeiten voll entfalten, um sich als Spieler zu behaupten und nicht Spielball des Zufalls zu werden.« Spiel ist für mich eine Prozessqualität, die Ehrfurcht verlangt.

Definition von menschlichem Spiel, einer Tätigkeit

Spiel ist eine Tätigkeit, die freiwillig ist, (offene) Regeln umfasst, die Spielenden in eine auf die Realität bezogene »Eigenwelt« entlässt, wechselnde Identifikationen erlaubt und offen ist für Erfahrungen des Gelingens und Misslingens.

Es ist besonders auf Einsiedler (1991) hinzuweisen, der die »Pädagogik und Psychologie des Kinderspiels« differenziert darstellt und zu Empfehlungen über die Spielförderung kommt, die reichhaltig und nachvollziehbar sind. Zugleich ist es erstaunlich, dass der Gesamtbereich der kinderpsychotherapeutischen Dimension des Spielens bei ihm weitgehend ausgeklammert erscheint. Diese wird dagegen verstärkt ausgeführt bei O'Connor und Bravermann (1997), Oerter (2002), Schacht (2001), Schmidtchen (1974, 2001a, 2001b) sowie Mrochen und Bierbaum-Luttermann (2001).

Arten des Spiels

Meine Sicht auf die Systematisierung verschiedener Spielarten ist begründet in der Beobachtung des Spiels von Tieren und aus dem Nachdenken über die Entwicklung des menschlichen Säuglings zum Kleinkind.

Struktur-Moment, das hinzutritt					
SPIEL-STUFE	Funktions-lust	Gestal-tungslust	Gestal-tungsziel (Spielfreu-de, Spaß = der Weg ist das Ziel)	Gestal-tungs-zweck für Spie-lende, (Nutzen)	Gestal-tungs-zweck für andere (»Mehr-wert«)
I »ich bin«	Betäti-gungsspiel				Berufe
II »ich kann«		Gestal-tungsspiel			Berufe
III »es gibt«			Rollen-spiel, Werkge-stalten		Berufe
IV »so geht es«				Regelspiel, Geltungs-spiel	Berufe
V »ich schaffe«					Arbeit

Abbildung 1: Übersicht zu Arten des Spiels
I = »ich bin«, II = »ich kann«, III = »es gibt« und IV = »so geht es« können jene Momente sein, die die jeweilige Spielstufe dem Spielenden selbst repräsentieren, »erfahrbar« machen.

Funktionslust und Gestaltungslust sind Erscheinungsformen des Regelkreises selbstbestätigenden Tuns. Das »Gestaltungsziel« kann erst angestrebt werden, wenn eine bekannte (Genuss-)Gestalt erinnert wird. Dies Ziel kann also ein Zustand, eine Situation oder ein Produkt sein. Die Spielenden streben jedenfalls danach, da sie die Freude, den Spaß bereits kennen lernten. Der »Gestaltungszweck« unterscheidet sich vom Ziel dadurch, dass ein Nutzen erforderlich oder erkennbar ist, im Gestaltungszweck für den Spielenden selbst kann dieser Nutzen rein emotional sein (»Siegesfreude«).

Die Selbstdarstellung des »ich schaffe«, die durch das Motiv des »Gestaltungszwecks für andere« gegeben ist, können wir Arbeit nennen. Auch Therapeutenarbeit – alle Dienstleistung – kann so gesehen werden, wenn auch die Gestaltung vor allem im angemessenen Umgang mit dem Instrument »Helfer-Selbst« liegt.

Kinderpsychotherapeuten sind professionelle Spieler, Kenntnis der Vielfalt kindlicher Spiele ist eine berufliche Basisqualifikation. Die dargestellte Systematik kennt keine »richtigen« oder »falschen« Zuordnungen, sondern ist vor allem als Heuristik gemeint, um die Vielfalt denkmöglicher und realer Kinderspiele reichhaltig und differenziert vor sich zu bringen.

Spiele werden täglich neu erfunden. Wir können solche Spiele auch zur Förderung spezieller Kompetenzen, zur Auseinandersetzung mit bestimmten Lebensthemen anregen, einführen und erfinden. Schmidtchen und Erb (1976) hatten hier Bestand aufgenommen, Oerter (1993) lieferte eine zusammenfassende Theorie.

Spielfähig und aggressiv sein dürfen – Grundlagen der Spielpädagogik

Kinder sind normalerweise spielfähig und aggressiv. Und das ist gut so. Es ist eines der Schrecknisse fehlgehender pädagogischer Steuerung, wenn Friedenserziehung, statt bei der Selbsterziehung Erwachsener einzusetzen, bei der Spielzerstörung von Kindern beginnt – das Ergebnis kann nur paradox sein.

Die wesentlichen Arbeiten von Wegener-Spöhring machen deutlich, wie sehr Kinder, wenn man sie lässt (ohne sie im Stich zu lassen), eine »balancierte Aggressivität« zu leben vermögen. Ja diese ist für Wegener-Spöhring geradezu der Leitbegriff, unter dem sie die zentralen Gesichtspunkte kindlichen (aggressiven) Spielens darstellt. Diese *Leitsätze* seien hier zusammenfassend zitiert (Wegener-Spöhring 1995, S. 269–272):

– »In guten Spielen balancieren die Kinder das Aggressive und Beängstigende so, daß alle Mitspieler es verkraften können, so daß niemand aus dem Spiel ›aussteigen‹ muß.

- Bei guten Spielen bleiben Handlungen auf der So-tun-als-ob-Ebene.
- Bei guten Spielen bleiben auch Konflikte spielimmanent.
- Aggressive Spiele bilden nicht eine direkte Realität ab; kein Spiel tut das.
- Kinder gehen variabel mit aggressiven Spielinhalten um.
- Aggressive Spiele machen Spaß. Sie sind dynamisch, spannend, meist gesamtkörperlich und voller Aktion, von Lachen, Geschrei und ›Lautmalereien‹ begleitet.
- Weil sie in so einfacher Weise dynamisch-spannend sind, erweisen sich aggressive Spielinhalte meist als Themen, die ein einfaches Einsteigen in das Spiel ermöglichen.
- Darüber, ob spielerische Aggressivität einem Sich-stark-und-mächtig-Fühlen der Kinder dient, machen wir an dieser Stelle keine Aussage … Allerdings kann man wohl daran festhalten, daß die Kinder im Spiel antizipierend den Umgang mit Themen und Inhalten erproben, die ihnen die Realität zum Glück meist noch vorenthält und die sie doch beschäftigen und beunruhigen: Tod, Verletzung, Kampf und Krieg, Gewalt, Angst, Verlassensein: ›Vater und Mutter wär'n tot …‹
- Kinder realisieren in ihren Spielen eine solche Fülle von sozialen Taktiken, demonstrieren soviel soziale Sensibilität und präsentieren eine solche Variabilität der Rollendarstellung, daß sie damit ihren Möglichkeiten im wirklichen Leben weit voraus sind.«

Mit diesen Sätzen ist eine gute Grundlage für Spielpädagogik gelegt: »Empfehlen möchte ich der Pädagogik, die Wahl des Spiels als eines neuen Paradigmas zu erwägen; es würde uns die pädagogischen Beziehungen in einem neuen Licht erscheinen lassen« (Wegener-Spöhring 1995, S. 288).

Spielerleben als Entwicklungsraum

In diesem Rahmen die heilsame Funktion des Spielens darzustellen, erübrigt sich, einschlägige Veröffentlichungen (z. B. Hockel 2002a) machen dies ausreichend deutlich. Das Spielen als eigengesetzliche, freiwillige Tätigkeit wird von den Spielenden selbst in ihr

Gesamterleben als eine gesonderte Tätigkeit eingebettet. Von außen gesehen mag es erscheinen, als ob Kinder – je jünger, desto übergreifender – insgesamt »nur spielen«, von innen her ist diese Tätigkeit jedoch meist klar von anderen (essen, aufräumen, an- und ausziehen, schlafen gehen) unterschieden.

Mit dem Begriff »Erlebensraum« wird jedoch eine Brücke zum folgenden Gesichtspunkt geschlagen. Unser Selbstbewusstsein hat seit der jeweils in der Entwicklung langsam sich ausformenden »Theory of mind«, dem persönlichen Wissen um die eigene Subjekthaftigkeit, meist eine »Raummetapher« als Leitbild. Wir erleben uns selbst als Einwohner unseres Leibes – Jaynes (1988) hat die Entstehungsgeschichte dieser Raumstruktur unseres Selbstbewusstseins brilliant ausgeleuchtet. Insofern ist ein Kind im Spiel sowieso kein Kind von dieser Welt – es lebt in einem eigenen Raum. Seinem Erlebensraum. Von dorther könnte es völlig unbedeutend sein, ob die Begegnung mit einem Kinderpsychotherapeuten im Rahmen aufsuchender Familientherapie im elterlichen Wohnzimmer, im Kinderzimmer oder in einem speziell hierfür gestalteten Praxisraum stattfindet.

Raum

Tatsächlich jedoch ist der Terminus »Erlebensraum« ja gerade nicht nur phänomenologisch, sondern auch substanziell gemeint. Die »sächliche Umwelt«, in welcher Bezugspersonen auftreten, hat ihre je eigenen Bestimmungen. Sie ist entsprechend dem sozioökonomischen Status der Klientenfamilie (Stadtteil, Wohnung, Ausstattung) gegliedert – in manchen solchen Erlebensräumen kommen »Kinderzimmer« vor, in anderen vor allem »der Hof« (sowohl im alten bayerischen Sinne als ländlich-landwirtschaftliche Umgebung, als auch im modernen städtischen Sinn). Mustergültig wird über die Entwicklung von Spielräumen mit vielfältigen Texten im Internet im »Hamburger Forum Spielräume« gearbeitet (Dietrich, in Vorb.). Kleeberg (1999) schildert anschaulich Überlegungen zur Planung und Realisierung von Spielräumen und Spielplätzen – und gibt damit für manches denkmögliche Therapieraumprojekt einen visionären Rahmen.

»Der Raum als Bildungserlebnis« war der Titel eines Beitrags von Villinger (2003) über Berliner Kindertagesstätten, insbesondere über das dazu umgebaute Park-Haus. Den Erlebensraum für das Abenteuer der Begegnung mit einem Kinder- und Jugendlichenpsychotherapeuten zu gestalten, ist die Verantwortung des jeweiligen institutionellen Trägers. Die Ambulanz einer psychiatrischen Kinderklinik, die Raumgestaltung einer Erziehungsberatungsstelle, das Therapiezimmer eines Kinder- und Jugendlichenpsychotherapeuten – es sind solche Erlebensräume, die hier vor allem interessieren.

Durch seine Entscheidungen, wie dieser Begegnungsraum einzurichten sei, steuert der institutionelle Träger jeweils den Erlebensrahmen. Tatsächlich kann sich in einem reizarmen Raum – sozusagen einer leeren, gekachelten Waschküche – im Kinderspiel ebenso vielfältiges Spielgeschehen entfalten wie in einem Kindertherapieraum. Mit der Interventionskompetenz »Situationsgestaltung« (Hockel 2002a), die von Kaatz und Schmidtchen (1976) als »Reizsteuerung versus Reaktionssteuerung« eingeführt wurde, übernimmt der jeweilige Kinderpsychotherapeut seine Verantwortung für – und in – diesem Raum. Ginott (1973, 1976a, b) hat als einer der Ersten für diese Dimension Reflexionen im deutschen Sprachraum angeboten.

Wie die spezielle materielle Ausstattung des Raums gestaltet wird, hängt auch an der Auffassung von der Bedeutung kindlichen Spielens. Wenn das kindliche Spiel als Trainingszeit (verhaltenstherapeutisch) gesehen wird, als selbstentfaltender heilsamer Erfahrungsraum (personzentriert) oder als Raum zur vertieften analytischen Verständniskonstruktion und deutend-heilsamen Begleitung (psychoanalytisch) geachtet wird, so sind allemal die Überlegungen zu bedenken, die die psychoanalytischen Kolleginnen anstellten:

»Eine Besonderheit in der Ausstattung von kinderpsychoanalytischen Praxen ist das Angebot von Material. Die Inanspruchnahme dieses Materials soll dem spezifischen kommunikativen Ziel dienen, dass das Patientenkind dem Analytiker seelische Inhalte mitteilt, deren Bedeutung dem Kind nicht bewusst sind. … Das Umgehen mit Spielmaterial wird angesehen als spezifisch kindliches, narratives, d. h. primärprozesshaftes Kommunikationsmittel, um unbewusste Inhalte derivativ auszudrücken.

Es ist Absicht der Kinderpsychoanalytiker, die derivative Aussagefreiheit ihrer Patienten zu erweitern. Gleichzeitig stellt aber das Angebot von Ausdrucksmaterial immer auch eine Vorgabe dar, etwa so, als läge auf der Couch ein Lexikon, in dem alle Wörter aufgelistet sind, die der Therapeut kennt und die er versteht, wenn der Patient sie benutzt. Obwohl es nicht Absicht der Kinderpsychoanalytiker ist, die Aussagefreiheit ihrer Patientenkinder einzuschränken, kann es eben doch sein, dass eine solche Wirkung hervorgerufen wird. Worte, die dem Patienten ohne Beschränkung durch den Analytiker zur Benutzung offen stehen, erfahren keine Materialisierung, selbst nach dem Aussprechen nicht, Spiel-, Mal- und Bastelsachen sind materiell und stellen eine konkrete Aufforderung dar, sie zu benutzen, anders als Wörter, die sich konkretisieren, um einen Gedanken zu denken und ihn mitzuteilen. Das Materialangebot in einer kinderpsychoanalytischen Praxis soll nicht die Sprache verdrängen, sondern dem Kind eine ihm gemäße Ausdrucksweise ermöglichen, die die entwicklungspsychologischen Erkenntnisse des konkretistischen, handelnden, narrativen Ausdrucks von Kindern berücksichtigt. Der Kinderpsychoanalytiker, der eine Praxis einrichtet und führt, hat diese entwicklungspsychologischen Erkenntnisse zu berücksichtigen und das Materialangebot so zu gestalten, dass es dem Ziel der Erweiterung der freien Mitteilung des Patientenkindes eher dient als seiner Beschränkung« (Berns u. Reinholz 2000, S. 11).

Dieser Zielsetzung ist ebenso zuzustimmen, wie die zunächst schmunzelnd zu betrachtende Metapher von dem »Lexikon auf der Couch« ernst genommen werden muss.

Der Therapieraum

Was soll in der Welt eines Therapieraums alles zu finden sein, um drinnen zu spielen – was legen wir für ein »Lexikon auf die Couch«? In den Blättern zur Berufskunde der Bundesanstalt für Arbeit stand, bevor ich 1988 die sechste Neuauflage (s. a. Hockel 1999a, 1999b) schrieb, dass die psychotherapeutische Tätigkeit des Psychologen in einem Raum seiner Wohnung ausgeübt werden könne. Eine unprofessionelle Sicht, die vermutlich sogar noch heute bei einigen Menschen vorliegt, die noch nie eine psychologische oder psychotherapeutische Praxis betreten haben, und zum Teil von nur mit Erwachsenen arbeitenden Therapeuten auch heute vertreten wird. Ich meine, dass Kinder, die zum Kinderpsychotherapeuten gebracht werden, erkennen können müssen, dass dessen Arbeitsplatz für die Begegnung mit Kindern- und Jugendlichen gestaltet ist. Dies ist eine Forderung an das Ernstnehmen der Kinder als Klienten (vgl. Hockel 2002b).

Als ich 1976 meine Praxis eröffnete, bildete sie ein professionelles Modell: 120 qm gewerblich genutzte Räume und eine Vollzeitangestellte für den Sekretariatsbereich waren der Rahmen. Die Räume waren folgendermaßen gegliedert:

- ein Sekretariatsbereich,
- ein Einzelbehandlungsraum für Erwachsene (Gesprächspsychotherapie), der auch mein persönliches Büro war,
- ein Kinderpsychotherapie-Raum (40 qm) mit entsprechender Spezialeinrichtung und Videoaufzeichnungsanlage (eine Investition von damals DM 23.000),
- ein Erwachsenengruppenraum (der auch als Raum für Familientherapie oder als Wartezimmer dienen konnte),
- ein Testzimmer (in welchem unter reizarmen, ruhigen Bedingungen Tests durchgeführt werden konnten),
- eine Teeküche und eine Kammer mit den Archivschränken und der Videomitschauzentrale.

Eine private und zwei Patiententoiletten vervollständigten diese zunächst von mir allein und dann mit einigen jeweils aufeinander folgenden Einzelpraktikanten oder freien Mitarbeitern gemeinsam genutzte Praxis.

Diesen Standard behalte ich bis heute bei. Allerdings hatte sich bereits 1978 herausgestellt, dass mit der Tätigkeit als (einzelner) Psychotherapeut eine ganztägig mitarbeitende Sekretariatskraft, selbst wenn diese zur Psychologisch-Technischen Assistentin ausgebildet werden würde, nicht finanzierbar ist. Ich verzichtete daher in der Folge auf diese Angestellte und erledigte alle Verwaltungsarbeiten selbst.

Für die Gestaltung des zentralen Therapieraums einer solchen Praxis, des Spielzimmers, hatte ich nach meiner mehrjährigen

Arbeit im Forschungsprojekt »Modellkindergärten« hilfreiche Anregung gefunden. Das »Raumteilverfahren im Kindergarten«, ein Konzept, das unterschiedliche Regionen eines Erlebensraums für Kinder bewusst gestaltet, das Wissen von Architekten, die sich mit Kinderspielplatzgestaltung befassen, und unsere eigenen Kindheitserinnerungen können hier hilfreich sein. Die Erforschung beliebten Spielzeugs ergab Tafeln der Nutzungshäufigkeit und Nutzungsdauer verschiedener Materialien (z. B. Schmidtchen u. Erb 1976).

Ich stelle im Folgenden einen relativ »idealen« Therapieraum vor, der jedoch weder das »Spielparadies« darstellt, das man sich ausmalen könnte, noch das »Minimum, das erforderlich ist«, sondern etwa die Möglichkeiten, die eine gute Praxis, eine mittelgroße Beratungsstelle oder Klinikambulanz bereitstellen sollte. Dabei trenne ich nicht in die Betrachtung von Raum einerseits und Spielmittel/-material andererseits, sondern stelle dies gemeinsam unter dem Gesichtspunkt der Funktionsteiligkeit vor.

Raumgröße

Für Spielplätze in der Öffentlichkeit regelte das erste Landesspielplatzgesetz vom 6. 2. 1973 in Niedersachsen, dass Spielplätze für Kleinkinder auf einem Weg von 100 m erreicht werden können und eine Mindestgröße von 30 qm haben müssen. Spielplätze für Kinder über sechs Jahren müssen auf einem Weg von nicht mehr als 400 m erreicht werden können und eine Mindestgröße von 300 qm haben. Für Psychomotorik mit Zehnjährigen benötigen wir eine Turnhalle, für Spieltherapie mit Vierjährigen genügen weniger als 30 qm – so ist also die Spannweite. Eine gute Möglichkeit ist jeder Raum zwischen 35–50 qm für jeweils ein 10- bis 14-jähriges Kind – und bis zu fünf Kleine. Dies soll daher unsere Empfehlung sein.

Funktionsbereiche

Wir gehen davon aus, dass die folgenden Tätigkeiten im Spielzimmer unabweislich ermöglicht werden sollen: Klettern, Laufen, Malen, Bauen, Lesen, Basteln/Werken, Verstecken, Kuscheln, Kochen, Verkleiden, Erzählen, Musizieren, Grübeln, Duschen, Entspannen, Alleinsein, alleine Spielen, gemeinsames Spielen (auch Regelspiele).

Diese Liste ist natürlich willkürlich und unvollständig, sie soll jedoch auf folgenden Aspekt aufmerksam machen: Im Spielzimmer sollen alle Körperfunktionen betätigt werden können.

Für intime Dinge wie Toilettenbesuch sollte er allerdings nicht zur Verfügung stehen, eine Nasszelle, in welcher auch geduscht werden kann, als kleine Seitennische ist sinnvoll – jedoch eher Luxus.

Im Spielzimmer begegnet das Kind dem Dreieck von Dingen, Therapeut (möglicher Spielpartner) und seinen eigenen Interessen und Handlungen: Das Kind sollte eine größtmögliche Vielfalt an »Sinnesschulungsmaterial« vorfinden (etwa so wie jene glücklichen Kinder, die Wälder und Steinbrüche, Flussufer und Höhlen erkunden dürfen).

Um nun eine Gliederung des Raums nach Funktionsbereichen vorzunehmen, führen wir Bereiche ein, die bestimmten Tätigkeiten gewidmet sind – sie sollten jedoch alle so sein, dass die spezielle Funktion jeweils durch die *multifunktionale Nutzbarkeit des Gesamtraums* überlagert wird. Das heißt, auch eine Bastelecke sollte so organisiert sein, dass der durch diese Funktion speziell genutzte Raum mit wenigen Handgriffen für eine andere Nutzung des Gesamtraums hergenommen werden kann. Die Nutzung durch *Bewegung* muss allemal gegeben sein und durch Anreize (Kletterwand, Hochbett, Einbauten, die bekletterbar sind) einladend sichtbar gemacht werden – dementsprechend sollte der Raum höher sein als gegenwärtige Normalwohnungen (Altbau oder Garage, Halle).

Tabelle 1: Funktionsbereiche und Spielmaterial für ein Spieltherapiezimmer
Die Funktionsbereiche werden jeweils unter dem Gesichtspunkt ihrer Zielgruppe vorgestellt (»Spielende, die ... spielen« – auch das Werken, Basteln, Üben älterer Kinder, das teils alle Qualitäten von »Arbeit« hat, betrachten wir hier als »Spiel«)

Funktionsbereich	»Unverzichtbare« Ausstattung
Bewegung / Sinneswahrnehmung / Rhythmik »Selbstbetätigung / Selbsterleben«	– Platz und Möglichkeiten multifunktioneller Art, etwa 30–50 qm für ein Kind, falls Kindergruppen geplant sind, etwas mehr – Von Kletterwand, Turngeräten (Seil am Haken, Ringe, Schaukel, Hängematte) bis Fingerfertigkeit: »Brio-Labyrinth«. Von Boxsack und -handschuhen über Bälle bis zum Kegelspiel, großes Seil (2,5 cm dick, 15 m lang), Sprungseile, Stäbe, Tücher, Fallschirm, Decken, Schaumstoffwürfel, Luftballons – Musikgeräte: Trommel, Xylophon, Triangel, Rasseln, Glocken etc.
Basteln / Werken	– Tisch, der fürs Basteln dient (Regal mit Papier, Scheren, Klebstoff) – Werkbank mit Werkzeuggrundausstattung, verschiedene Holzstückchen und Materialien (Styropor, Karton, Korken)
Schaffen: Malen / Töpfern / Plastilin / Modellierwachs / Fimo »Ausdrucksgestaltungsbereich«	– Tisch, der fürs Malen dient (Regal mit Papier – verschiedene Arten, Blöcke) und Farben (Mal- und Filzstifte, Kreiden, Wasserfarben, Fingerfarben) – Wasseranschluss – Ton, Plastilin, Gipsverbände, Altpapier, Bierdeckel, Fimo
Sandkasten / Bauplatz / »Weltspielbereich«	– Sandkasten mit Regal dabei, dort Belebungsmaterial (Bäume, Tiere, Zoo, Fort mit Indianern oder Soldaten, Bauernhof, Autos, Figuren), Kran, Bagger Baulaster, Sieb, Schaufel und Wasserhol-Behälter (der auch als Maß fürs erlaubte Maximum dient) – Gummi-Bauteppich (Bausteinegeräusch) mit glatter Oberfläche, Bausteine, Baumaterialien – beispielsweise »Baustelle« und weiteres Belebungsmaterial (z. B. Brio Eisenbahn)

Puppenhaus / »Kleine-Welt-Spielbereich«	– Biegepüppchen und Möbel (in Nähe des Sandkastens, dass »Belebungsmaterial« eventuell mitgenutzt werden kann), Playmobil nach Funktionsbereichen (Krankenzimmer, Kindergarten, Schulklasse)
Kasperltheater / Handpuppenbereich	– Handpuppen mit zumindest folgenden Aufforderungsqualitäten: stark – schwach, alt – jung, böse – gut, klug – doof, Tier – Mensch. Also: Kasperl – Krokodil, Großmutter – Gretel, König – Prinzessin, Räuber/Zauberer – Polizist, Gretel – dummer August, mehrere Tiere – Möglichkeit, »Szenen« zu gestalten
Kuschelbereich / Bilderbuch- und (Märchen-) Erzählgebiet/ »Selbstdeutungsbereich«	– Matratze/Couch mit mehreren Kissen und Decken (auch für Hängematte) – Bilderbücher (Märchen eher nicht und Comics gar nicht dabei – Märchen werden erzählt, Comics und elektronische »Alleinspiele« wie Gameboy bleiben draußen – würden »Selbstisolation« zu leicht machen)
Rollenspielanregung: Puppenwohnung / Postamt / Schule / Kaufladen / Krankenhaus / Verkleidungs-Möglichkeiten, »Selbstgestaltungs-Bereich«	– Möbel in Kindergröße, sodass die Puppen zu »Kindern« werden können – aber auch zu »Gästen« – Kochecke mit echtem Herd und Lebensmittelvorräten (Haferflocken, Nudeln, Brühwürfel, Pudding) – Post-, Arzt-, Eisenbahnschaffner-Koffer – Schminke und Abschminke, Kosmetik- oder Haushaltstücher – Eine Wandtafel kann zum Beschreiben oder Malen und zum Schulespiel anregen – Zeigestock, Schwamm – Kaufladen mit Kasse, Geld (kann auch für Bankraub verwendet werden) und Waage – Verkleidungskiste mit vielfältigen Klamotten, Kleidern, Röcken, Handtaschen, Hüten, Handschuhen, Schuhen, Fächern, Schmuck, eventuell auch Kostümteilen: Indianer, Clown, Zorro, Ritter / Prinzessin, Cowboy, Polizist – einschließlich der »Waffen«: Pistole, Gewehr, Bogen, Gummibeil, Schwert und Schild

Regelspiele »Ernstes Gespräch« – Übergang zur Gesprächspsychotherapie (mit Jugendlichen und Erwachsenen) »am Tisch sitzen«	– Spielesammlungen, Regelspiele für alle Alterstufen (darauf achten, dass sie zu zweit gespielt werden können). Wichtige Spiele sind für mich: Das verrückte Labyrinth, 4-Gewinnt, Benjamin (oder ein anderes Spiel mit Spielen), Contact, Mühle/Dame, Dune, Spiel des Wissens, Auf Achse, Hexentanz, Scotland Yard (einer spielt alle Detektive), Tim und Struppi, Hase und Igel, Sagaland

Gliederung des Raums

Der folgende Vorschlag eines fiktiven Raums (von etwa 10 x 5 m) soll einige weitere interaktive Gesichtspunkte verdeutlichen. Gehen wir von dieser Grundstruktur aus: ein Raum mit zwei Fenstern, die Tür an der den Fenstern gegenüberliegenden Querwand. Alles andere, nehmen wir an, könnten wir »installieren« lassen.

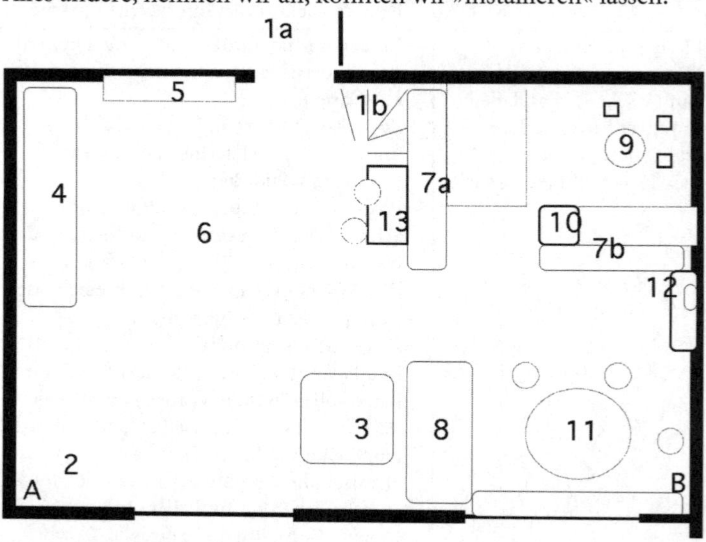

Abbildung 2: Raumplan

1a: Wohin öffnet sich die Tür? Der Raum sollte einladend wirken, nichts sollte versperren und für jedes Alter Anziehendes sollte sogleich sichtbar sein. In diesem Fall ist gleich neben der Tür die durchschaubare Treppe (1b) zur Ebene über dem – ebenfalls einsehbaren, jedoch relativ wenig sichtbaren Kuschel- und »Puppenhaus«, daneben das richtige kleine Puppenhaus (13). In der gegenüberliegenden Ecke der Bauteppich (2), gegenüber der Sandkasten (3), in der Ecke neben der Tür die Werkbank (4) und neben der Tür das Klettergerüst (5).

2: Ein großer, glatter Bauteppich aus Gummi – besser noch zwei: einer mit Stadtgrundriss und einer einfarbig (grün für »Wald« oder blau für »Meer«). Der Raum ist sonst frei und der Bauteppich kann auch als leicht elastischer Grund für Bewegungsspiele dienen. Im Regal beim Sandkasten (8) ist das Belebungsmaterial.

3: Der Sandkasten kann abgedeckt werden und ergibt so einen »Tisch« oder ein »Podest«.

4: Werkbank und Werkzeug, dabei auch das »Material« (Hölzer, Styropor, Ytong).

5: Die Kletterwand – sie kann auch »Leiter« zu einer über die Eingangstür hinwegführende zweite Ebene sein – den Raum immer in Länge, Breite *und* Höhe genutzt denken: Ein für Erwachsene normal hoher Raum (3 m) kann für Kinder »drei Stockwerke« umfassen. In der Mitte des Freiraums zwischen Kletterwand und Fenster ist an der Decke der Haken für »Schaukel, Ringe, Boxsack« (6).

6: An Altbaudecken kann man meist schlecht etwas befestigen, hierfür sollte jedoch eine Konstruktion geschaffen werden mit mindestens zwei Haken für »Geräte« oder eine Hängematte.

7: Die deckenhohen Raumteiler-Regale sind von beiden Seiten offen (tragen vielleicht sogar den Zwischenboden, der den Puppenwohnungs-Bereich (9) kuschelig niedrig macht; darüber ist Platz für eine Burg, ein Fort, Aussichtstürme, eben eine »zweite Etage«). Gemeinsam mit dem halbhohen und festen (mit Zwischenwand) Regal (8) gliedern sie den Gesamtraum.

8: Dies Regal ist eine besondere Idee, die ich leider selbst noch nicht anfertigen lassen konnte: Das Sandkastenregal (a) und das Zeichenmaterial-Regal (b) sind ein Möbel, in dessen Mitte auf Rollen herausziehbar das Kasperltheater (c) ist, das den Raum ganz zu teilen vermag, sodass in der Regel auf der Seite des Großen Raums (6) der Zuschauer Platz findet. Die Kasperlepuppen sind im Regal (7), das Kasperltheater ist nicht mit »Kasperl« bemalt, da es auch als Kaufladen oder Bankschalter (der ausgeraubt wird) dienen kann.

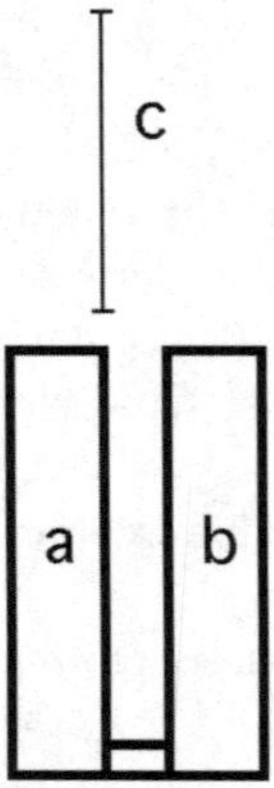

Abbildung 3: Detail von Regal (8)

9: Der Puppen-Wohnbereich ist so klein, dass sich dort Kinder bis zu zwölf Jahren wie Erwachsene fühlen müssen, da dies von den Proportionen her nahe liegt. Kuschelmatratze (groß genug für einen Erwachsenen und ein Kind), kleiner Tisch, drei Stühlchen (die von Kindern und/oder Puppen besetzt werden können) und die in den Regalen verfügbaren Bilderbücher sowie die vielfältigen Materialien für soziales Rollenspiel sind hier. Auch die Verkleidungskiste (10). Das Licht ist gesondert vom sonstigen sehr hellen Raumlicht schaltbar und »intimer«.

10: Verkleidungskiste mit vielfältigen Klamotten. Solchen, die verändert werden können (»Textiles Verbrauchmaterial«) und solchen, die gepflegte Kostümbestandteile sein können (Polizeiuniform, Prinzessinnenkleid, Indianerschmuck, Weltraumanzug).

11: Tisch mit gut abwaschbarer Oberfläche fürs Malen, Zeichnen, Basteln und auch für Regelspiele, die im Regal (8b) zu finden sind.

12: Daneben ist auch der Wasseranschluss, der zugleich die »Kochecke« darstellt.

13: Ein »Puppenhaus« als eigener Spielbereich mit zwei Sitzgelegenheiten dabei (Therapeut und Kind).

A,B: Die beiden Videokameras sollten bei A und B positioniert sein (kein Gegenlicht), ferngesteuert, die Kamera B so hoch, dass sie sowohl auf die obere als auch in die untere Ebene des Puppenhauses blicken kann.

Weiterführende Fragen

Ich sammle leidenschaftlich gern Fragen, da diese unsere Achtsamkeit zu organisieren vermögen, und deshalb zusammenfassend hier weiterführende Fragen zum Thema Raum in der Kinderpsychotherapie:

- In welchem Entwicklungsalter benötigt ein Kind welche Art von Lebensraum? Kann es sein, dass wir (ironisch ausgedrückt) eine »Raumtherapie« in Zusammenarbeit mit Stadtplanern und Architekten als systemischen Ansatz fördern sollten, statt Kinder in Therapieräume zu bringen?
- Gibt es spezielle »Raum-Indikationen« (reizarmer Raum für hyperkinetische und autistische Kinder)?
- Wie sollten sich Lebensräume zu Therapieräumen verhalten (Therapieräume als »Theater« mit einer Vielfalt von Requisiten zur Imitation von Lebensräumen)?
- Wann lernt ein Kind die »behavioral Settings«, die Regelsätze des spezifischen Verhaltens in spezifischen Situationen (Kirchenbesuch, Supermarkt, Kino, Tierpark, Casting, erster Tag im Kindergarten), wer lehrt sie vor allem (Eltern, Modelle, gewählte und beobachtete Vorbilder)?
- Sollen in einer kinderpsychotherapeutischen Praxis mehrere Räume vorhanden sein (ein reizarmer Testraum, ein Körperaktivitäten eröffnender »Turnraum«, ein »Spielzimmer«, das aussieht wie eine Spielwarenabteilung eines Kaufhauses, ein »Matschraum«, eine »Werkstatt«)?

Zeit

Begleitetes und angeregtes kindliches Handeln in kindgemäßen Räumen mit geachteten Zeitgrenzen – so kann man Kinderpsychotherapie auch definieren. Dabei sind die Zeitgrenzen einerseits en détail die Zeiten für jede einzelne Begegnung (Spielstunde, Übungseinheit), andererseits die in der Richtlinientherapie ausgehandelten vorgegebenen Prozesszeiten in Abhängigkeit von den bewilligten Einheiten. Dass hierbei in den Psychotherapierichtlinien sehr unterschiedliche Zeitdeputate vorgesehen sind, hat mit den Gesichtspunkten unterschiedlicher Psychotherapieschulen zu tun und sollte nicht als fraglose Grundgegebenheit beibehalten werden. Wer unbefangen an die Wirkdimension Zeit herangeht, der wird Erfahrungen in unterschiedlichen Zeiträumen offen betrachten:

Jugendfreizeiten, in welchen verhaltensauffällige Jugendliche über mehrere Wochen im 24-Stunden-Zyklus intensiv therapeutisch begleitet werden können, und das gängige Ritual von »einmal 50 Minuten die Woche mit Elternarbeit alle vier Wochen« sind ebenso als Gegenstand künftiger Wirkforschung zu sehen, wie andere Settings (zwei bis drei Stunden die Woche oder 14-tägig). Die Wirkdimension Zeit muss weiter erforscht werden.

Dabei ist die am meisten vernachlässigte Dimension von Zeit eine verborgene: Gruppenarbeit, in welcher die Präsenz eines Therapeuten für drei bis fünf Kinder zugleich verfügbar ist, sieht so aus, als wäre es eine Vervielfältigung von Zeit, eine »Ökonomisierung«. Angesichts der Dringlichkeit der Forderung nach Ökonomie wird dieser Gesichtspunkt in der letzten Zeit immer öfter angesprochen. Auch die »Didaktik« einer Verhaltensmodifikation unter Einbezug der förderlichen Prozesse, die zwischen den Gleichalten in einer Gruppe in Gang kommen, spricht für die ernsthafte Prüfung dieser Alternative. Übersehen wird dabei jedoch, dass Vor- und Nachbereitung von Gruppen einen derart bedeutsamen Mehraufwand an Zeit darstellen, dass bei sorgfältiger Arbeit kaum ein Zeitgewinn zu erwarten ist.

Ich schließe auch diesen Abschnitt durch weiterführende Fragen ab, da die Routine unserer verordnenbaren Einzelleistungen sich im Bereich der Kinderpsychotherapie nicht mit den anderen

Handlungsmöglichkeiten tagesklinischer, heilpädagogischer und anderer Rahmenangaben voll zur Deckung bringen lässt. Ich meine, dass die optimalen Interaktionszeiten ein sehr forschungsbedürftiges Feld sind und die bestehenden, dankenswerterweise geregelten Leistungsziffern hier noch weiterer Klärung und Ergänzung bedürfen.

- Therapieforschungsergebnisse weisen darauf hin, dass jene Stunden besonders effektiv sind, in welchen die Patienten eine deutliche »Erregungskurve« durchlebten – welche Zeitperspektive hat solches Erleben bei Kindern und Jugendlichen? Kann es sein, dass kürzere oder längere Zeiten (25 Minuten / 90 Minuten / »ein ganzer Nachmittag«) hier erprobt gehören?
- Wie viele Begegnungen benötigt ein Kind (welchen Alters, welchen Störungshintergrunds), um das Angebot einer »vertrauensvollen Beziehung« annehmen zu können? Wie lange sind also Eingangsphasen von Therapie?
- Mit welcher Dichte der Begleitung wird der therapeutische Prozess optimal (sich ein-, zwei-, drei- oder mehrmals die Woche treffen, vierzehntägig oder seltener)? Könnte das Modell »ein ganzer Nachmittag«, das heute vielen Scheidungskindern als Begegnungsraum für den Kontakt zu jenem Elternteil, bei welchem nicht gelebt wird, bereits vertraut ist und das in »Aktionen/Rituale« (der Tierparkbesuch, das Fußballspiel) gestaltet vorkommt, auch für die Gestaltung von vierwöchentlich vorkommenden »Therapienachmittagen« hilfreich sein?
- Wie lange können Therapiepausen sein? (Die Erfahrung mit Ferienzeiten sind systematisch auszuwerten – manche Kinderpsychotherapeuten schließen die Praxen in den Schulferienzeiten ganz, andere unterbrechen nur für drei Wochen und führen Therapien auch in schulfreien Zeiten weiter.) Manchmal sind längere Pausen (als Übungszeiten verabredet) auch während des Schuljahrs sinnvoll, wie lange können oder sollen solche Phasen sein?
- Wann wird im Erleben eines Kindes oder Jugendlichen aus einer Langzeittherapie eine »Lebenszeittherapie«? Wie lange dürfen solche Therapien überhaupt dauern? Wenn ein Kind mit drei Jahren in eine Therapie aufgenommen wird und in dieser drei Jahre bleibt, hat es dann »sein halbes Leben in Psy-

chotherapie« verbracht? Wie wird dann die Grundeinsicht »Psychotherapie ist ein Arbeitsbündnis auf Zeit« für das Kind präsent gehalten? Ab wann muss an einem Abschluss der Therapie gearbeitet werden?

Es könnten sicher noch eine Vielzahl weiterer bedeutsamer Fragen zur Rolle der Zeit im kinderpsychotherapeutischen Raum gefunden werden, die Genannten bilden das ab, was mich gegenwärtig bewegt.

Formulierungsvorschlag für Richtlinien bezüglich der Gestaltung von kinderpsychotherapeutischen Praxisräumen

Langfristig wird es im Zuge der Qualitätssicherungsüberlegungen vermutlich sinnvoll sein, analog zur »Early childhood environment rating scale« von Harms und Clifford (1980), die als »Kindergarten-Einschätz-Skala« (Tietze 1987) auf Deutsch veröffentlicht wurde, eine »Kinderpsychotherapeuten-Praxen-Einschätzskala« zu entwickeln. Dieser Anspruch liegt hier jedoch nicht zugrunde.

Im bkj-Bayern wurde 2001 eine Kurzübersicht zur heute üblichen Ausstattung eines Spielzimmers zur Durchführung der Psychotherapie mit Kindern und Jugendlichen im Alter von etwa dreieinhalb bis 14 Jahren vorgestellt (Steinhauser 2001). Damals ging es vor allem darum, überhaupt ein Verständnis für die Differenz zwischen Kinder/Jugendlichenpraxen und Erwachsenenpraxen zu verdeutlichen. Der folgende Diskussionsvorschlag (Tabelle 2) versucht zusammenfassend, Elemente einer Grundausstattung zu benennen.

Tabelle 2: Diskussionsvorschlag für eine Spielraum-Grundausstattung in Anlehnung an den Entwurf bkj-Bayern (Steinhauser 2001). Die jeweils individuelle Gestaltung hängt auch von den methodischen Schwerpunkten der Therapeutinnen und Therapeuten ab.

Elemente		Erläuterungen – Beispiele
1	Spielraum	Es wird hier davon ausgegangen, dass die kinderpsychotherapeutische Praxis neben dem Spielraum noch andere Räume hat, zumindest jenen Arbeitsraum bereithält, in welchem die Therapeutin ihren Schreibtisch hat und der als Ort für Elterngespräche und/oder Therapieraum dient, für Kontakte mit Jugendlichen und jungen Erwachsenen, die gerade nicht mehr im Spielraum weiter behandelt werden wollen. Aufgrund der notwendigen Vielfalt des Spiel- und Ausdrucksangebots sollten ca. 35–50 qm verfügbar sein, möglichst in einem hohen (Klettermöglichkeit) lichten Raum (der verdunkelt werden kann).
2	Wasseranschluss	sollte im Zimmer sein, sonst dringend in unmittelbarer Nähe des Spielzimmers
3	Dokumentationsmöglichkeit	Einwegscheibe und/oder Videokamera sichtbare Uhr

4	Grundausstattung	Tisch (idealerweise höhenverstellbar) zum Malen, Tonen, Schreiben entsprechende Stühle, dabei Bedürfnisse älterer Kinder beachten Sandkasten Möglicherweise eine Werkbank Kochgelegenheit (kleine Kochplatte) Koch- und Essgeschirr als Minimalausstattung Hängematte oder Hängeschaukel Gymnastikball Schaumstoffwürfel in verschiedenen Größen (Höhlen-, Burg-, Turm- und Thronbau) große, kleine Kissen Puppenstube Burg Puppentheater (stabil, aus Holz) großer Spiegel (Selbstbild, Körperwahrnehmung) gemütlich wirkender, jedoch hochstrapazierbarer Bodenbelag, eventuell nach Spielbereichen unterschiedlich gestalten stabile Regale zur Aufbewahrung der im Folgenden genannten Materialien möglicherweise Schiebetürschränke zur Regulierung des Reizangebots CD-Kassetten-Deck

5	Material	Papier verschiedener Größe, Malblöcke, verschiedenartiges Malstiftangebot (Holzfarben, Wachsmalstifte, Wasserfarben, Pinsel, Fingerfarben) Material zum Formen (Ton, Knetmasse, Gips) Gestaltungsmaterial aller Art (auch Naturmaterialien), Kleber Holz und Werkzeug zur Bearbeitung Puppengeschirr, Babyflasche Bau- und Konstruktionsmaterial Playmobilfiguren (Polizei, Feuerwehr, Krankenhaus, Ritter, Soldaten, normale Menschen, Bauerhof, Zirkus, Indianer, Fee, König, Schule) Erste-Hilfe-Kasten (mit echtem Inhalt) für Rollenspiele etwa zwölf Handpuppen (Kasperlfiguren und spezielle Tiere mit Symbolcharakter) für Rollenspiele »normale« Puppen Dartscheibe Schaumstoffschwerter (Batakas), Boxhandschuhe, Boxsack Verkleidungsmaterial in unterschiedlichen Größen für Rollenspiel Rollenspielzubehör (Masken, Waffen, Zauberkugel, Lupe) Musik-Geräusch-Instrumente (Trommel, Rassel, Glockenspiel, Triangel, Xylofon) für das szenische Gestalten im Sand kleine Figuren vergleichbar mit denen des Scenotests und Autos, Tiere, Symbolgestalten strukturierte Spiele (Brett-, Konstruktions-, Geschicklichkeits-, Wissens-, Kartenspiele für alle Altersklassen) Lebensmittelvorrat an schnell zubereitbaren beliebten Kinderspeisen (Griesbrei, Pudding, Spaghetti) Materialien für Bewegungsspiele (Hüpfseil, Hüpfball, Balancierscheibe) Bilderbücher, die die verschiedenen Entwicklungsthemen und Problembereiche abdecken

Literatur

Bally, G. (1976): Die Bedeutung des Spiels für das Reifen der menschlichen Persönlichkeit. In: Biermann, G. (Hg.), Handbuch der Kinderpsychotherapie. Bd. I. München, S. 40–45.

Berns, I.; Reinholz, K. (2000): Was benötigen Analytische Kinder- und Jugendlichen-Psychotherapeuten in ihren Praxen, um wirksam arbeiten zu können. Hannover.

Böhm, W. (1984): Wider die Pädagogisierung des Spiels. In: Kreuzer, K. J. (Hg.), Handbuch der Spielpädagogik – Spiel im therapeutischen und sonderpädagogischen Bereich. Bd. 1. Düsseldorf, S. 281–293.

Chateau, J. (1976): Das Spiel des Kindes. Paderborn, S. 421.

Dietrich, K. (in Vorb.): Bewegung und Raum – Anthropologische Überlegungen. Hamburg: www.rrz.uni-hamburg.de/forum

Eigen, M.; Winkler, R. (1975): Das Spiel, Naturgesetze steuern den Zufall. München.

Einsiedler, W. (1991): Das Spiel der Kinder – Zur Pädagogik und Psychologie des Kinderspiels. Bad Heilbrunn, S. 192.

Ekstein, R. (1976): Die Bedeutung des Spiels in der Kinderpsychotherapie. In: Biermann, G. (Hg.), Handbuch der Kinderpsychotherapie. Bd. III. München, S. 162–168.

Elkonin, D. (1980): Psychologie des Spiels. Berlin, S. 472.

Flitner, A. (Hg.) (1988): Das Kinderspiel. München/Zürich.

Ginott, H.; G. (1973): Gruppenpsychotherapie mit Kindern – Theorie und Praxis der Spieltherapie. Weinheim/Basel.

Ginott, H. G. (1976a): Die Spielzeugauswahl in der Kinderpsychotherapie. In: Biermann, G. (Hg.), Handbuch der Kinderpsychotherapie. Bd. 1. München/Basel, S. 598–605.

Ginott, H. G. (1976b): Spielzimmer und Werkraum in der Kinderpsychotherapie. In: Biermann, G. (Hg.), Handbuch der Kinderpsychotherapie. Bd. 1. München/Basel, S. 605–617.

Harding, G. (1972): Spieldiagnostik. Weinheim/Basel, S. 223.

Harms, T.; Clifford, R. M. (1980): Early Childhood Environment Rating Scale. New York.

Hering, W. (1979): Spieltheorie und pädagogische Praxis. Düsseldorf, S. 193.

Hockel, C. M. (1999a): Diplom Psychologe / Diplom Psychologin. 8. Aufl. In: Bundesanstalt für Arbeit (Hg.), Blätter zur Berufskunde. Bielefeld.

Hockel, C. M. (1999b): Psychologischer Psychotherapeut/Psychologische Psychotherapeutin. In: Bundesanstalt für Arbeit (Hg.), Blätter zur Berufskunde. Bielefeld.

Hockel, C. M. (2002a): Das Spielerleben als Entwicklungsraum – mit einem Fall von Depression im Kindesalter. In: Boeck-Singelmann, C. (Hg.), Personzentrierte Psychotherapie mit Kindern und Jugendlichen. Bd. 1. 2. Aufl. Göttingen/Bern/Toronto, S. 211–235.

Hockel, C. M. (2002b): Kindeswohl – Ein Konzept, das Entwicklung von Identität, Kompetenz für Begegnung und Maßstäbe für (personzentrierte) Kooperation integriert. In: Iseli, C.; Keil, W. W.; Korbei, L.; Nemeskeri, N.; Rasch-Oswald, S.; Schmid, P. F.; Wacker, P. G. (Hg.), Identität – Begegnung – Kooperation, Personen / Klientenzentrierte Psychotherapie und Beratung an der Jahrhundertwende. Festschrift zum Jubiläums-Symposium 25. bis 27 Februar 2000 in Salzburg. Köln, S. 383–407.

Hockel, C. M. (2002c): Kindheit in der virtuellen Welt – Müssen Techniktkenntnisse früh vermittelt werden? In: Hanns-Seidel-Stiftung; VDE (Hg.), Der Mensch und die Zukunftstechnologien. München, S. 109–122.

Hockel, C. M. (2002d): Psychotherapeutische Strategien bei Zwangserkrankungen im Kindes- und Jugendalter. In: BKJ-Berufsverband d. Kinder- u. Jugendlichenpsychotherapeutinnen; Metzmacher, B. (Hg.), Viele Seelen wohnen doch in meiner Brust – Identitätsarbeit in der Psychotherapie mit Jugendlichen. Münster, S. 147–180.

Jaynes, J. (1988): Der Ursprung des Bewußtseins durch den Zusammenbruch der bikameralen Psyche. Reinbek.

Kaatz, S.; Schmidtchen, S. (1976): Kategorien zur Beschreibung eines differentiellen Therapeutenverhaltens in der Kinderpsychotherapie. In: Schmidtchen, S. (Hg.), Handbuch der klientenzentrierten Kinderpsychotherapie. Kiel, S. 56–90.

Kleeberg, J. (1999): Spielräume für Kinder planen und realisieren. Stuttgart.

Kooij, R. van der (1983): Empirische Spielforschung. In: Kreuzer, K. J. (Hg.), Handbuch der Spielpädagogik – Pädagogische, psychologische und vergleichende Aspekte. Bd. 1. Düsseldorf, S. 89–158.

Korte, R. (1983): Die Bedeutung des Spiels für die kindliche Entwicklung in den ersten Lebensjahren aus tiefenpsychologischer Sicht. In: Kreuzer, K. J. (Hg.), Handbuch der Spielpädagogik – Spiel im frühpädagogischen und schulischen Bereich. Bd. 2. Düsseldorf, S. 21–32.

Kreuzer, K. J. (Hg.) (1983a): Handbuch der Spielpädagogik – Spiel im frühpädagogischen und schulischen Bereich. Bd. 2. Düsseldorf.

Kreuzer, K. J. (Hg.) (1983b): Handbuch des Spielpädagogik – Pädagogische, psychologische und vergleichende Aspekte. Bd. 1. Düsseldorf.

Kreuzer, K. J. (Hg.) (1984a): Handbuch der Spielpädagogik – Das Spiel als Erfahrungsraum und Medium. Bd. 3. Düsseldorf.

Kreuzer, K. J. (Hg.) (1984b): Handbuch der Spielpädagogik – Spiel im therapeutischen und sonderpädagogischen Bereich. Bd. 4. Düsseldorf.

Metzmacher, B.; Zaepfel, H. (1996): Methodische Zugänge zu den Erfahrungswelten des Kindes. Zur Verbindung von tiefenpsychologischem und sozialem Sinnverstehen in der Integrativen Kinderpsychotherapie. In: Metzmacher, B.; Petzold, H.; Zaepfel, H. (Hg.), Therapeutische Zugänge zu den Erfahrungswelten des Kindes von heute. Bd. 1. Paderborn, S. 75–130.

Mieskes, H. (1983): Spielmittel und Spielmittelforschung im Kontext spielpädagogischer Fragestellungen. In: Kreuzer, K. J. (Hg.), Handbuch der Spiel-

pädagogik – Pädagogische, psychologische und vergleichende Aspekte. Bd. 1. Düsseldorf, S. 387–430.
Millar, S. (1973): Psychologie des Spiels. Ravensburg, S. 271.
Mogel, H. (1991): Psychologie des Kinderspiels. Berlin.
Mrochen, S.; Bierbaum-Luttermann, H. (2001): Spieltherapie und Verhaltenstherapie. In: Borg-Laufs, M. (Hg.), Verhaltenstherapie mit Kindern und Jugendlichen. Bd. II: Interventionsmethoden. Tübingen, S. 769–789.
Nitsch-Berg, H. (1978): Kindliches Spiel zwischen Triebdynamik und Enkulturation. Stuttgart, S. 373.
O'Connor, K.; Braverman, M. (Hg.) (1997): Play Therapy Theory and Practice. A Comparative Presentation. New York.
Oerter, R. (1993): Psychologie des Spiels. Ein handlungstheoretischer Ansatz. München.
Oerter, R. (2002): Entwicklungsorientierte Spieltherapie und Spielintervention unter familienpsychologischer Perspektive. In: Rollett, B.; Werneck, H. (Hg.), Klinische Entwicklungspsychologie der Familie. Göttingen/Bern/Toronto u. a., S. 297–325.
Schacht, L. (2001): Baustelle des Selbst – Psychisches Wachstum und Kreativität in der analytischen Kinderpsychotherapie. München.
Schäfer, G. E. (1989): Spielphantasie und Spielumwelt – Spielen, Bilden und Gestalten als Prozesse zwischen Innen und Außen. Weinheim/München.
Scheuerl, H. (1990): Das Spiel – Untersuchungen über sein Wesen, seine pädagogischen Möglichkeiten und Grenzen. Bd. 1. Weinheim/Basel, S. 251.
Scheuerl, H. (1991): Das Spiel – Theorien des Spiels. Bd. 2. Weinheim/Basel, S. 242.
Schmidtchen, S. (1974): Klientenzentrierte Spieltherapie – Beschreibung und Kontrolle ihrer Wirkweise. Weinheim/Basel.
Schmidtchen, S. (2001a): Allgemeine Psychotherapie für Kinder, Jugendliche und Familien. Ein Lehrbuch. Stuttgart/Berlin/Köln.
Schmidtchen, S. (2001b): Effektivitätsverbesserung durch prozessleitende Hilfen – Neue Wege in der klientenzentrierten Psychotherapie für Kinder, Jugendliche und Familien. In: Langer, I. (Hg.), Menschlichkeit und Wissenschaft. Köln, S. 291–324.
Schmidtchen, S.; Erb, A. (1976): Analyse des Kinderspiels – Ein Überblick über neuere psychologische Untersuchungen. Köln, S. 133.
Schmitz-Hambrecht, A. (1984): Der Einsatz von Spielen im klinischen Bereich. In: Kreuzer, K. J. (Hg.), Handbuch der Spielpädagogik – Spiel im therapeutischen und sonderpädagogischen Bereich. Bd. 4. Düsseldorf, S. 209–224.
Seipel, K. H. (1998): Qualitätssicherung in der ambulanten Praxis: ein Modell und seine kritische Evaluation. In: Laireiter, A.-R.; Vogel, H. (Hg.), Qualitätssicherung in der Psychotherapie und psychosozialen Versorgung. Ein Werkstattbuch. Tübingen, S. 103–133.
Steinhauser, H. (2001): Kurzübersicht zur heute üblichen Ausstattung eines Spielzimmers. In: bkj-Bayern. Stadtbergen.

Sturzbecher, D. (Hg.) (2001): Spielbasierte Befragungstechniken – Interaktionsdiagnostische Verfahren für Begutachtung, Beratung und Forschung. Göttingen/Bern/Toronto u. a.

Sutton-Smith, B. (1978): Die Dialektik des Spiels. Schorndorf.

Tietze, W. (1987): Kindergarten-Einschätz-Skala KES; deutsche Fassung der Early Childhood Environment Rating Scale. Neuwied/Kriftel/Berlin.

Villinger, C. (2003): Der Raum als Bildungserlebnis. Die Tageszeitung v. 26. 2. 2003.

Wegener-Spöhring, G. (1995): Aggressivität im kindlichen Spiel – Grundlegung in den Theorien des Spiels und Erforschung ihrer Erscheinungsformen. Weinheim.

Wegner, R. (1983): Die Bedeutung des Spiels in den ersten Lebensjahren aus lernpsychologischer Sicht. In: Kreuzer, K. J. (Hg.), Handbuch der Spielpädagogik – Spiel im frühpädagogischen und schulischen Bereich. Bd. 2. Düsseldorf, S. 33–56.

Zulliger, H. (1952): Heilende Kräfte im kindlichen Spiel. Frankfurt a. M.

Michael Borg-Laufs

Therapeut, Kind und Eltern

Vorschläge zur Beachtung psychologischer Grundbedürfnisse in der Verhaltenstherapie

Psychologische Grundbedürfnisse

Dieser Beitrag entstand im Kontext eines Kongresses, der sich mit dem *Dritten im Bunde* befasste, und so stand auch der Autor vor der Überlegung, wer denn nun nicht nur der Dritte, sondern auch der Erste und Zweite sein könnten, die sich da verbünden. Eine erste Überlegung war, dass Therapeutin und Klient sich ja durchaus verbünden könnten, um gemeinsam mit einem noch zu definierenden *Dritten* gegen das Problem vorgehen zu können. Damit haben wir aber aus lösungsorientierter Sicht bereits einen Fehler gemacht, denn das Problem sollte ja doch eher als Teil der Lösung betrachtet werden (vgl. de Shazer 1999). Stattdessen fiel dann also die Entscheidung, dass hier doch erstens das therapeutische System (Therapeutin und Klient), zweitens das Symptom, das dieses System erst konstituiert hat, und schließlich drittens die Ressourcen, die es hier zu nutzen gilt, als die drei Verbündeten zu betrachten seien. Als Ressource soll hier der Status der Befriedigung der psychologischen Grundbedürfnisse gelten, denn dies ist der Hintergrund, vor dem die aktuelle Problematik produziert wird und der in vielfältiger Weise darauf Einfluss nehmen kann.

Was soll nun in diesem Beitrag als psychologisches Grundbedürfnis betrachtet werden? Es gibt dazu einige Vorschläge aus der Psychologie-Historie. So konstruierte Freud in seinen »Drei Abhandlungen zur Sexualtheorie« (1904) den sexuellen Lustgewinn (Eros) als einziges, essenzielles psychologisches Grundbedürfnis, welchem er allerdings in »Jenseits des Lustprinzips« (1920) als Antagonisten einen Todestrieb (Thanatos), das heißt ein Streben zum Ausgangszustand, entgegenstellte. Adler hingegen nahm in seiner »Studie über die Minderwertigkeit von Organen« (1927) ein Streben nach Macht und Geltung zur Überwindung eigener Minderwertigkeitsgefühle an. Seine klinische Erfahrung und persönlichkeitstheoretische Forschungen regten Murray (»Explorations in personality«, 1930) dazu an, 20 psychologische Grundbedürfnisse zu postulieren: Leistungsbedürfnis, Anschlussbedürfnis, das Bedürfnis aufzufallen, Empfindsamkeit (Ästhetik), Unterordnung, Aggression, Selbstständigkeit, Gegenwehr, Verteidigung, Ehrerbietung, Überlegenheit, Schmerzmeidung, Misserfolgsmeidung, Ordnung, Spielen, Zurückweisung, Hilfegewährung, Hilfeannahme, Sexualität und Verständnis.

Weitgehender Bekanntheit erfreut sich auch heute noch die hierarchisch aufgebaute Bedürfnispyramide von Maslow (»Motivation und Persönlichkeit«, 1954). Er ging davon aus, dass das menschliche Streben nach der Befriedigung von Grundbedürfnissen entsprechend der existenziellen Wichtigkeit der jeweiligen Bedürfnisse aufeinander aufbaut. So müssen zunächst die physiologischen Bedürfnisse befriedigt sein. Wenn dies der Fall ist, dann strebten die Menschen als Nächstes nach Sicherheit. Fühlen sie sich sicher, dann streben sie nach Zugehörigkeit und Liebe. Wenn sie diese erfahren, so geht es ihnen um Anerkennung und Leistung, und erst, wenn auch dieses Bedürfnis befriedigt ist, streben sie nach Selbstverwirklichung. Dieses Modell erinnert sofort an Brecht und seine der Seeräuber-Jenny in den Mund gelegten Worte »Erst kommt das Fressen, dann kommt die Moral« (Brecht 1978, S. 191). Diese Vorstellungen blieben auch nicht unwidersprochen, wird doch hier – ohne empirischen Beleg für diese Thesen – impliziert, dass in Armut lebende Menschen vor allem »niedere« Bedürfnisse haben und dass Liebe und Geborgenheit oder gar Leistung und Anerkennung für sie nicht von Interesse sind.

Das Modell, welches in diesem Beitrag als Grundlage genommen werden soll, stammt von Epstein (»Cognitive-experiental self-theory«, 1990) und enthält einige der bereits genannten Motive in veränderter Form (Lust, Macht, Sicherheit, Schmerzvermeidung). Es wurde von Grawe (1998) in seinem Entwurf einer *Psychologischen Therapie* übernommen, da die von Epstein postulierten Grundbedürfnisse nicht nur inhaltliche Plausibilität und jeweils klare theoretische Spezifität, sondern auch hohe empirische Evidenz auf sich vereinigen können. Ihre Brauchbarkeit bei der ressourcenorientierten Diagnostik und Intervention bei Kindern und Jugendlichen wurde jüngst von Klemenz (2003) überzeugend dargestellt. Die hier vorgeschlagenen Grundbedürfnisse sind die Bedürfnisse nach:

- Orientierung und Kontrolle,
- Lustgewinn / Unlustvermeidung,
- Bindung und
- Selbstwerterhöhung.

Keineswegs soll hier behauptet werden, dass diese Liste erschöpfend sei. Sie repräsentiert lediglich eine Interpretationsmöglichkeit des gesicherten theoretischen Wissens der allgemeinen und der Entwicklungspsychologie und kann durch neue empirische Befunde und/oder theoretische Modelle verändert oder erweitert werden. So gibt es Diskussionen darüber, ob ein gerade bei Kindern zu beobachtendes Explorationsmotiv ein eigenständiges Grundbedürfnis sein könnte oder ob es hinreichend ist, das Explorationsverhalten als durch die Bedürfnisse nach Orientierung, Lustgewinn und Selbstwerterhöhung gesteuert zu betrachten. Ebenso könnte diskutiert werden, ob es genügend Argumente für ein eigenständiges Grundbedürfnis nach Autonomie gibt. Sicherlich könnten noch weitere ähnliche und durchaus fruchtbare Diskussionen geführt werden. Für diesen Beitrag wird aber das genannte Modell als vorläufiger State of the Art angenommen. Bevor die einzelnen Grundbedürfnisse für sich weiter beschrieben und anschließend im Hinblick auf ihre Bedeutung für die Kinder- und Jugendlichenpsychotherapie betrachtet werden, soll ein kurz darauf hingewiesen werden, auf welche Weise die genannten Bedürfnisse psychologisch wirksam werden könnten.

Grawe (1998) hat die Grundbedürfnisse sind in ein Systemmodell menschlichen Verhaltens eingebettet (s. Abb. 1), das ursprünglich von Powers (1973) entwickelt und häufig wieder aufgegriffen wurde (z. B. Richards u. von Glasersfeld 1987). Demnach wird menschliches Verhalten über einen komplexen Feedback-Prozess gesteuert. Das psychische System insgesamt strebt nach Konsistenz (mit sich und der Welt eins sein) als höchstem Steuerungsprinzip, das heißt nach selbst wahrgenommener Stimmigkeit von Wahrnehmungen und Handlungen (vgl. auch die vielfach bestätigte Dissonanz-Theorie von Festinger 1978, wonach viel psychische Aktivität darauf verwandt wird, festgestellte Dissonanzen zu verringern). Die Bedürfnisse transformieren sich zu motivationalen Schemata (Vermeidungs- und Annäherungs-Schemata), die wiederum konkrete Handlungen steuern. Dabei kommt es zu Rückkoppelungsschleifen bezüglich der jeweiligen Zielerreichung (Motiv- und Bedürfnisbefriedigung, Konsistenzherstellung).

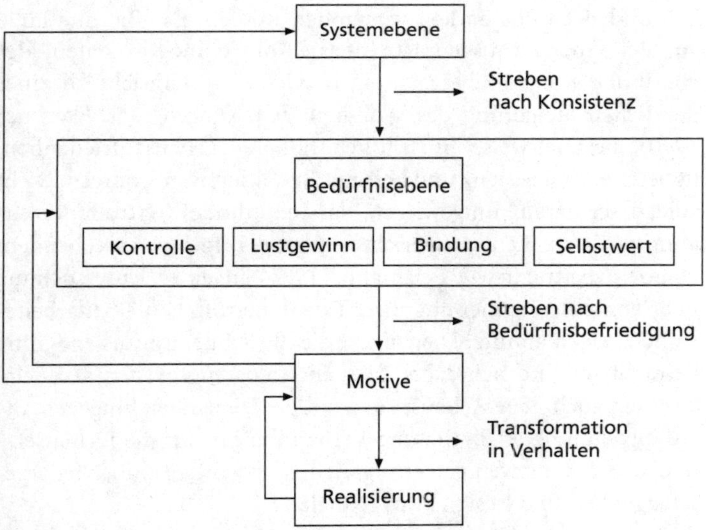

Abbildung 1: Funktionsmodell psychischen Geschehens in Anlehnung an Grawe (1998)

Es sei auch auf das äußerst interessante Konzept der Salutogenese von Antonovsky (1997) hingewiesen. Seinen empirischen Befunden entsprechend sind Menschen auch unter schwierigsten äußeren Bedingungen eher in der Lage, ihre persönliche Integrität und Gesundheit zu erhalten, wenn sie einen starken Kohärenzsinn haben, wenn es ihnen also gelingt, die Welt als verstehbar, handhabbar und bedeutsam zu sehen. Hier scheint bei genauerer Betrachtung eine gewisse inhaltliche Nähe zu dem Modell von Grawe vorzuliegen.

Das Bedürfnis nach Orientierung und Kontrolle

Aus verhaltenstheoretischer Sicht kann interne Kontrolle als Möglichkeit definiert werden, auf die Verstärkung des eigenen Verhaltens einwirken zu können (Rotter 1966). Einen weiteren Begriff von Kontrolle verwenden Frey et al. (1977), die Kontrolle als die Fähigkeit definieren, Ereignisse und Zustände zu erklären, vorherzusagen und/oder zu beeinflussen. Kontrollüberzeugung kann demnach als generalisierte subjektive Erklärbarkeit, Vorhersehbarkeit und Beeinflussbarkeit verstanden werden. Es gibt eine Fülle von Belegen, dass ausgeprägte interne Kontrollmöglichkeiten oder eine hohe Kontrollüberzeugung in vielfacher Hinsicht zu einer deutlichen Steigerung des Wohlbefindens führen (vgl. Flammer 1990), beispielsweise hinsichtlich höherer Lebenszufriedenheit, höherer Stressresistenz und besserer Bewältigungsressourcen. Nicht zuletzt sei darauf hingewiesen, dass eine hohe Kontrollüberzeugung auch zu mehr zielgerichtetem und Erfolg versprechendem Handeln beiträgt, wie Pelzmann (1983) in einer Untersuchung über von einer Schließung ihrer Fabrik betroffenen Textilarbeiterinnen zeigen konnte: Diejenigen, die die Schließung als endgültig betrachteten und sich daher dazu entschlossen, selbst zu handeln, konnten auch neue Arbeitsplätze finden. Diejenigen hingegen, die auf angekündigte Übernahme-Verhandlungen für die Firma setzten, waren weit weniger erfolgreich und wurden von Niedergeschlagenheit und Resignation gequält.

Das Bedürfnis nach Lustgewinn und Unlustvermeidung

Dieses Bedürfnis entspricht so sehr den eigenen Lebenserfahrungen, dass es unmittelbare Evidenz beanspruchen kann. Bereits Kleinstkinder schreien bei Unlusterleben und lächeln bei Lusterleben, sie sind schon in jüngstem Alter operant konditionierbar (durch Lustgewinn als Belohnung von Verhalten beeinflussbar, vgl. DeCasper u. Sigafoos 1983; Siqueland 1968). Das Streben nach Lustgewinn und Unlustvermeidung kann als wichtigstes Feedbacksystem für die Verhaltensanpassung gesehen werden.

Ungewöhnlicherweise haben die beiden sich sonst häufig antagonistisch gegenüberstehenden Therapieschulen Psychoanalyse und Verhaltenstherapie in der Bewertung des Strebens nach Lustgewinn eine ähnliche Einschätzung von dessen Wertigkeit. Während in der Psychoanalyse das Es von Lust beherrscht wird und als basale Instanz die menschliche Persönlichkeit prägt, ist beim Behaviorismus das am kurzfristigen Lustgewinn orientierte Lernmodell des operanten Konditionierens nach Skinner (1973) eine der tragenden Säulen und führt zu einer Fülle unterschiedlicher Methoden der aus dem Behaviorismus abgeleiteten Verhaltenstherapie (vgl. Borg-Laufs u. Hungerige 2001).

Das Bedürfnis nach Selbstwerterhöhung

Die Selbstbewertung muss als letzter Punkt eines komplexeren Prozesses gesehen werden. Zunächst erfolgt eine *Selbstwahrnehmung*, die zum Beispiel bei dem einen oder anderen Therapeuten mittleren Alters so ausfallen könnte: »Ich habe kaum Haare auf dem Kopf.« Darauf hin erfolgt eine *Selbsteinschätzung*, die etwa über die Einordnung in ein Bezugssystem verläuft (»Einige Männer meines Alters haben so wenige Haare, ein größerer Teil aber hat volleres Haar«). Schließlich erfolgt die *Selbstbewertung* (die wir dem beispielhaften Kollegen natürlich selbst überlassen wollen).

Es gibt eine Fülle von Forschungsarbeiten, denen zufolge Menschen ein gutes Gefühl bezüglich ihrer eigenen Person anstreben und sich als wertvoll und von anderen anerkannt erleben wollen (vgl. Brown 1993). Ein niedriges Selbstwertgefühl ist äußerst unangenehm und kaum zu tolerieren, sodass hier oft eine Identifikation mit anderen zur indirekten Selbstaufwertung erfolgt, wodurch sicherlich übertriebener Nationalstolz oder übertriebene Verehrung von Sportvereinen und ihren Spielern oder anderen »Helden« zu erklären ist.

Das Bedürfnis nach Bindung

Das Bindungsbedürfnis soll an dieser Stelle etwas ausführlicher als die anderen Grundbedürfnisse behandelt werden, da es von herausragender Bedeutung zu sein scheint, und zwar nicht nur für tiefenpsychologisch orientierte Therapien, sondern auch für die Verhaltenstherapie (vgl. ausführlich Borg-Laufs 2002). Aus verschiedenen – hier nicht näher zu referierenden – Gründen wurde die Bindungstheorie von Verhaltenstherapeuten lange Zeit weitgehend ignoriert[1], was aber gerade bei der Behandlung von Kindern und Jugendlichen bedauerlich ist, da viele Verhaltensweisen in Familien ohne Auseinandersetzung mit dem Bindungsbedürfnis der Kinder (und der Erwachsenen) nur schwer zu verstehen sind.

Die Bindungstheorie wurde von Bowlby (1975) entwickelt und von Ainsworth et al. (1978) durch entscheidende und bis heute als paradigmatisch geltende Untersuchungen weiter erforscht. Heute scheint es sich um ein äußerst anregendes theoretisches Konstrukt zu handeln, denn gerade in jüngster Zeit sind eine Fülle von Sammelbänden zum Thema erschienen (z. B. Endres u. Hauser 2000; Strauß et al. 2002; Suess u. Pfeifer 1999). Bindung wird von Bowlby (1975) als lang andauerndes affektives Band an nicht auswechselbare Bezugspersonen beschrieben. Einerseits kann das gezeigte Bindungsverhalten beschrieben werden, das nach Spangler und Zimmermann (1999) das Ziel hat, Nähe zu Bindungspersonen herzustellen und dadurch das Gefühl von Sicherheit zu erlangen. Dabei kann es sich um verbales Verhalten handeln, um Festhalten und Klammern sowie um Nachfolgen und Nähe suchen.

Die Bindungserfahrungen und der Status der Befriedigung des Bindungsbedürfnisses äußert sich nicht nur in beobachtbarem Verhalten, sondern es entwickelt sich intrapsychisch ein inneres Arbeitsmodell von Bindung, welches die aktuellen Bindungsbeziehungen und auch zukünftiges Beziehungs- und Bindungsverhal-

1 Allerdings erwähnen umgekehrt auch tiefenpsychologisch orientierte Kolleginnen und Kollegen nicht, dass einige der von ihnen vorgestellten Therapieansätze zur Verbesserung der Mutter-Kind-Bindung in hohem Maß durch verhaltenstherapeutische Methoden wie Modelllernen und kleinschrittiger Verhaltensformung (Shaping) wirken (etwa Minde 1995).

ten beeinflusst. Dieses innere Arbeitsmodell kann als kognitives Schema verstanden werden, welches zukünftige Wahrnehmungen und beziehungsrelevante Verhaltensweisen beeinflusst (vgl. auch Zimmermann u. Becker-Stoll 2001).

Zeitgemäße Konzeptionen von Bindung betrachten die Bindungsorganisation nicht mehr – wie es in den Anfängen der Bindungstheorie der Fall war – als ausschließlich frühkindlich determiniert, sondern als ein im Laufe der Entwicklung veränderbares Merkmal, wobei allerdings die Sensitivität für äußere Einflüsse (Feinfühligkeit und emotionale Verfügbarkeit der wichtigen Bezugspersonen) mit wachsendem Lebensalter sinkt (s. Abb. 2). Demnach ist die Etablierung einer sicheren Bindungsrepräsentation zwar im Kleinkindalter durch adäquates Verhalten am einfachsten herstellbar, aber auch in der weiteren Kindheit und eventuell auch im späteren Lebensverlauf können korrigierende Erfahrungen das innere Arbeitsmodell von Bindung entscheidend verändern.

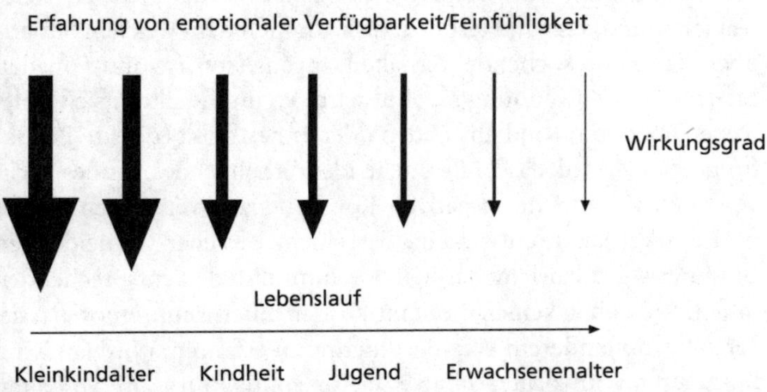

Abbildung 2: Entwicklung der äußeren Beeinflussbarkeit der Bindungsorganisation über den Lebenslauf (aus Borg-Laufs 2001; in Anlehnung an Spangler u. Zimmermann 1999)

Bindungsprobleme werden nur in seltenen Fällen als psychische Störungen verstanden (im ICD-10 sind lediglich die »Reaktive Störung des Kindesalters« und die »Bindungsstörung mit Enthemmung« verzeichnet, für deren Diagnose sehr spezifische Kriterien erfüllt sein müssen, vgl. Dilling u. Freyberger 1999). Weitaus häufiger müssen problematische Bindungsschemata oder problematisches Bindungsverhalten (unsicher-vermeidende, unsicher-ambivalente und desorganisierte Bindung; vgl. Ainsworth et al. 1978) als Risikofaktoren betrachtet und gute, sichere Bindungen als Schutzfaktor (Ressource) gesehen werden (vgl. z. B. Dornes 1999). So kann verschiedenen Studien entnommen werden, dass hier deutliche Zusammenhänge zwischen psychischer Gesundheit und der Befriedigung des psychologischen Grundbedürfnisses nach Bindung bestehen.

Die Entstehung der unterschiedlichen Bindungsmuster ist lerntheoretisch höchst plausibel zu erklären (vgl. Crittenden 1999; Borg-Laufs 2002) (s. Abb. 3). Wenn ein Kind Angst empfindet (interner Stimulus = S_i), äußert es diese (operantes Verhalten = R_o). Gehen die Eltern damit feinfühlig um, so wird das Kind sich beruhigen und die Angst wird reduziert (negative Verstärkung = Ȼ-). Das Bindungsverhalten des Kindes wird somit verstärkt und die Wahrscheinlichkeit wird steigen, dass es den Bindungspersonen gegenüber dieses Verhalten zeigt. Da die Eltern feinfühlig reagieren, werden sie nicht auf jedes Verhalten des Kindes in der gleichen Weise reagieren und das Kind lernt, zu diskriminieren, in welchen Situationen das Hilfe suchende Verhalten angemessen ist und von den Eltern durch Zuwendung belohnt wird. Wenn die Eltern sich stattdessen aber vom Kind abwenden oder es bestrafen (direkte Bestrafung = C-), wird das Hilfe suchende Verhalten des Kindes nicht verstärkt. Es wird die negativen Konsequenzen vermeiden wollen und ein Verhalten entwickeln, das einem unsicher-vermeidenden Bindungsstil entspricht, das heißt, es nimmt in den entsprechenden Situationen eher keinen Kontakt zu den Eltern auf, ignoriert sie, versucht, auf anderem Weg Beruhigung zu erfahren. Wird ein Kind hingegen in unvorhersehbarer Weise einmal für sein Verhalten belohnt und einmal bestraft, muss es seine Nöte – da die Eltern nicht feinfühlig sind – auf dramatische Weise zeigen, so entwickelt sich ein dem unsicher-ambivalenten Bindungsstil entsprechendes Verhalten. Das Kind wird sein Verhalten intensivieren, schreien und sich anklammern, um schließlich die verstärkende Tröstung zu erhalten. Sind hingegen die Eltern gleichzeitig Quelle der Angst (da sie ihr Kind misshandeln) und Ort des Schutzes (da sie die Bindungspersonen sind), so wird das Kind keinen Ausweg finden können und das Verhalten des desorganisierten Bindungsstils zeigen.

Sicheres Bindungsverhalten

S_i	→	O	→	R	→	Ȼ-
Angst, Verunsicherung		**Bindungsmotiv**		**äußert die Angst (Bindungsverhalten)**		**Bindungsperson beruhigt das Kind**

→ Bindungsverhalten wird verstärkt

Unsicher-vermeidendes Bindungsverhalten

S_i	→	O	→	R	→	C-
Angst, Verunsicherung		**Bindungsmotiv**		**äußert die Angst (Bindungsverhalten)**		**Bindungsperson wendet sich ab, straft**

→ Bindungsverhalten wird bestraft und wird immer seltener gezeigt

Unsicher-ambivalentes Bindungsverhalten

S_i	→	O	→	R_1	→	C-
Angst, Verunsicherung		**Bindungsmotiv**		**äußert die Angst**		**Bindungsperson wendet sich ab**
			→	R_2	→	Ȼ-
				dramatisiert		**Bindungsperson beruhigt das Kind**

→ Verstärkt wird nur dramatisierendes Verhalten, während angemessenes Bindungsverhalten gelöscht wird

Desorganisiertes Bindungsverhalten

S_e	→	O	→	R	→	Ȼ-
Misshandelnde, angstauslösende Eltern sind anwesend		**Bindungsmotiv**		**Versuch, die Eltern zu kontrollieren (z. B.)**		**subjektive Sicherheit**

(Im Original steht unter „Bindungsmotiv“: **Gefühl**)

→ Ungewöhnliches Verhalten (z. B. kontrollieren der Eltern) wird durch vermuteten Kontrollgewinn verstärkt

Abbildung 3: Lerngeschichtliche Erklärung unterschiedlicher Bindungsmuster (vereinfachte Darstellung)
S = Stimulus (i = intern, e = extern); O = Organismusvariable; R = Reaktion; C = Konsequenz; (Ȼ = negative Verstärkung; C- = Bestrafung)

Bei der lerngeschichtlichen Erklärung des desorganisierten Bindungsstils wird deutlich, dass die so genannte Organismusvariable notwendig ist, um das Verhalten des Kindes zu erklären. Hätte es kein Bindungsbedürfnis, so machte das dargestellte Verhalten wenig Sinn, denn es gäbe viel näher liegende Reaktionsmöglichkeiten (nämlich die Anwesenheit der Eltern zu vermeiden oder sich ihnen zu entziehen). Gerade bei misshandelten Kindern ist aber häufig zu beobachten, dass sie sich an ihre Eltern klammern, da sie auf diesem Wege hoffen, die Situation kontrollieren zu können, das heißt, durch die genaue Beobachtung kleiner Anzeichen von bevorstehenden Schlägen diese voraussehen und im letzten Moment abwenden zu können. Die Eltern zu meiden ist ihnen nicht möglich, da sie auf sie als Bindungspersonen angewiesen sind. In ihrer Welt sind zunächst keine anderen Bindungspersonen vorstellbar als die Eltern. Nur wenn sie scheinbar gegen ihren Willen aus der Familie genommen werden (was zunächst aus ihrer Sicht ihr Bindungs- und ihr Orientierungsbedürfnis massiv verletzt), können sie sich nach einiger Zeit unter günstigen Umständen (neue, feinfühlige Bezugspersonen) auf neue Bindungen einlassen, wodurch sie dann die Chance bekommen, zu den neuen Bindungspersonen langsam eine sichere Bindung aufzubauen und in kleinen Schritten ihr inneres Arbeitsmodell von Bindung zu verändern.

Die Rolle der Grundbedürfnisse in der funktionalen Analyse

Wiewohl die funktionale Analyse eines Problemverhaltens sensu Kanfer und Saslow (1965; vgl. Kanfer et al. 2000) eine genuin verhaltenstherapeutische Methode der Verhaltensanalyse darstellt, hält es der Autor – auch angesichts der Diskussionen um eine allgemeine Kinder- und Jugendlichenpsychotherapie (vgl. z. B. Borg-Laufs 2004) – generell für wichtig, dass Therapeuten sich mit einer funktionalen Analyse des Problemverhaltens auseinander setzen, um die aufrechterhaltenden Bedingungen eines Verhaltens erkennen zu können. Die angemessene funktionale Interpretation des Problemverhaltens gilt auch heute noch als Kernstück der verhaltenstherapeutischen Diagnostik (Döpfner u. Borg-Laufs 1999). In diese Art der Problemstrukturierung kann hier allerdings nicht eingeführt werden (vgl. ausführlich Borg-Laufs, in Vorb.).

In der psychotherapeutischen Problemanalyse spielen nun nicht nur Stimulus (Reiz), Reaktion und gegebenenfalls Konsequenz eine entscheidende Rolle, sondern ein angemessenes Verständnis der Organismusvariable »O« wird häufig notwendig sein, um Problemverhalten angemessen verstehen zu können. Die Organismusvariable repräsentiert nicht nur – wie ihr Name fälschlicherweise nahe legen könnte – körperliche Zustände, sondern sie ist generell als Platzhalter für überdauernde somatische oder intrapsychische Zustände oder Dispositionen zu verstehen. Die sonst streng an Beobachtbarem (Reiz, Reaktion, Konsequenz, Kontingenz) orientierte funktionale Analyse erweitert sich an dieser Stelle und kann so vielfältige unterschiedliche diagnostische Ergebnisse integrieren. So können körperliche Dauerzustände (hohes Erregungsniveau) ebenso wie überdauernde kognitive Schemata oder sonstige psychische Dispositionen (Intelligenzniveau, Persönlichkeitszüge) als Organismusvariable betrachtet werden. Die funktionale Analyse (S-O-R-C-K) ist dann so zu lesen: Der Stimulus (S) regt unter der Bedingung der Organismusvariable (O) ein Verhalten (R) an, welches bestimmte Konsequenzen (C) mit einer spezifischen Auftretensrate (K) nach sich zieht.

Hier soll nun der Vorschlag gemacht werden, den Status der Befriedigung der psychologischen Grundbedürfnisse der Klientinnen und Klienten regelmäßig in die diagnostischen Anstrengungen mit einzubeziehen und diesen Status als Organismusvariable innerhalb einer funktionalen Analyse zu betrachten. Dies wird als sinnvoll angesehen, da manche Verhaltensabfolgen nur dann sinnvoll zu interpretieren sind und angemessene Anhaltspunkte für die weitere Therapieplanung geben, wenn die psychologischen Grundbedürfnisse berücksichtigt werden.

Fallvignetten

Schauen wir uns Simon an. Wie kann sein Verhalten beschrieben und interpretiert werden?

Nach Angaben seiner Eltern hört der fünfjährige Junge »nie«, wenn diese ihm etwas sagen, er scheint es oft gar nicht zur Kenntnis zu nehmen. Er bringt seine Eltern zur Verzweiflung, indem er Dinge tut (die Katze quälen oder das gerade gewaschene Auto im Beisein der Eltern verdrecken), für die beiden Eltern jedes Verständnis fehlt. Sie reagieren dann heftig emotional, schimpfen und sind völlig außer sich. Im Gespräch mit den Eltern wird aber auch deutlich, dass es in Simons Alltag völlig an entwicklungsangemessener Orientierung mangelt. Weder gibt es regelmäßige Mahlzeiten noch werden andere Strukturierungs- und Orientierungsangebote gemacht. Die Eltern sind beruflich stark eingespannt und haben zusätzliche eigene Freizeitinteressen (Sport), in die sie Simon nicht einbinden. Darüber hinaus scheinen seine Bedürfnisse nicht zu denen der Eltern zu passen. Während er gerne »wilde« Spiele spielt, schätzen die Eltern die Ruhe der Natur. Bei gemeinsamen Unternehmungen (etwa Waldspaziergängen) versuchen sie stets, ihn die Liebe zur Natur zu lehren, indem sie ihn etwa auf die verschiedenen Blumen hinweisen. Leider scheint Simon daran völlig uninteressiert und neigt dann dazu, die Blumen mit aufgelesenen Stöcken zu schlagen.

Typische Situationen, die von den Eltern berichtet werden, haben folgenden Ablauf:

Eltern erfreuen sich an etwas (Natur, Auto, Haustier) und zeigen dies Simon	➠	Simon zerstört die elterliche Freude (schlägt Blumen, quält Katze, verdreckt Auto)	➠	Eltern reagieren heftig emotional
S		**R**		**C**

Abbildung 4: Typischer Ablauf der Problemsituationen in Simons Familie

Warum aber ist die heftige emotionale Reaktion der Eltern eine verstärkende Konsequenz? Eigentlich wäre anzunehmen, dass dies eine direkte Bestrafung (C^-) sein müsste, die die Auftretenswahrscheinlichkeit des vorausgehenden Verhaltens (R) verringert. Da das Gegenteil der Fall ist, muss die Reaktion der Eltern als positive (C+) oder negative (C̸-) Verstärkung interpretiert werden. Dies macht aber zunächst keinen Sinn. Erst unter Berücksichtigung des Status der Verwirklichung der psychologischen Grundbedürfnisse bei Simon können wir hier sinnvoll interpretieren: Die Eltern reagieren nicht feinfühlig auf Simons Bedürfnisse, bieten ihm zu wenig angemessene Struktur und Orientierung und kritisieren ihn häufig sehr heftig. Zusammen mit ihnen gibt es kaum lustbesetzte Aktivitäten, da die Eltern wenig Zeit für ihn haben und in der gemeinsamen Zeit nicht seinen Wünschen folgen. Offensichtlich ist der Status der Befriedigung seiner Grundbedürfnisse also durchweg negativ einzuschätzen. Die Interpretation dieser Erkenntnisse als Organismusvariable hilft, eine angemessene funktionale Einschätzung vorzunehmen: Das unbefriedigte Bindungsbedürfnis führt dazu, dass die heftige Reaktion der Eltern vor allem als emotionale Zuwendung erlebt wird, an der es sonst fehlt. Der durch die häufige Kritik der Eltern und deren mangelnde Beachtung seiner Person verringerte Selbstwert wird aufgerichtet, wenn er den Eltern machtvoll gegenübertritt und solche heftigen Emotionen bei ihnen auslösen kann. Gleichfalls sorgt dies für Lustempfinden aufgrund der empfundenen Macht. Schließlich kann er so dafür sorgen, dass die Eltern endlich einmal nicht umhin können, ihm gegenüber klare Grenzen zu ziehen und so für Orientierung sorgen.

Funktional interpretiert ergibt dies also folgenden Sinn:

Eltern erfreuen sich an etwas und zeigen dies Simon ➠	– niedriges Selbstwertgefühl – keine Orientierung – geringes Erleben von Bindung zu den Eltern ➠ – wenig Erleben von Spaß mit den Eltern	Simon zerstört die elterliche Freude ➠	heftige emotionale Reaktion, Erleben von Macht, Orientierung, Zuwendung, Lust
S_e	O	R_0	C^+

Abbildung 5: Funktionale Interpretation von Simons Verhalten unter Berücksichtigung der Verwirklichung der Grundbedürfnisse

Während eine Betrachtung der Verhaltenskette ohne Berücksichtigung der Organismusvariable (s. Abb. 4) schwere Interpretationsprobleme mit sich brachte und nur wenige und allein wenig hilfreiche therapeutische Ansatzpunkte liefern konnte, führt die Einführung der Organismusvariable mit der Betrachtung der Verwirklichung der psychologischen Grundbedürfnisse (s. Abb. 5) viel weiter und verhilft zu sinnvollen Interpretationen und Handlungsanregungen.

Neben der Veränderung der Konsequenzen (angemessenere Reaktionen der Eltern auf sein Verhalten), deren Wichtigkeit auch schon aus der ersten funktionalen Analyse ableitbar gewesen wären, zeigt sich, dass vor allem Veränderungen im gesamten familiären Ablauf für nachhaltige Erfolge von Bedeutung sind. Die Eltern müssen dazu angeleitet werden, in viel höherem Ausmaß Orientierungshilfen (Tagesstruktur, Regeln) zu bieten. Darüber hinaus ist von entscheidender Bedeutung, dass die Eltern lernen,

Simon feinfühlig und wertschätzend zu begegnen. Im vorliegenden Fall brachte außer der Einführung verlässlicher Tagesabläufe vor allem die Einführung einer in Elterngesprächen vorbereiteten täglichen Spiel- und Spaßzeit von 30 Minuten Dauer, in der die Eltern sich ausschließlich auf die Wünsche von Simon einließen (vgl. Döpfner et al. 1998), erhebliche Fortschritte. Unter diesen neuen Bedingungen war dann auch die Veränderung des elterlichen Erziehungsverhaltens, die sich als Notwendigkeit ebenfalls aus der funktionalen Analyse ergab, gut umzusetzen.

In einem anderen Fall (s. ausführlicher Borg-Laufs 2002) waren ebenfalls eskalierende Konflikte zu beobachten, und zwar zwischen der dreizehnjährigen Carola und ihrer allein erziehenden Mutter.

Diese ergaben sich regelmäßig, wenn die Mutter irgendein beliebiges Verhalten von Carola kritisierte (S), woraufhin Carola dann betont »cool« reagierte und ihrer Mutter zu verstehen gab, dass sie diesbezüglich gar nichts hereinzureden hätte (R). Daraufhin wurde die Mutter immer lauter und schrie die sich immer mehr verschließende Carola an, schließlich schlug sie ihre Tochter (C = S), die ihr dann unter Tränen und ebenfalls schreiend vorwarf, sie könne nur schlagen, und sie hasse sie (R).

Carolas Verhalten wurde durch Spannungsabfuhr und ein Gefühl der Überlegenheit gegenüber der Mutter aufrechterhalten (C). In der Diagnostik ergab sich aber auch, dass es in der Vergangenheit zu massiven und zum Teil entwürdigenden Bestrafungen Carolas durch die Mutter gekommen war, die ihrerseits unter einer depressiven Störung und den damit einhergehenden dysfunktionalen kognitiven Schemata litt. Die Mutter-Tochter-Beziehung war aufgrund dieser lang andauernden Probleme tief gestört. Carola war zu diesem Zeitpunkt auch nicht mehr bereit, sich überhaupt noch auf eine Beziehung zur Mutter einzulassen (O). Die gestörte Bindung und die – als Organismusvariable der Mutter zu interpretierenden – psychischen Probleme der Mutter mussten auch in diesem Fall als die wichtigsten therapeutischen Ansatzpunkte gesehen werden, denn unter diesen Bedingungen waren einfache Verhaltensänderungen weder bei der Mutter noch bei der Tochter herzustellen.

Schluss

Die psychologischen Grundbedürfnisse spielen eine herausragende Rolle beim Verständnis des problematischen Verhaltens von Kindern und ihren Familien. Den Status der Befriedigung dieser Grundbedürfnisse zu erhöhen, kann – da es sich eben um Grundbedürfnisse handelt – für sich allein genommen bereits als geeignetes Therapieziel dienen, auch wenn dies von keinem der Beteiligten (Eltern oder Kind) als Therapieziel eingebracht wurde (vgl. zur Zielklärung in der Kinder- und Jugendlichenpsychotherapie Michels u. Borg-Laufs 2001).

Darüber hinaus führt die Beachtung der Verwirklichung der psychologischen Grundbedürfnisse auch dazu, dass verhaltenstherapeutische Interventionen erfolgreicher durchgeführt werden können, da die Funktion des Fehlverhaltens angemessener herausgearbeitet und in der Therapieplanung berücksichtigt werden kann.

Literatur

Adler, A. (1927): Studie über die Minderwertigkeit von Organen. München.

Ainsworth, M. D. S.; Blehar, M.; Waters, E.; Wall, S. (1978): Patterns of attachment. A psychological study of the strange situation. Hillsdale.

Antonovsky, A. (1997): Salutogenese. Zur Entmystifizierung der Gesundheit. Tübingen.

Borg-Laufs, M. (2001): Hinweise zur Indikation diagnostischer und therapeutischer Methoden. In: Borg-Laufs, M. (Hg.), Lehrbuch der Verhaltenstherapie mit Kindern und Jugendlichen, Bd. 2: Interventionsmethoden. Tübingen, S. 9–40.

Borg-Laufs, M. (2002): Die Rolle der Bindungstheorie in der Verhaltenstherapie. Verhaltenstherapie und psychosoziale Praxis 35: 583–596.

Borg-Laufs, M. (2004): Evolution oder Revolution? Zur Entwicklung einer allgemeinen (Kinder- und Jugendlichen-) Psychotherapie aus der Sicht eines Verhaltenstherapeuten. In: Michels, H. P.; Dittrich, R. (Hg.), Allgemeine Psychotherapie mit Kindern und Jugendlichen. Tübingen.

Borg-Laufs, M. (in Vorb.): Menschliches Verhalten verstehen. Ein unterhaltsames Lehr- und Übungsbuch zur funktionalen Analyse menschlichen Verhaltens. Tübingen.

Borg-Laufs, M.; Hungerige, H. (2001): Operante Verfahren. In: Borg-Laufs, M. (Hg.), Lehrbuch der Verhaltenstherapie mit Kindern und Jugendlichen, Bd. 2: Interventionsmethoden. Tübingen, S. 373–402.

Bowlby, J. (1975): Bindung. Eine Analyse der Mutter-Kind-Beziehung. München.

Brecht, B. (1978): Die Stücke von Bertolt Brecht in einem Band. Frankfurt a. M.

Brown, J. D. (1993): Motivational conflict on the self: The double bind of low esteem. In: Baumeister, R. F. (Hg.), Self-Esteem: The Puzzle of low Self-Regard. New York.

Crittenden, P. M. (1999): Klinische Anwendung der Bindungstheorie bei Kindern mit Risiko für psychopathologische Auffälligkeiten oder Verhaltensstörungen. In: Pfeifer, W.-K. P. (Hg.), Frühe Hilfen. Die Anwendung von Bindungs- und Kleinkindforschung in Erziehung, Beratung, Therapie und Vorbeugung. Gießen, S. 86–106.

DeCasper, J.; Sigafoos, A. D. (1983): The intrauterine heartbeat: A potent reinforcer for newborns. Infant Behavior and Development 9: 133–150.

Dilling, H.; Freyberger, H. J. (Hg.) (1999): Taschenführer zur Klassifikation psychischer Störungen. Bern.

Döpfner, M.; Borg-Laufs, M. (1999): Diagnostik, Therapieplanung und Evaluation. In: Borg-Laufs, M. (Hg.), Lehrbuch der Verhaltenstherapie mit Kindern und Jugendlichen, Bd. 1: Grundlagen. Tübingen, S. 299–360.

Döpfner, M.; Schürmann, S.; Frölich, J. (1998): Trainingsprogramm für Kinder mit hyperaktivem und oppositionellem Problemverhalten – THOP. Weinheim.

Dornes, M. (1999): Die Entstehung psychischer Erkrankungen: Risiko- und Schutzfaktoren. In: Suess, G. J.; Pfeifer, W.-K. P. (Hg.), Frühe Hilfen. Die Anwendung von Bindungs- und Kleinkindforschung in Erziehung, Beratung, Therapie und Vorbeugung. Gießen, S. 25–64.

Endres, M.; Hauser, S. (Hg.) (2000): Bindungstheorie in der Psychotherapie. München.

Epstein, S. (1990): Cognitive-experiental self-theory. In: Pervin, L. A. (Hg.), Handbook of personality: Theory and research. New York, S. 165–192.

Festinger, L. (1978): Theorie der kognitiven Dissonanz. Bern.

Flammer, A. (1990): Erfahrung der eigenen Wirksamkeit. Einführung in die Psychologie der Kontrollmeinung. Bern.

Freud, S. (1904): Drei Abhandlungen zur Sexualtheorie. Frankfurt a. M.

Freud, S. (1920): Jenseits des Lustprinzips. Frankfurt a. M.

Frey, D.; Kumpf, M.; Ochsmann, R.; Rost-Schaude, E.; Sauer, C. (1977): Theorie der kognitiven Kontrolle. In: Tack, W. H. (Hg.), Bericht über den 30. Kongreß der Deutschen Gesellschaft für Psychologie in Regensburg, S. 105–107.

Grawe, K. (1998): Psychologische Therapie. Göttingen.

Kanfer, F. H.; Saslow, G. (1965): Behavioral analysis: An alternative to diagnostic classification. Archives of General Psychiatry 12: 529–538.

Kanfer, F. H.; Reinecker, H.; Schmelzer, D. (2000): Selbstmanagementtherapie. Berlin.

Klemenz, B. (2003): Ressourcenorientierte Diagnostik und Intervention bei Kindern und Jugendlichen. Tübingen.

Maslow, A. (1954): Motivation and Personality. New York.

Michels, H. P.; Borg-Laufs, M. (2001): Zielklärung. In: Borg-Laufs, M. (Hg.), Lehrbuch der Verhaltenstherapie mit Kindern und Jugendlichen, Bd. 2. Tübingen, S. 211–246.

Minde, K. (1995): Bindung und emotionale Probleme bei Kleinstkindern: Diagnose und Therapie. In: Spangler, G.; Zimmermann, P. (Hg.), Die Bindungstheorie. Grundlagen, Forschung und Anwendung. Stuttgart, S. 361–374.

Murray, H. A. (1938): Explorations in Personality. New York.

Pelzmann, L. (1983): Arbeitslosenforschung. In: Lüer, G. (Hg.), Bericht über den 33. Kongreß der Deutschen Gesellschaft für Psychologie in Mainz. Göttingen, S. 674–681.

Powers, W. T. (1973): Feedback: Beyond Behaviorism. Science 179: 351–356.

Richards, J.; von Glasersfeld, E. (1987): Die Kontrolle von Wahrnehmung und die Konstruktion von Realität. In: Schmidt, S. J. (Hg.), Der Diskurs des Radikalen Konstruktivismus. Frankfurt a. M., S. 192–228.

Rotter, J. B. (1966): Generalized expectancies for internal vs. external locus of control. Psychological Monographs 80: 1–28.

Shazer, S. de (1999): Wege der erfolgreichen Kurztherapie. Stuttgart.

Siqueland, E. R. (1968): Reinforcement patterns and extinction in human newborns. Journal of Experimental Child Psychology 6: 431–432.

Skinner, B. F. (1973): Wissenschaft und menschliches Verhalten. München.

Spangler, G.; Zimmermann, P. (1999): Bindung und Anpassung im Lebenslauf: Erklärungsansätze und empirische Grundlagen für Entwicklungsprognosen. In: Oerter, R.; Hagen, C. v.; Röper, G.; Noam, G. (Hg.), Klinische Entwicklungspsychologie. Ein Lehrbuch. Weinheim, S. 170–194.

Strauß, B.; Buchheim, A.; Kächele, H. (Hg.) (2002): Klinische Bindungsforschung. Stuttgart.

Suess, G. J.; Pfeifer, W.-K. P. (Hg.). Frühe Hilfen. Die Anwendung von Bindungs- und Kleinkindforschung in Erziehung, Beratung, Therapie und Vorbeugung. Gießen.

Zimmermann, P.; Becker-Stoll, F. (2001): Bindungsrepräsentation im Jugendalter. In: Gloger-Tippelt, G. (Hg.), Bindung im Erwachsenenalter. Bern, S. 251–274.

Helmut Zaepfel und Bruno Metzmacher

Der Verlust der Triangulierungsfähigkeit und der sozialen Fantasie

Zur Genese und Behandlung schwerer Interaktionsstörungen bei Kindern und Jugendlichen

Es findet derzeit eine Diskussion zu der Frage statt, ob bei Kindern und Jugendlichen mit multiplen Entwicklungsstörungen eine Persönlichkeitsstörungsdiagnose diagnostisch valide und behandlungstechnisch sinnvoll ist (Streeck-Fischer 2000).

Dieser Frage wollen wir hier nicht nachgehen, sondern einen Aspekt der Diagnose »Persönlichkeitsstörung« herausgreifen, den der »Interaktions- und Beziehungsstörung«. Letztere finden wir nahezu durchgängig auch bei Kindern und Jugendlichen mit multiplen Entwicklungsstörungen. Diese Kinder und Jugendlichen sind häufig in einer doppelten Weise benachteiligt. Ihre Kontakt- und Beziehungsproblematik ist so ausgeprägt, dass sie ihre jeweiligen Lernfelder und sozialen Milieus (wie Kindergarten, Schule, Sportverein, Gleichaltrigencliquen) für ihre persönliche Entwicklung nicht ausreichend nutzen können. Im Gegenteil, sie fliegen raus, werden in Sonderschulen umgeschult, manche vereinsamen, andere suchen sich Milieunischen und Szenen, in denen sie mit ihrer sozialen Behinderung überleben können. Bleiben sie auffällig, sind sie irgendwann mit der Jugendhilfe, der Jugendgerichtshilfe, der Kinder- und Jugendpsychiatrie und bisweilen mit psychotherapeutischen Instanzen konfrontiert. Damit setzt sich das Dilemma fort: Wie sollen sie deren Hilfsangebote nutzen, wenn ihr Problem gerade darin liegt, soziale Beziehungen eher als Stress- und Risikofaktor denn als protektiven Faktor wahrzunehmen. Diese Kinder und Jugendlichen verfügen über eine Regulierungsschwäche im Bereich der Selbst- und der Interaktionsbeziehungen. Das Konzept der Triangulierung und der *Mentalisierung* ermöglicht uns, diese Vulnerabilität besser zu beschreiben und daraus behandlungspraktische Konsequenzen zu ziehen.

Was meint Triangulierung und wozu ist sie sinnvoll?

Triangulierung meint Dreiecksbildung, wobei die Zahl »3« bereits in der Zahlenmystik als die Perspektive beschrieben wird, die zwei zuvor beschriebene Perspektiven zugleich in sich fasst und darüber hinausweist. Im Prozess des Spracherwerbs geht die Lehre von der Zeichen- und Bedeutungsentstehung (Semiotik) ebenfalls von einem Prozess *innerer* Dreiecksbildung aus (vgl. Trabant 1989; Eco 1977). Das Dreieck besteht dabei aus einem Zeichen, dem zu bezeichnenden Gegenstand und einem Interpretanten, demjenigen, der Zeichen, Gegenstand und Bedeutung einander zuordnet. Zeichenhandeln als Sinnkonstruktion und Bedeutungsbildung ist somit ein konstruktiver Prozess, der von der enormen Freiheit lebt, beliebigen Sachverhalten der äußeren wie inneren Realität Symbole und Zeichen zuzuweisen oder diese Verknüpfung wieder aufzulösen. Mit dem Erwerb des Zeichengebrauchs und der Symbolfunktion verfügt das Kind über die Möglichkeit, einen innerseelischen Raum imaginativen und kreativen Probehandelns (Winnicott 1974) auszubilden. Nun vermag es mit entsprechender Unterstützung der Bezugspersonen, seine emotionalen Erfahrungen mit sich, seinen Mitmenschen und der Welt zu symbolisieren. Das Ergebnis ist eine innerseelische Strukturbildung (Raguse 1995), die als Grundlage der Bindungssicherheit des Heranwachsenden fungiert.

Petzold (2002) nennt diesen Vorgang emotionale Differenzierungsarbeit und Fonagy hat hierfür den Begriff der Mentalisierung eingeführt (Fonagy u. Target 2003). Der Vorgang der Mentalisierung befähigt den Heranwachsenden ab dem vierten Lebensjahr, das Verhalten anderer Menschen mittels Annahmen zu deren Motivation, Bedürfnislage und affektiver Gestimmtheit zu verstehen. Darüber hinaus kann sich die Person als kognitiv-emotionale Einheit in der Vielfalt ihrer Eigenschaften erfahren. Diese Form der Identitätsbildung als Konzeptualisierung einer Kernselbsterfahrung garantiert, dass sich die Person im Zeitverlauf und bei aller inneren »Vielstimmigkeit« als konstant und kohärent erlebt.

Um dies zu veranschaulichen, beobachten wir einmal den kleinen Max, der während eines Familienfestes langsam um den Tisch wandert, dabei verschiedenste »Schnappschüsse« macht, wie die verschiedenen Besucher diese Veranstaltung kommentieren, natürlich nicht nur mit Worten, sondern auch mit Taten. Wenn Max nun innerhalb seiner Familie immer wieder ermutigt wird, soziale Anlässe, Gefühle, Gedanken und Handlungen aus den unterschiedlichsten Perspektiven zu beschreiben und erfahren kann, dass es nie nur eine Erzählung, zum Beispiel über den Verlauf des Festes, nie nur einen Auslöser für Mamas Traurigkeit oder Papas Wut, nie nur eine Problemlösung im Umgang mit seinem Bettnässen gibt, dann hat Max gute Chancen, seine kognitive Entwicklung auch für die Wahrnehmung und Organisation seines Gefühllebens, seiner Motiv- und Bedürfnisklärung und seiner Beziehungsfähigkeit zu nutzen. Diese Fertigkeit geht mit der Fähigkeit zur mehrperspektivischen Wahrnehmung von Gefühlen, Bedürfnissen und Handlungsimpulsen einher. Indem Max sein eigenes Gefühlsleben sowie seine Wunsch- und Bedürfniswelt immer besser zu lesen vermag (Introspektion) und als eine bedeutsame Orientierungshilfe zu schätzen lernt, wenn er soziale Kontakte herstellt, erwirbt er zugleich die Fähigkeit zur zwischenmenschlichen Perspektivenübernahme und damit zur Einfühlung in Andere (Empathie). In der Adoleszenz kommt noch die Fähigkeit zur Selbstreflexivität hinzu, womit der mentale Handwerkskasten gut genug bestückt ist, um innerseelische und interaktionelle Erfahrungen in einem innerseelischen Raum »nachzubilden«, deren Dramen und Konflikte zu analysieren und quasi virtuelle Handlungsplanungen und Problemlösungen vorzunehmen. Max vermag damit innerseelische Prozesse zu triangulieren und zu symbolisieren, das heißt mit ihnen zu spielen wie in einem persönlichen Cyberspace. Damit ist eine wichtige Kulturtechnik be-schrieben, die der sozialen und psychologischen Fantasie der Mehrperspektivität (Petzold 2002). Sie ist als beziehungssprachliche Kompetenz unentbehrlich, um sich in den immer komplexer werdenden seelischen wie sozialen Lebenswelten sicher und neugierig bewegen zu können. Nur mithilfe dieser Kulturtechnik lassen sich zeitstabile soziale Netze bauen und immer wieder verlässlich emotionale Anerkennung erfahren.

Folgen misslingender Triangulierungsprozesse: Die Mentalisierungsproblematik

Der Verlust der Triangulierungsfähigkeit besteht nun darin, dass die skizzierte Freiheit der Bedeutungsschöpfung und -veränderung verloren geht. Die Welt im Kopf verliert ihren mehrdimensionalen Charakter und die Person ihren innerseelischen Raum kreativer und fantastischer Bedeutungsgewinnung, der allein die Erfahrung eigener Identität ermöglicht. Der Verlust von Mehrperspektivität bewirkt, um mit Bateson (1981) zu sprechen, dass die »Landkarte zum Gelände wird«.

Bei Alex, einem fast fünfjährigen Kind, das uns in ein paar Therapieszenen begegnen wird, hat dieser Reifungsprozess sozialer Fantasie nicht geklappt. Schon früh werden ihm verschiedene zwischenmenschliche Katastrophen zugemutet: frühe Trennung vom Vater, der der sexuellen Belästigung von Verwandten bezichtigt wurde, eine immer wieder erkrankte Mutter, die mit ihm eine symbiotische Lebensgemeinschaft pflegt, also viel Desorganisation, und eine stark kontrollierende Mutter, die ihm mitteilt: »Du darfst dich nur entwickeln, wenn du mich nicht verlässt.« Alex wird in der psychotherapeutischen Praxis wegen nicht mehr tolerierbarem aggressiv-destruktiven Sozialverhalten im Kindergarten vorgestellt. Er rastete regelmäßig aus, aus nichtigen Anlässen, oder zerstörte planmäßig die Spielversuche anderer Kinder. Er ließ sich nur kurzzeitig befrieden, wenn er im Gruppengeschehen den Ton angeben konnte. Das jedoch hielt nicht lange, weil die Kinder rasch seiner bizarren, selbstbezüglichen Spielideen überdrüssig waren. Ein Verweis aus dem Kindergarten wurde ausgesprochen, unter anderem, weil die Eltern der anderen Kinder massiv gegen Alex Front machten. Für Alex ist die Welt jenseits der Familie »vermintes Gelände«, wobei die Schuld stets bei den anderen liegt. Was kann er dafür, wenn die Kinder nicht so spielen wollen wie er? Alex sieht die soziale Welt wie mit einem Tunnelblick. Da gibt es keine Vielfalt und Buntheit von Perspektiven und Sichtweisen, er verhält sich wie ein klein geratener Fundamentalist, der bei seinen Missionierungsversuchen ständig »auf die Schnauze fällt« und darüber immer misstrauischer und besserwisserischer wird. Anstatt einzulenken, vermauert er sich immer mehr und baut an einem verklärt-verzerrten Selbst- und Weltbild, das die Welt außerhalb von ihm, aber auch seine Innenwelt immer schlechter abbildet.

Fonagy und Target (2001) sprechen von einem Mentalisierungsproblem, wenn – wie bei Alex – das Bedeutung schaffende Dreieck zur Geraden wird: Zeichen und Gegenstand sind unlösbar miteinander verkoppelt. Alex verliert darüber jedes Wirksamkeitserleben, dass er die Welt auch anders wahrnehmen und interpretieren könnte als in der Art, wie er es tut, und regrediert bereits unter minimalem Stress auf ein affektiv-kognitiv frühes Funktionsniveau, das durch zwei Verarbeitungsweisen sozialer und affektiver Erfahrungen gekennzeichnet ist: dem Modus der Psychischen Äquivalenz und dem Dissoziationsmodus. Für Kleinkinder sind das funktionale Verarbeitungsweisen.

Wenn der zweijährige Max plötzlich nachts Papas Bademantel als »bösen Mann« wahrnimmt, dann »vergisst« er, dass sich er tagsüber in eben diesen Mantel hineingekuschelt hat. Der Mantel hat nur noch eine einzige Bedeutung. Max ist fest davon überzeugt, dass das kein Hirngespinst ist: Er setzt Fantasie und Realität gleich.

Wenn Alex losprügelt, dann verschwimmt für ihn innere und äußere Realität gleichfalls. Im Dissoziationsmodus fantasiert er sich eine immer bedrohlichere soziale Kindergartensituation aus, die gegen jede konkret-sinnliche Erfahrung abgeschottet ist. Im Modus der psychischen Äquivalenz setzt er eben diese Fantasie mit der Wirklichkeit dieses Kindergartens gleich, das heißt, auch Denken, Fantasieren und Fühlen ist wie Handeln. Wenn er somit in diesen Erfahrungsmodi operiert, verliert er jegliche innere Freiheit und Distanz, mit seinen Wahrnehmungen der Kindergartenwirklichkeit zu spielen und Handlungsvorgänge und zwischenmenschliche Problemlösungen zunächst nur zu simulieren. Sein innerseelischer Erfahrungsraum bricht zusammen. Alex wird durch sein affektives Erleben gleichsam versklavt: Das Gefühl hat ihn und nicht er ein Gefühl.

Dieses Mentalisierungsproblem oder den Verlust der Triangulierungsfähigkeit zu verändern, ist unter anderem Ziel einer *strukturorientierten Psychotherapie* (Rudolph et al. 2002), die tiefenpsychologisch und schulenübergreifend orientiert ist. Wir wollen vier Aspekte dieses Ansatzes vorstellen:

- Beziehungsaufbau durch das Bestehen von Beziehungstests,
- Arbeit an den fixierten Beziehungsdrehbüchern und negativen Introjekten,
- Verankerung guter innerer Beistände,
- der methodische Dreischritt aus Spiegeln, Verstehen und Konfrontieren.

Aspekte einer strukturorientierten Beziehungsarbeit

Basale Akzeptanz und Bestehen von Beziehungstests

Alex wird bei diesem Mal von seiner Oma mütterlicherseits gebracht, die sich in einen anderen Raum setzt. Sonst sitzt die Mutter dort. Häufiger öffnet Alex die Türen und pendelt in der Stunde zwischen den Räumen und Personen hin und her.

Beim Hereinkommen begrüßt er mich nicht, was der Oma peinlich ist. Er geht auch nicht mit in den Therapieraum, sondern setzt sich zur Oma in den anderen Raum. Ich lade ihn ein (indem ich kommentarlos in »unseren« Raum gehe und warte), mit in den Therapieraum zu kommen, worauf keine Reaktion erfolgt. Nach fünf Minuten rufe ich ihn. Alex antwortet nicht. Nach weiteren zwei bis drei Minuten rufe ich ihn in der gleichen Stimmlage noch einmal, woraufhin er kommt. Ich kommentiere die Verzögerung mit der Bemerkung: »Jetzt scheinst du Kraft genug getankt zu haben für ein neues Spiel hier. Ich bin immer wieder neugierig, was du an Ideen mitbringst.« Alex geht ohne Blickkontakt zur Spielecke, sieht eine – von einem anderen Kind geknetete – Figur (einen braunen Alien mit Maschinenpistole aus Plastik in der Pfote) und bleibt stehen.

A.: Findest du, dass der die Pistole richtig in der Hand hält?

T.: Ich finde, du beobachtest genau. Das ist mir noch gar nicht aufgefallen. Aber wenn ich mir das genau ansehe, dann hält der die Pistole nicht besonders richtig. Aus Knete gemacht, kann er das glaube ich auch gar nicht.

A.: (auf die Figur zeigend): Wer ist das?

T.: Das ist ein Alien. Den hat ein anderes Kind geknetet (dabei nehme ich die Figur in die Hand und verspüre sofort einen

Schutzimpuls der Figur gegenüber). Weißt du, was ein Alien ist?

A.: Nein (wendet sich ab).

T.: (Resonanz: Ich fühle mich wie stehen gelassen, abgekoppelt von ihm und dem dünnen Faden von Kontakt, der entstanden ist.)

Kommentar

Die Initialphase ist von ausgedehnten Kontroll-, in diesem Fall von Machtspielen geprägt. Machtspiele sind häufig Nullsummenspiele. Alle Beteiligten verlieren, weil keine Triangulierung im Sinne kooperativer Perspektivenverschränkung stattfindet. Alex fühlt sich in der Initialphase der Behandlung nur sicher, wenn er glaubt, »das Heft in der Hand zu haben«, was ihm der Therapeut im Sinne eines »Als-ob-Spiels« zubilligt. Danach versucht der Therapeut, die Unterwerfung spielerisch zu inszenieren und zugleich Spiel- und Realebene von Beginn an deutlich zu unterscheiden. Die Beziehungsskripts von Alex enthalten vor allem Selbst- und Fremdbildentwürfe nach dem Macht-Ohnmacht-Muster und die unbewusste Handlungsanweisung »gut ist, was mächtig macht«. Eigene Ohnmachterfahrungen und die Angst vor ihrer Wiederholung werden mit diesem fixierten Narrativ in einer Art »Aktiv-Passiv-Verkehrung« subjektiv neutralisiert. Dies vermittelt kurzfristig die Illusion von Wirksamkeit und Kontrolle, führt jedoch zu eine rigid vereinfachten Selbst- und Personwahrnehmung. Der Therapeut erlebt diese Einengung und Gestaltungsarmut des Kindes in seiner Gegenübertragungsresonanz. Er kommentiert dieses Verhalten jedoch so, dass sich das Kind in seinem Bemühen und seiner Anstrengung anerkannt erlebt. So interpretiert er das Verhalten des Kindes einerseits unter dem Aspekt von berechtigten Sicherheitsbedürfnissen, andererseits unter dem Aspekt der ressourcenorientierten Bewältigung. Er kommentiert das Pendeln von Alex zwischen (Groß-)Mutter und dem Therapeuten sowie »das Warten lassen« als Ausdruck eines großen Sicherheits- und Kontrollbedürfnis. Des Weiteren erkennt er an, wie geschickt Alex die für ihn lange Zeit hoch ambivalente Anfangssituation zu »handeln« vermag, indem er sich zunächst bei Mutter und Oma »aufwärmt« wie ein Kicker bei seinem Coach vor einem wichtigen Spiel.

Die Initialphase der Behandlung ist bei diesen Kindern und Jugendlichen deshalb bedeutsam, weil die Klienten rasch und radikal Sympathie und Beziehung testen. Die Chemie muss stimmen, der Therapeut sollte schnell entlastend und orientierungsstiftend wirken, um eine positive, ja idealisierende Übertragungssituation herzustellen. Hierzu ist es notwendig, sich so weit wie möglich auf die dem Kind vertrauten Interaktionsspiele einzulassen. Tress et al. (2003, S. 17) bezeichnen dieses »Festhalten« an so genannten maladaptiven Mustern als Versuch, sich der eigenen Identität »durch Nähe zur seelischen Heimat« zu versichern. Dieses Sicherheitsbedürfnis gilt es anzuerkennen und zugleich beginnt der Überstieg zu anderen Perspektiven, indem diese Interaktionsmuster und die ihnen zugrunde liegenden Einstellungen in die gemeinsame Wahrnehmung gebracht und mit einer anderen Sichtweise und Bewertung versehen werden. Methodisch geht es somit nicht um die Aufdeckung unbewusster Prozesse im Wege genetischer und anderer Übertragungsdeutungen, sondern um kommentierende Hilfen für den Klienten, seinen innerseelischen Funktionsweisen und interaktionellen Skripts auf die Spur zu kommen, ihm also zu vermitteln, wie er »tickt«. Hierfür ist es notwendig, dass der Therapeut eine kohärente Repräsentation von der strukturellen und mentalen Verfassung des Kindes in sich entwirft und gegen dessen entwertende interaktionelle Angriffe verteidigt. Dies gelingt nur, wenn er dieses Fremdbild gegenüber den parallel laufenden Gegenübertragungsreaktionen getrennt halten kann. So kann der Klient sein eigenes Bild Schritt für Schritt in der mentalen Repräsentation des Therapeuten entdecken. Der Gesprächsstil sollte dabei eine phänomenologische Nähe zu Alltagsgesprächen aufweisen, das Verhalten so konkret und verhaltensnah wie möglich gespiegelt werden.

»Das Brutale«, oder: Die dialogische Untersuchung der sinnlichen wie kommunikativen Aspekte des destruktiven Erlebens

Ich folge Alex in die Ecke, wo er sich an eine Plastikwanne gesetzt hat, die voller Spielsachen und -figuren ist. Er hält sich hier öfter auf, wenn er mit Catcherfiguren aus Plastik endlose Schlägereien spielt.

A.: (schaut mich direkt an) Ich spiele etwas Brutales.

T.: (Resonanz: Ich nehme wahr, wie er meine Reaktion beobachtet. Es scheint ihm Spaß zu machen, mich im Unklaren zu belassen, was gleich passieren wird, so als wollte er in mir eine Art Angstthrill erzeugen, an dem er die Wirksamkeit seines interaktionellen Spielzugs zu registrieren vermag. Mir fallen die letzten Stunden ein, in denen er mich mehrere Male gefesselt, gequält und nach langem verzweifelten Bitten endlich befreit hat.)

T.: Das klingt, als käme auf mich wieder eine Runde Gefesseltwerden zu. Mir wird etwas mulmig, was du dir heute ausgedacht hast, aber ich werde auch ganz wachsam. Du willst also etwas Brutales spielen, womit du mich vermutlich beeindrucken kannst.

A.: Etwas ganz Brutales!
Der starken Ankündigung folgt nun aber eine etwas ratlose Fortführung. Er erzählt vom Wochenende mit dem Vater (Alex besucht ihn alle 14 Tage von Freitag bis Montagfrüh; montags findet seine Therapiestunde statt) und einem Horrorfilm, den er da gesehen habe, und kramt dabei in den Spielsachen.

T.: Also mich machen diese Art Filme richtig nervös bis ängstlich, ich merke, dass mein Herz schneller schlägt und ich den Atem anhalte, weil ich nie weiß, wann das Ungeheuer auftaucht, und auch sein gruseliges Aussehen löst in mir ein richtiges Schaudern aus. Ich denke: »Hoffentlich kann ich heute Nacht überhaupt schlafen«, und dann denke ich manchmal: »So ein Mist, was schaue ich mir denn da eigentlich an«.

A.: Ich habe keine Angst beim Fernsehen. Am liebsten sehe ich so was Brutales (er blickt mich dabei etwas verächtlich an, weil er wohl denkt: Was für ein Weichei).

T.: Na ja, ich vermute, du hältst mich für ein Weichei, wenn ich zugebe, dass mich bestimmte Filme unsicher machen, und ich bin hin- und hergerissen, wenn ich dir so zuhöre: Einerseits denke ich, der Alex braucht ein ganz schön starkes Nervenkostüm, wenn er solche Filme anschauen kann, andererseits denke ich, der Alex ist noch ein Kind mit einer zarten Seele. Die erschrickt furchtbar, wenn sie solche Filme sieht. Ich vermute, so denken auch die Eltern.

A.: Quatsch, ich guck soviel Brutales wie ich will, jawohl, das darf ich.

T.: Ich glaube, das hättest du manchmal gerne, dass du die Eltern erziehst und nicht die Eltern dich. Von deinem Vater weiß ich, dass er nicht möchte, dass so etwas siehst, weil er meint, dass diese Filme dir Angst machen.

Alex geht hierauf nicht ein und kramt weiter in den Spielsachen.

Kommentar

Wenn Alex das Hohelied des »Brutalen« singt, dann beschreibt er, wie Macht funktioniert, beispielsweise durch Erschrecken, durch Ungewissheit, durch plötzliches Überwältigtwerden. Das »Brutale« steht für einen Teilaspekt seines imaginären Selbstbilds, in dem er sich stark und unverletzlich ausfantasieren kann. Diese imaginären Selbstbilder entstehen unter anderem aufgrund zweier Prozesse: Das Kind entzieht sich wegen seines machtorientierten Kontrollstils der kommunikativen Überprüfung seines Selbstbilds. Wo nur eine Perspektive gültig ist, kann Letztere nicht überprüft und korrigiert werden (vgl. Resch 1998). Des Weiteren bedient es sich eines kognitiv-affektiven Stils, der es dem Kind erlaubt, sich in eine fantastische Selbstbildwirklichkeit zu flüchten, die sich mehr und mehr der Realitätsprüfung entzieht. Fonagy und Target (2002) nennen diesen Stil den »Als-ob-Modus«. Dabei wird die Fähigkeit zur Fantasietätigkeit und Symbolisierung einseitig, ohne Rückbindung an die sinnlich-emotional erfahrbare wie kommunikativ mitgeteilte Realität verwendet. Wir meinen, es ist eine Art Dissoziationspraxis, die ein Gefühl von »Pseudostärke« vermittelt. Der Therapeut versucht nun behutsam, dem Kind die fehlenden sinnlich-kommunikativen Realitätspartikel durch Verweis auf sein eigenes Erleben zur Verfügung zu stellen. Dabei ist er bemüht, das »Brutale« nicht vorschnell unter erzieherischen Gesichtspunkten zu »ächten«, sondern gemeinsam zu untersuchen, wie es psychovegetativ und emotional wirkt, was es in den zwischenmenschlichen Beziehungen anrichtet, unter welchen Bedingungen es bevorzugt angewendet wird und welche Alternativen es zum »Brutalen« geben könnte.

»Hannes Strohkopp und der unsichtbare Indianer«, oder: Die allmähliche Verankerung positiver Selbst- und Fremdbilder durch äußere und innere Dialoge mit destruktiven Selbstanteilen

T.: Hast du eigentlich schon einmal etwas Brutales erlebt?

A.: Ja, aber darüber erzähle ich nichts.

T.: Es handelt sich also um ein Geheimnis. Ist es besser, wenn man es für sich behält?
(Ich hatte geahnt, dass so etwas kommen würde, weil er dies schon drei, vier Mal in ähnlicher Weise betrieben hat. Solche Mitteilungen hatten mich bislang und auch jetzt etwas ratlos zurückgelassen.)

A.: Ja!

T.: Und warum ist es besser?

A.: (ohne irgendeine affektive Beteiligung) Ich habe gesagt, ich spreche nicht darüber. Ich möchte lieber Hannes Strohkopp hören.
(Die Kassette von »Hannes Strohkopp und der unsichtbare Indianer«, Janosch 1997, haben wir vor ungefähr drei Monaten zum ersten Mal gemeinsam gehört, wobei Alex damals während des Zuhörens ständig mit etwas anderem beschäftig war.)

A.: Findest du, dass du die Kassette oft hörst?

T.: Ich höre sie immer wieder gerne, und zwar besonders einige Stellen, die ich dir gerne zeigen möchte. Möchtest du sie jetzt hören?

A.: Ja.
(Ich hole die Kassette, schließe dabei auch die Tür, die immer noch offen stand, lege sie auf, und wir beide liegen dann auf dem Boden, vis-à-vis, mit einem Abstand von etwa 40 cm.)

A.: Wenn wir hören, dann ist die Tür geschlossen.

T.: Ich habe die Tür geschlossen, damit wir und auch deine Oma ungestörter sind. Das ist dir doch recht, oder?
(Er spielt während des Zuhörens mit einem Anker. Er wirkt ruhig, ernst, verschlossen und zugleich entspannt. Ich beobachte ihn während des Zuhörens sehr genau, besser gesagt, ich fühle mich sehr auf ihn bezogen. Gleichzeitig erlaubt es die Situation des Zuhörens, bewusst auf meine Resonanz zu achten, während er ganz für sich ist und ich bezogen auf ihn, ohne etwas von ihm zu wollen. Ich stelle dabei fest, dass ich sympathisch-zärtliche Gefühle empfinde, ihn für einen hübschen Kerl halte und ihm seine Verschlossenheit im Augenblick ohne weiteres lassen kann. An jener Stelle der Kassette, als Ibi Upur, der unsichtbare Indianer, Hannes Strohkopp so richtig aus der Patsche geholfen hat, halte ich die Kassette kurz an.)

T.: Diese Stelle habe ich vorhin zum Beispiel gemeint. Die gefällt mir besonders gut. Das ist nicht schlecht, wenn man einen hat, der einem hilft und Mut macht. Könntest du einen solchen Indianer auch manchmal brauchen?

A.: Wann?

T.: Na, wenn du mal in der Klemme bist und Hilfe brauchst oder Pech hast. Hast du schon mal Pech gehabt und Hilfe gebraucht?

A.: Ich brauche keine Hilfe!
(Alex wirkt sehr abweisend mit seiner Antwort, so als hätte gerade noch eine weitere Fensterlade geschlossen. Mir fällt auf, dass ich ihn nicht verstehe, keinen empathischen Zugang habe.)

T.: Manchmal verstehe ich dich nicht, Alex.

A.: Heute zum Beispiel!

T.: Ja, heute zum Beispiel.

A.: Ist die Kassette zu Ende?

T.: Nein.
(Ich schalte die Kassette wieder an. Wir hören weiter und der

kurze Dialog, den wir gerade geführt haben, hängt unangebunden im Raum, wie ein Fremdkörper. Ich frage mich, ob ich mich von einem ernsten und sprachlich-intellektuell [über-]differenzierten Jungen »verführen lasse«, ihn auf zu hohem [Reflexion-]Niveau anzusprechen. Er tarnt seine regressiven Wünsche perfekt und steuert mit minimalem Mitteln die Interaktion. Nach dem Ende der nächsten Sequenz stoppe ich die Kassette, weil die Zeit abgelaufen ist.)

A.: Ist die Kassette zu Ende?

T.: Nein, die Stunde ist jetzt gleich zu Ende. Es folgen hier noch zwei Abschnitte. Die können wir uns, wenn du willst, beim nächsten Mal anhören.

Alex steht kommentarlos auf, verlässt den Raum und geht zur Oma. Ich räume kurz auf und gehe dann in den Flur. Alex kommt gerade aus dem anderen Raum und bewegt sich zielstrebig auf die Ausgangstür zu. Normalerweise verabschiedet sich Alex nicht, zumindest nicht direkt. Während er an mir vorbeimarschiert, sage ich ihm: »Bis zur nächsten Woche, Alex.« Er dreht sich daraufhin um und schaut mich direkt an. Ich verstehe das als seine Bestätigung. Der Oma ist auch diese Szene peinlich und jetzt interveniert sie.

O.: (zu Alex gewandt und ihn am Arm festhaltend): So, man kann auch auf Wiedersehen sagen und einen dabei angucken!

T.: Alex hatte sich schon von mir verabschiedet. Das ist schon ganz in Ordnung.

Alex dreht sich noch einmal zu mir hin und bewegt dezent seine Hand, um einen Gruß anzudeuten.

Kommentar

»Hannes Strohkopp und der unsichtbare Indianer« erzählt eine Geschichte, die erst allmählich in das Selbst- und Fremdbilderleben von Alex hineinsickert. Der Therapeut riskiert die Abfuhr, als er mitteilt, wie sehr ihm die Figur des »unsichtbaren Indianers« als

»innere Beistandsfigur« gefällt, mit der man sich in einen inneren Dialog zurückziehen, der man eigentlich alles anvertrauen kann und die mit der eigenen Schwäche einfach liebevoller und zugleich tatkräftig umgeht. Die Abfuhr, die der Therapeut erhält, gilt vermutlich auch dem Selbstanteil in Alex, der sich einen solchen verlässlichen inneren Freund ersehnt. Der Therapeut unterstellt diesen noch »schmächtigen« und »zarten« Selbstanteil in Alex und unterstützt ihn vorsichtig. Er kann, paradoxerweise, nur wachsen, wenn auch die Angriffe vonseiten der destruktiven Introjekte im Kind auf diese »inneren Beistände« in die gemeinsame Wahrnehmung kommen dürfen und das Kind zusehends erlebt, dass sein bis dahin schwacher Selbstanteil diese Angriffe überlebt. Hierbei ist die Fähigkeit des Therapeuten entscheidend, die Entwertungen vonseiten des Kindes in der Weise zu »verdauen«, dass er mit einem inneren Bild der Szene arbeitet, in dem der Angriff auf ihn zum einen dem schwachen Anteil im Kind gilt, zum anderen einer Haltung des Therapeuten, in der er sich als fehlbar und ratlos zu erkennen gibt, ohne dass er deshalb an sich als gesamter Person zweifeln muss. Dadurch kann er gemeinsam mit dem Kind Situationen aushalten und neu gestalten, in denen auf den ersten Blick die »negative, entwertende Stimme« im Kind zu triumphieren scheint. Auf den zweiten Blick wird diese entwertende Stimme relativiert und entdramatisiert.

Tiefenpsychologische Ressourcenorientierung unterstellt, dass innerseelische Ressourcenaktivierung nur möglich ist, wenn es zu einem triangulierenden, inneren Dialog im Klienten kommt, in dessen Verlauf die Polarisierung zwischen »protektiven« und »destruktiven« Selbstanteilen in Gestalt eines »Entweder-oder« einer gegenseitigen Anerkennung, einem »Sowohl-als-auch« weicht (Metzmacher u. Zaepfel 2001). Eine beziehungs- und strukturorientierte Psychotherapie zielt darauf ab, dass die innerseelische Beschaffenheit und Tätigkeit destruktiver Introjekte im Wege eines emotional dosierten Dialoggeschehens untersucht, konkretisiert und verändert wird. Dabei ist das zweckfreie Spiel und das kommentierende Mitspielen des Therapeuten das bedeutsamste Medium zur Verlebendigung, Erforschung und Beeinflussung »böser Blicke«, »vernichtender Richterstimmen« und »abfälliger Gesten«. Indem der Heranwachsende seine Introjekte zu lesen und zu verstehen lernt, entwickelt er ein mentales Handwerkszeug (Mentalisierung), um in Zukunft destruktive Introjekte als personfremde Selbstanteile zu integrieren. Integration bedeutet hierbei, dass vormals unbegriffene, automatisierte, zur Gewohnheit gewordene Weisen des Fühlens, Denkens und Handelns konkretisierbar und mitteilbar werden, wodurch sie kreativ umgestaltet werden können.

»Hannes Strohkopp und der unsichtbare Indianer«, das war für Alex der schwierige Beginn einer Freundschaftsbeziehung. Er hat mithilfe dieser Geschichte viel über die Funktionsweise »innerer Beistände« lernen können, wie Letztere den Blick öffnen für andere Sichtweisen, wie sie das eigene Denken zu beruhigen vermögen. Hierdurch können konflikt- und spannungsärmere Räume des inneren Erlebens entstehen. Es findet triangulierendes Denken statt, das die Freiheit hat, sich anderen, nicht persongebundenen Themen zuzuwenden oder sich auf den eigenen Erlebnisraum in einer wohlwollenden Neugier zu beziehen.

In der vorletzten Stunde seiner dreijährigen Behandlung wünschte sich Alex, noch einmal die Geschichten von Hannes Strohkopp zu hören. Während des Zuhörens saß er auf einem Stuhl und spielte gleichzeitig mit Lego. Oder er stand zwischendurch auf, wenn er erregt war, und fing an zu kommentieren, was da geschildert wurde. So fand er den Lehrer gemein und ungerecht und die Kinder, die nicht aufhörten, den Hannes zu ärgern, sollten sich nicht wundern, wenn es ihnen irgendwann einmal genauso gehe. Dabei war er ziemlich aufgeregt. Der unsichtbare Indianer war cool und kam zur rechten Zeit (zutreffende Situationsanalyse). Er berichtete davon, dass er selbst auch cooler geworden sei, weil er nicht mehr so oft aus dem Unterricht flog (das heißt, er war weniger ablenkbar, reizbar und störanfällig geworden, die Zu-nahme an Selbstregulation nannte er cool und er war offen für das Zulassen und Mitteilen von spontanen Assoziationen). Im Übrigen habe er jetzt Freunde. Er zählte sie mit Namen auf. Dann hörte er wieder zu. Kommunikation und affektives Lernen, wie wir es in der Geschichte von Alex erzählt haben, ist auch das Resultat spezifischer Beziehungsangebote des Therapeuten, der sich hierbei als Modell für innere und äußere Triangulierungsprozesse präsentiert. Wie der Therapeut dabei methodisch verfährt, wird abschließend skizziert.

Der Therapeut als Modell für innere und äußere Triangulierung

Der methodische Dreischritt aus Spiegeln, Verstehen und Konfrontieren

In den skizzierten Beispielen ist der Therapeut selbst Modell für innere und äußere Triangulierungstätigkeit, weil er sich ständig zwischen persönlichem Engagement und reflektierender Distanz hin- und herbewegt. Damit verschränkt er auf lebendige Weise Innen- und Außenwelthandeln, indem er den Klienten an der allmählichen Verfertigung seiner Gedanken, Fantasien und Gefühle im gemeinsamen Begegnungsprozess in dosierter Form teilhaben lässt. Indem er eine Haltung des »partiellen Engagements« praktiziert, kann ihm der Klient bei seiner Affektklärung, Reflexionsarbeit und inneren Handlungsplanung »zusehen«. Der Klient wird Zeuge, wie der Therapeut das gemeinsame Interaktions- und Erlebnisfeld auf wiederkehrende Muster hin wahrnimmt, versteht und dies dem Klienten kommuniziert. Dieses Modell von Beziehung als Intervention orientiert sich einerseits an Befunden zur Säuglingsforschung (Stern et al. 2002; Fonagy u. Target 2002), andererseits an dem Ansatz von Finke (1999), der für tiefenpsychologisch arbeitende Psychotherapeuten ein integratives Interventionsmodell entwickelt hat, das unseres Erachtens gut für die Behandlung schwerer Interaktionsstörungen geeignet ist.

Finke (1999) beschreibt vier verschiedene Beziehungsebenen im Kontakt mit dem Klienten:

- Die Arbeitsbeziehung: Sie bildet Rahmen und Hintergrund der folgenden drei Beziehungsformen.
- Die Alter-Ego-Beziehung: Der Therapeut übernimmt die Perspektive des Patienten und assistiert diesem bei dessen Selbstklärungs- und Selbstregulierungstätigkeit.
- Die Übertragungsbeziehung: Der Therapeut versucht, die auf ihn wie auf andere bedeutsame Personen gerichteten unbewussten Rollenerwartungen und deren körpersprachliche Kommunikation zu verstehen und dem Klienten zu vermitteln.
- Die Dialogbeziehung: Der Therapeut antwortet dem Patienten als »reale Person«, indem er sein Erleben der therapeutischen

Situation (Gegenübertragung oder interaktionelle Resonanz) selektiv mitteilt.

Arbeitsbeziehung		
Alter-Ego-Beziehung	Übertragungsbeziehung	Dialogbeziehung
Inhaltsdeutung	Übertragungsanalyse	Antworten
Affektklärung	Beziehungsklärung	Selbstöffnung

Abbildung 1: Vier verschiedene Beziehungsebenen im Kontakt mit dem Klienten

Wir gehen in Anlehnung an dieses Modell von einem methodischen Dreischritt aus, der aus den Interventionsebenen Spiegeln – Verstehen – Konfrontieren besteht.

Bewegt sich der Therapeut im *Modus des Spiegelns*, so bekommt der Klient Hilfen an die Hand, seine aktuelle Erregungs- und Gefühlslage wahrzunehmen, mögliche Bedürfnis- und Motivlagen zu erkennen und zu hierarchisieren sowie beobachtbare Interaktionsmuster zu identifizieren.

Handelt der Therapeut im *Modus des Verstehens*, so bietet er dem Klienten Erklärungsmodelle an, die seinem aktuellen Verhalten und Erleben einen intrapsychischen wie interaktionellen Sinn verleihen. Hierbei bezieht sich der Therapeut einerseits auf innere wie äußere Auslöser affektiven und kognitiven Geschehens, andererseits auf übertragungsrelevante Verursachungsmöglichkeiten.

Reagiert der Therapeut im *Modus des Konfrontierens*, so geschieht dies auf zweierlei Weise. In einem weiteren Sinn stellt der Therapeut dem Klienten seine eigenen Wahrnehmungen, Gedanken und Gefühle als Resonanz zur Verfügung. Dieses dialogische Beziehungsangebot macht den Klienten mit der Tatsache vertraut, dass Beziehungen zwischen Menschen Zwei-Personen-Veranstaltungen sind, und nicht nur dem Drehbuch einer der Akteure dauerhaft folgen kann. Alltagsbeziehungen ertragen solche Inszenierungen nur bedingt und werden über kurz oder lang abgebrochen. Deshalb bedeutet die Hervorhebung subjektiver Sichtweisen des Therapeuten – das heißt Mitteilungen über seine Wünsche, Assoziationen und Handlungsimpulse – eine Konfrontation mit Mehrperspektivität und Ambivalenz. Konfrontation im engeren Sinn ist der Verweis auf die Konsequenzen des Verhaltens, sei es in Bezug auf die im Arbeitsbündnis und den Settingbedingungen vereinbarten Absprachen und Regeln, sei es in seinen schädigenden Auswirkungen auf die Beziehung des Klienten zu sich selbst wie zu Anderen, beispielsweise auf die therapeutische Beziehung. Hierzu ein kurzes Beispiel, wobei die verschiedenen Haltungs- und Interventionsmodi *Spiegeln*, *Verstehen* und *Konfrontieren* in Klammern abgekürzt angegeben sind.

Patrick (89. Stunde, 17;2 Jahre alt, Gymnasiast, zehnte Klasse, mit hohem Risiko für die Entwicklung einer Borderline-Persönlichkeitsstörung) ist einige Minuten zu früh zur Therapiestunde erschienen und muss noch warten. Diese Zeit nutzt er offensichtlich, um sich im Raum umzuschauen. Er hält sich, als der Therapeut den Raum betritt, an einem Regal auf, wo Spielsachen stehen. Patrick hat bisher die Spielsachen meist mit verächtlichen Bemerkungen bedacht.

T.: Ich sehe, du betrachtest die Spielsachen dort hinten (S). Ich habe manchmal die Vermutung, dass du auf die Spielsachen so allergisch reagierst, weil du in deiner Kindheit nie Gelegenheit hattest, mit Stofftieren zu spielen oder mit Freunden Rollenspiele zu spielen? Kann das sein (V)?

P.: Das ist doch alles Kinderkram, das hat mich noch nie interessiert.

T.: Du wirkst richtig erbost, wenn du über Spielsachen sprichst (S), so als hättest du richtig schlechte Erfahrungen mit denen gemacht (V).

P.: Was soll die ganze dämliche Fragerei, ich muss mit Ihnen unbedingt über meine Cousine sprechen.

T.: Mich ärgert das, Patrick, wenn du meine Fragen als dämlich bezeichnest. Ich komme mir dann so vor, als müsste ich höllisch aufpassen, nur immer das Richtige zu fragen. Ich kann aber nicht in deinen Kopf schauen (K).

P.: Ich hab nun mal keinen Kopf für solchen Kindskram, meine Cousine geht mir dermaßen auf den Wecker, ich könnte ihr den Hals rumdrehen.

T.: Das ist jetzt die sechste Stunde, in der du die Cousine als Thema mitbringst, wobei mir der Gedanke kam, dass du das eigentlich ausgesprochen klug machst (K).

P.: (deutlich irritiert) Was?

T.: Nun, ich vermute, dass es einerseits sehr belastend ist für dich, erneut jemanden zu haben, der dich in so anstrengender Weise beschäftigt und belastet wie deine Cousine (S). Andererseits gab es Zeiten, da war ich ein solcher Jemand, und es gab lange Zeiten, da war es deine Mutter. Nun hast du jemanden gefunden oder man könnte vielleicht sogar sagen, ausgesucht, den du nicht täglich siehst, mit dem du nicht den Alltag teilen musst, sondern nur hin und wieder zusammentriffst, eben deine Cousine (V). Und genau das finde ich klug, dass du dir dadurch im Alltag zu Hause und auch hier in der Therapie etwas weniger Stress machst (K).

Abschließende Bemerkungen

Der hier skizzierte methodische Dreischritt findet sich, in anderer Terminologie und mit zum Teil anderen theoretischen Prämissen, sowohl im dialektisch-behavioralen Ansatz von Linehan (DBT; 1996), der von Validieren und Konfrontieren spricht, als auch im psychodynamisch-interaktionellen Ansatz von Heigl-Evers (1993). Das Linehan-Modell fokussiert jedoch zu wenig auf das interaktionelle Lernen, es legt seinen Schwerpunkt auf die Affekt- und Erregungsregulierung, und das Modell von Heigl-Evers ist praxeologisch zu wenig elaboriert. Genau das leistet Finke mit seinem Modell, er bringt auf den Begriff, was bei Heigl-Evers noch eher implizit formuliert ist. Triangulierendes, mehrperspektivisches Beziehungshandeln des Therapeuten wird in diesem schulenübergreifenden Ansatz praxisnah beschrieben. Kinder und Jugendliche mit schweren Beziehungsstörungen benötigen einen flexiblen, Antwort gebenden, das heißt als Person sinnlich fassbaren Therapeuten, der in der Lage ist, sich immer wieder in die »Eigenrealität« des Klienten hineinzubegeben, um gemeinsam mit ihm den »Überstieg« zur kulturellen »Hauptrealität« vorzunehmen (Lempp 1992). Dieser Therapeut arbeitet primär ressourcen- und bewältigungsorientiert, das heißt, die therapeutische Beziehung ist nicht per se heilsam, sondern nur, wenn sie das Selbsthilfe- und Selbstheilungspotenzial im Klienten zu entwickeln und zu mobilisieren vermag. Diese Perspektive ist einem Traumamodell der Entstehung von Interaktionsstörungen entnommen, dem Fischer und Nathan (2002) den Vorrang vor dem klassischen Neurosenmodell geben. Das Traumamodell fokussiert unter anderem auf den Sachverhalt, dass Interaktionsstörungen sehr häufig traumakompensierende Bewältigungsstile darstellen, die vollständig automatisiert ablaufen, weil sie sensomotorisch gespeichert sind. Diese Kinder und Jugendlichen leiden somit an einem innerseelischen Triangulierungs- und Mentalisierungsproblem oder an dem Unvermögen, sich und die Beziehung zu bedeutsamen anderen Menschen mehrperspektivisch betrachten zu können. Wird der methodische Dreischritt im Wege dialogischen Lernens verinnerlicht, so verfügt der Klient zunehmend über ein mentales Handwerkszeug, um vormals blind sich in Szene setzendes Verhalten verstehbar, planbar und veränderbar zu machen. Dieser Prozess der Mentalisierung und Resymbolisierung erfolgt nicht nur über Sprache, sondern mittels kreativer Medien und leibnaher Bewegungsarbeit. Der Therapeut ist dabei immer wieder Übersetzer, Interpret und Verhaltensmodell, das gemeinsam mit dem Klienten auf das zu studierende Verhalten und Erleben schaut, es untersucht und gleichsam »objektiviert«.

Dieser Therapeut deutet nicht mehr aus der Position einer allwissenden Instanz heraus. Er kommentiert, bemerkt, fragt und lässt seine Gedanken und Anmutungen über die innerseelische Tätigkeit des Anderen in Gestalt von Hypothesen laut werden, in denen stets ein Moment der Skepsis und des produktiven Zweifels mitschwingt. Dies alles formuliert er in einer der Alltagskonversation phänomenologisch nahen Sprache. Dies bedeutet nicht, dass er selbst in einen Jargon verfällt, der nur mehr aufgesetzt wirken kann, sondern, dass er sich in einer dosiert affekthaltigen und engagierten Weise mitzuteilen versteht. So lernt der Klient an sich und am Beziehungshandeln mit dem Therapeuten, wie er seine innere Beziehungswelt beweglich statt rigide gestaltet und sein Beziehungshandeln praktisch vielfältig in Szene setzt. Darüber wird er ein wenig mehr sich selbst zum Gefährten.

Literatur

Bateson, G. (1981): Ökologie des Geistes. Frankfurt a. M.

Eco, U. (1977): Zeichen. Einführung in einen Begriff und seine Geschichte. Frankfurt. a. M

Finke, J. (1999): Beziehung und Intervention. Stuttgart.

Fischer, G.; Nathan, R. (2002): Diagnose der Psychodynamik bei Störungsbildern mit posttraumatischer Ätiologie. Psychotraumatologie 1: 1–17.

Fonagy, P.; Target, M. (2001): Mit der Realität spielen. Zur Doppelgesichtigkeit psychischer Realität von Borderline-Patienten. Psyche 55: 961–995.

Fonagy, P.; Target, M. (2002): Neubewertung der Entwicklung der Affektregulation vor dem Hintergrund von Winnicotts Konzept des »falschen Selbst«. Psyche 56: 839–862.

Fonagy, P.; Target, M. (2003): Frühe Bindung und psychische Entwicklung. Gießen.

Heigl-Evers, A. (1993): Lehrbuch der Psychotherapie. Stuttgart.

Janosch (1997): Hannes Strohkopp und der unsichtbare Indianer. Hörspiel von Anke Beckert. Hamburg.

Lempp, R. (1992): Vom Verlust der Fähigkeit, sich selbst zu betrachten. Bern.

Linehan, M. M. (1996): Dialektisch-behaviourale Therapie der Borderline-Persönlichkeitsstörung. München.

Metzmacher, B.; Zaepfel, H. (2001): Zum Doppelgesicht der Ressourcenorientierung. In: bkj, Viele Seelen wohnen doch in meiner Brust. Münster/Bad Hersfeld, S. 237–262

Metzmacher, B.; Zaepfel, H. (2002): Ressourcenorientierung – Ein Konzept im Spannungsfeld der therapeutischen Arbeit mit Jugendlichen. Psychotherapie 7 (1): 114–124.

Petzold, H. G. (2002): »Lebensgeschichten verstehen, Selbstverstehen, Andere verstehen lernen«. Integrative Therapie 3–4: 148–222.

Raguse, H. (1995): Internalisierung und Strukturbildung. In: Schneider, G.; Seidler, G. H. (Hg.), Internalisierung und Strukturbildung. Opladen, S. 71–94.

Resch, F. (1998): Zur präpsychotischen Persönlichkeitsentwicklung in der Adoleszenz. Psychotherapeut 43: 111–116.

Rudolf, G.; Grande, T.; Hennigsen, P. (2002): Die Struktur der Persönlichkeit. Stuttgart.

Stern, D. N.; Sander, L. W.; Nahum, J. P. (2002): Nicht-deutende Mechanismen in der psychoanalytischen Therapie. Psyche 9: 974–1006.

Streeck-Fischer, A. (2000): Borderlinestörungen im Kindes-und Jugendalter, ein hilfreiches Konzept. Psychotherapeut 45: 356–365.

Trabant, J. (1989): Zeichen des Menschen. Frankfurt a. M.

Tress, W.; Junkert-Tress, B.; Heutkamp, N.; Wöller, W.; Langenbach, M. (2003): Spezifische psychodynamische Kurzzeittherapie von Persönlichkeitsstörungen. Psychotherapeut 48(1): 15–22.

Winnicott, D. W. (1974): Reifungsprozesse und fördernde Umwelt. München.

Susy Signer-Fischer

Das Symptom als Metapher nutzen

Hypnose und hypnotherapeutische Methoden mit Kindern, Jugendlichen und ihren Erwachsenen

Das Symptom

In Beratungsstellen und in den Privatpraxen werden Kinder und Jugendliche häufig wegen bestimmter Symptome präsentiert. Das kann verschiedene Gründe haben:

– Es kann sein, dass bei der Anmeldung danach gefragt wird.
– Bei jedem Arzt, jedem Amt und jeder Beratungsstelle muss man einen handfesten Grund haben, um sich anzumelden; Symptome erscheinen geeignet.
– Symptome sind meist für Eltern, Lehrkräfte oder die Kinder selbst störend. Man möchte sie darum gern loswerden. Symptome fallen auf, auch wenn das Kind vielleicht sonst nicht auffällig ist. Kinder und Jugendliche werden angemeldet, wenn sie entweder selbst oder das Umfeld unter den Symptomen leidet.

In der Beratung oder Psychotherapie ist Selbstverantwortung und Mitbeteiligung der Ratsuchenden wichtig. Außerdem können schneller Besserungen erzielt werden, wenn den Klienten schon von Anfang an ein Fenster geöffnet wird, wohin der Weg führen kann – eine Zielvorstellung vorhanden ist. Schon bei der Anmeldung und dann in der ersten Sitzung kann statt nach Symptomen und Problemen nach Anliegen gefragt werden. Manchmal ist eine noch allgemeinere Frage hilfreich: »Wie kam es dazu, dass Sie Ihr Kind anmelden?« Wenn ein besorgter Vater beispielsweise das Symptom oder Problem, dass sein Sohn zu viel am Computer sitze, beschreibt, kann nachgefragt werden: »Dann möchten Sie gern, dass er mehr mit Freunden unternimmt, mehr Sport betreibt, zur rechten Zeit zum Essen kommt?« Eine solche positive

Umformulierung des Problems eröffnet eine Zukunftsperspektive und durchbricht die negative Fokussierung auf das Problem.

Im Sinne einer solchen Umformulierung legt die hypnotherapeutische Arbeit mit Metaphern ebenfalls das Schwergewicht auf eine Umdeutung oder Transformation des Symptoms. Die Verwendung von Metaphern in der Therapie gestattet einen spielerischen Umgang mit dem Symptom und beschleunigt den Therapieprozess, da simultan auf einer bewussten und unbewussten Ebene gearbeitet werden kann. »Metapher« (*meta pherein*: anderswo hintragen) bedeutet eine gleichnishafte Redewendung oder einen bildlichen Ausdruck. Dank der Verwendung eines Gleichnisses oder Bildes können komplexe Situationen oder diffuse Gefühle fassbarer gemacht und tiefer liegende Gründe hinter dem Symptom erfasst werden.

In der Therapie gibt es zwei Möglichkeiten, um mit Metaphern zu arbeiten: Das Symptom kann anhand einer bestimmten Situation bearbeitet werden, die dann zur Metapher für das ganze Problem gebraucht wird. Oder es wird mit dem Symptom direkt metaphorisch gearbeitet.

Hypnose

Hypnose ist in der psychotherapeutischen Arbeit mit Kindern und Jugendlichen sehr geeignet, weil damit komprimiert, gezielt und auf verschiedenen Ebenen gearbeitet werden kann. Hypnose umfasst:

- Arbeit mit verschiedenen Bewusstseinszuständen,
- Einüben von konkretem Handeln, symbolischem Handeln, Metaphern, Geschichten,
- Transfer und Generalisieren.

Wird das Symptom als Metapher genutzt, kann gleichzeitig auf der Ebene des konkreten Handelns und der Metaphernebene gearbeitet werden. Durch die Wirkung auf der bewussten und unbewussten Ebene erhöhen Metaphern die Wahrscheinlichkeit, dass generalisiert und transferiert wird. Ebenfalls können Strategien, die ein Kind für eine bestimmte Situation herausgefunden hat, verallgemeinert, abstrahiert und somit an andere Situationen angepasst werden.

Die Bedeutung des Symptoms

Jedes Symptom hat sowohl für das Individuum und die Familie, als auch für die jetzige Situation und die ganze Geschichte eine Bedeutung. Um Hypothesen über die Bedeutung des Symptoms bilden zu können, sollte im Erstgespräch, wozu die ganze Familie eingeladen wird, soviel wie möglich an Informationen eingeholt werden (vgl. Abb. 1).

Beispiel: Sarah hat Wutanfälle und flippt aus

Die elfjährige Sarah wird durch die Mutter telefonisch angemeldet, weil sie schimpfe, Wutanfälle habe und nicht gehorche. Das Verhalten von Sarah sei so unerträglich, dass eine Heimeinweisung anstehe. Die Familie besteht aus der berufstätigen Mutter, dem 13-jährigen Bruder und der elfjährigen Sarah. Die Eltern leben schon seit acht Jahren getrennt. Die Kinder haben angemessen Kontakt mit dem Vater, sie sehen ihn alle zwei Wochen für ein Wochenende und verbringen jährlich 14 Tage Ferien mit ihm.

Zur ersten Sitzung wird die ganze Familie eingeladen. So können sowohl auf der systemischen als auch auf der individuellen Ebene Informationen gesammelt, Hypothesen gebildet und die ersten Interventionen durchgeführt werden.

Familiensitzung

Schon in der ersten Sitzung erklärt die Mutter, dass sie jetzt keine andere Lösung mehr sehe, als dass Sarah in ein Heim gehe. Sarah besuche neben der Schule an drei Tagen ein Tagesheim. Sowohl in der Schule, als auch im Tagesheim gehe es gut. Die Schulleistungen seien sehr gut. Alle drei Familienmitglieder beschreiben die Anfälle wie folgt:

Beispiel: Indexpatientin mit Angstsymptom

1. Familie zusammen

Je nach Situation Allgemeines zum Familienleben erfragen, beispielsweise, wer mit wem gut auskommt, wer mit wem worüber und wie Streit hat. Wer unternimmt was mit wem? Wie ist jedes Familienmitglied und die ganze Familie sozial eingebettet? Den Rahmen und Bedingungen erklären für die Beratung. Die Indexpatientin als Hauptperson ansprechen: »Weißt du, warum du hierher kommst? Was hast du für ein Anliegen?« Auch die anderen Mitglieder erklären lassen, warum sie Beratung suchen (etwa eigene Einsicht, geschickt vom Lehrer), das Anliegen anbringen lassen. Angst beschreiben lassen: Situationen, in denen Angst vorkommt? Seit wann? Ist Angst störend? Wenn ja, wobei? Was schon ausprobiert? Was hilft? Auch die anderen Mitglieder äußern sich. Wie wird das Symptom von wem eingeschätzt? Mögliche Vorgehensweisen werden vom Therapeuten aufgezählt. Allgemeines über Angst und Mut vermitteln (Symptome und Ressourcen). Jedes Familienmitglied erzählt, in welchen Situationen es Angst und Mut hat.

2. Eltern allein

Auskünfte, die nicht vor den Kindern gegeben werden konnten, und eventuell Anamnese erheben.

3. Indexpatientin allein

»Was gibt es noch dazu zu sagen, was du eventuell noch nicht gesagt hast? Was wollen wir zuerst angehen?« In der ersten Sitzung sollte schon eine Intervention erfolgen. Wenn möglich, zum nächsten Mal schon etwas ausprobieren oder beobachten lassen (Hausaufgaben).

4. Geschwister allein (fakultativ)

»Was konntet oder wolltet ihr nicht vor den Eltern sagen? Worin unterstützt ihr euch, könntet ihr Euch unterstützen?« Gibt es heiße Tipps, ähnliche Erlebnisse der Geschwister?

5. Familie zusammen

Der Therapeut fasst die Sitzung zusammen und gibt eine erste Einschätzung der Situation. Weitere Vorgehensweisen, auch das Setting und Termine werden abgemacht.

Abbildung 1: Struktur einer ersten Sitzung

- Wer ist beteiligt?

  Die Anfälle finden nur zwischen Mutter und Tochter statt. Sonst gibt es zwischen den Familienmitgliedern kaum Streitereien (zwischen den Geschwistern, zwischen Mutter und Sohn).
- Wann? Seit wann?

  Vor allem wird am Mittagstisch gestritten, vor dem Zubettgehen oder allgemein, wenn die Mutter Sarah eine Anweisung gibt.

Auf die Frage, wann ein Symptom auftauche oder seit wann es bestehe, wird oft geantwortet, es trete immer auf oder es bestehe schon seit immer. Wenn Erwachsene oder Kinder von »immer« oder »nie« sprechen, ist es meistens so, dass es ihnen Mühe bereitet, sich dem Symptom oder dem Problem zu stellen und ihm ins Auge zu blicken. Es ist wichtig, das Symptom genau wahrzunehmen:

- Wie und wo?
  Die Anfälle verlaufen außerordentlich schnell, sehr heftig und allumfassend ernst (die ganze Person und nicht nur ihr Verhalten wird infrage gestellt, »du bist unfähig/gestört, ich hasse dich«). Die Zurechtweisung oder Anweisung geht von der Mutter in einem heftigen Ton aus, wenn Sarah um einen Joghurt bittet oder eine Freundin besuchen möchte.
- Was hat schon geholfen?
  Die Mutter findet, dass nichts hilft. Sie hat schon versucht, nachzugeben, cool zu bleiben oder Sarah zur Großmutter zu schicken. Sarah hingegen hat sich schon öfter vorgenommen, nett zu sein und zu machen, was die Mutter sagt.

In der Familiensitzung wird jedes Familienmitglied bezüglich des Symptoms und entsprechender Ressourcen gefragt:

- Mutter
  Die Mutter äußert, dass sie genug habe und am Rande ihrer Kräfte angelangt sei. Sie sei ihrer Tochter zu ähnlich. Auf die Frage, wie sie geschafft habe, mit ihrem Temperament umzugehen, antwortet sie, dass ihr das erst durch Psychotherapie gelungen sei.
- Sarah
  Sarah sieht Situation klar. Es besteht die Gefahr, dass sie ins Heim muss. Sarah denkt, dass die Mutter sie nicht liebe. Ich frage, ob wir die Mutter fragen sollten, ob das so stimme. Sarah verneint, sie befürchte, dass ihre Annahme bestätigt werden könne und dass sie damit nicht umgehen könne. Ihre Mutter beleidige sie, mache sie herunter, schreie herum und tituliere sie aufs Schlimmste, bis auch sie ausraste und sich nicht mehr im Griff habe.

– Empfohlene Maßnahme
  Aus dem Feld gehen und warten, bis sie sich wieder beruhigt.

Tabelle 1: Hypothesen zur Bedeutung des Symptoms bei Sarah

Familie	Individuum
– Der Vater als zweites Elternteil fehlt; die ganze Erziehungsverantwortung lastet auf der Mutter. – Der Sohn wird als Partnerersatz eingesetzt. Dagegen wehrt sich Sarah. – Der Bruder wird bevorzugt oder Sarah schätzt es so ein (weil er älter ist). – Die Mutter ist aus anderen Gründen (Beruf) am Ende ihrer Kräfte. – Die Mutter kann keine Grenzen setzen, oder sie setzt sie unangemessen und inkonsequent ein. – Die Mutter benutzt Sarah als Sündenbock, um sich anderen Problemen (Beruf, eigene Lebensgeschichte) nicht stellen zu müssen.	– Sarah fühlt sich nicht geliebt und nicht verstanden. – Sie fühlt sich gegenüber dem Bruder benachteiligt. – Sie versucht, mithilfe des Symptoms wieder mehr Kontrolle über ihr Leben zu bekommen. – Sie versucht, die Aufmerksamkeit der Mutter auf sich zu lenken. – Sarah weiß nicht, wo Grenzen sind, und braucht Halt.

Alle drei Familienmitglieder sind verzweifelt. Einerseits möchte niemand, dass Sarah ins Heim muss. Andererseits scheint die Situation ausweglos, da alle Familienmitglieder den Eindruck haben, sie hätten alles versucht. Die Mutter ist am Ende ihrer Kräfte angelangt, der Bruder will nicht ohne Sarah zu Hause bleiben und Sarah möchte nicht ins Heim.

In diesem Fall kann eine spezifische Problemsituation als Metapher betrachtet werden. Die Situation sollte möglichst viele Aspekte der Bedeutung veranschaulichen, sodass auf mehreren Ebenen (Individuum, Familie, Jetzt, Vergangenheit, Zukunft) gearbeitet werden kann. Schon in der ersten Sitzung wird mit Sarah allein eine Intervention durchgeführt.

Intervention und Analyse einer Problemsituation – Sarah

Die Situation von gestern durchgehen und besprechen, was Sarah daran aufgefallen ist. In Trance Auslösereize herausfinden. Dieses Vorgehen kann in neun Schritten zusammengefasst werden:

1. Hier und Jetzt
   Thema, konkrete Situation erfragen.
   Situation begrenzen: Anfang, Abschluss, Struktur der Situation, Auslösereiz?
2. Trance
   Auslösereiz finden, zurückkommen
3. Hier und Jetzt
   Ressource erfragen, passend zum Problem, Situation dazu.
   Bei Sarah: Aus dem Spannungsfeld gehen und sich in ihrem Zimmer zurückziehen.
4. Hier und Jetzt
   Besprechen: Was wir jetzt in Trance tun werden, nämlich Situation bis Auslösereiz durchgehen, Situation anhalten, Ressource einsetzen.
5. Trance
   Anfang Ressourcensituation, bis Spitze, anhalten, Körpergefühl, Symbol dazu. (Sie stoppt die ereignete Situation am Höhepunkt und stellt sich vor, sie zieht sich in ihr Zimmer zurück. Situation weitergehen lassen bis zum Abschluss.)
6. Hier und Jetzt
   Zurückkommen.
7. Trance
   Problemsituation bis Auslöser, Stopp, Symbol holen, Körpergefühl, weitergehen lassen bis Abschluss.
8. Hier und Jetzt
   Besprechen: Was können für Stolpersteine auftauchen? Zum Beispiel: Mutter kommt ständig ins Zimmer – Sarah kann sich nicht beruhigen.
9. Trance
   Eventuell Überwinden der Stolpersteine üben.
   Suggestion für Zukunft.

Intervention – Mutter

Mit der Mutter besprechen, was mit Sarah eingeübt wurde. Besprechen, wie die Mutter Sarah ins Zimmer gehen lassen kann. Wie sie aushält, dass Sarah sich aus dem Konflikt zurückzieht. Die Mutter Forderungen an Sarah klar formulieren lassen. Besprechen, dass sie Sarah sagt, was sie verlangt und warum (übermäßige Strafen vermeiden, wie mitten im Sommer über zwei Wochen Zimmerarrest, ohne dass Sarah versteht, warum). Räumliche Grenzen zulassen und fördern. Dies kann gerade am Beispiel der Umgestaltung der Wohnung erarbeitet werden:

Die Mutter teilt mir mit, dass sie mit Sarah das Zimmer tauschen will. Bei der Darstellung der Wohnung wird klar, dass die Mutter im Moment kein abgeschlossenes Zimmer bewohnt, sondern einen kleinen Alkoven vom Wohnzimmer aus. Der Bruder bewohnt das größte Zimmer und Sarah ein normal großes. Der Tausch ist zwar nicht abzuwenden, jedoch kann sich die Mutter damit einverstanden erklären, eine Wand mit Tür einzuziehen. Das Zimmer wird für Sarah zwar immer noch sehr klein sein, kann aber abgeschlossen werden. Die Mutter verspricht, ein Hochbett anzuschaffen, damit Sarah unter dem Bett einen Schreibtisch haben kann. Die Mutter wechselt ihre Arbeitsstelle und nimmt eine befriedigende Arbeit an. Sie arbeitet dann in der Folge drei statt bisher vier Tage in der Woche.

Themen bei der Psychotherapie für Sarah

Zusammenfassend kann gesagt werden, dass folgende Themen bei der Psychotherapie für Sarah im Vordergrund standen: angemessene Kontrolle und Selbstverantwortung gewinnen, etwas meistern können, mehr positive Aufmerksamkeit bekommen.

Tabelle 2: Themen und Symptome, die häufig im Vordergrund stehen

Familie	Individuum
– Grenzen setzen, Grenzen einhalten, Grenzen überschreiten – Rollen, unklare Hierarchien, Parentifizierung – Überforderung – Themen aus der Geschichte eines Elternteils – materielle Probleme – Eheprobleme – Gewalt – körperliche oder psychische Erkrankung eines Elternteils	– etwas meistern, Kontrolle Selbstverantwortung, angemessene Kontrolle – Prüfungsangst – allgemeine Ängste, Angst auf dem Schulweg – Kopfschmerzen – Grenzen, Kontrolle – Wutanfälle – Gehorchen – sich einem Symptom stellen, ins Auge blicken – Flashbacks (Traumabearbeitung) – Albträume – sich nicht konzentrieren, vergessen, verlieren – unruhig sein, immer in Bewegung sein – beachtet werden, Selbstvertrauen – nicht gehorchen, Blödsinn anstellen, den Clown spielen

Gefahren

Wenn ein Symptom behandelt wird, besteht die Gefahr, dass das bestehende Symptom zwar verschwindet, jedoch ein neues Symptom auftritt (im Fall Sarahs, dass Sarah nicht mehr mit der Mutter streitet, aber depressiv wird). Auch besteht die Gefahr, dass etwas, was zuerst getan werden muss, übersehen wird und nicht getan wird (beispielsweise Schutz, medizinische Untersuchung).

Um keine wichtigen Fakten bei der Behandlung zu übersehen, ist es nötig, bei allfälligen Zweifeln medizinische Klärungen einzuholen, bevor man mit der Symptombehandlung beginnt. Zum Beispiel bei Konzentrationsmangel in der Schule. Die Beschreibung deutet auf Absencen während des Unterrichts hin; es sollte eine neurologische Untersuchung organisiert werden. Zum Beispiel bei Nicht-Hinhören, Nicht-Aufpassen: Die Beschreibung lässt etwa eine Schwerhörigkeit und eine Kompensation des Kindes durch Lippenablesen vermuten. Bevor mit einer Behandlung begonnen wird, soll zuerst die Situation genau analysiert werden.

Wenn zu viele Symptome gleichzeitig präsentiert werden oder ein Symptom sehr komplex ist, sollte man mithilfe der Familie und des Indexpatienten Prioritäten setzen und gemeinsam bestimmen, mit was begonnen werden soll.

Im Fall von Sarah wurden von jedem Familienmitglied andere Symptome präsentiert. So musste mit der Familie herausgearbeitet werden, was das wichtigste und dringendste zu behandelnde Symptom in der ersten Phase war. Hier waren es die »Anfälle« beim Essen, die zuerst angegangen wurden. Diese erste Intervention, in der Sarah lernte, sich während des Essens zu kontrollieren, konnte dann als Metapher für allgemeine Kontrolle erweitert und auf andere Situationen übertragen werden.

Methoden metaphorischer Symptomarbeit

1. Informationen über Symptom sammeln

Wer ist beteiligt?

Wann?

Wann tritt das Symptom auf, wann verschwindet es?

Wie groß, wie stark, wie heftig, wie schlimm, wie laut?

Beschreiben lassen. Vergleiche ziehen: Jetzt ist das Symptom so groß wie ein Fingerhut, eine Tasse, eine Suppenschüssel.

Wie verläuft es, wie fühlt es sich an?

Das Symptom vergleichen: wie ein Tuch, Nebel, Stein. Welche Farbe hat es? Wie kommt es? Wie ein Blitz, Dampf, es schleicht. Wie geht es?

Wo? Wo findet Symptom statt?

Im Wohnzimmer, auf der Straße. Wo befindet sich das Symptom im Körper? Im Kopf, im Bauch. Wie fühlt es sich im Körper an? Wie Nadeln, wie ein Stein, schmutzigbraun.

Was hat schon geholfen?

Was hat dir schon alles gegen das Symptom geholfen?

2. Hypothesen über die Bedeutung bilden

3. Entscheiden, welche Hypothese im Vordergrund steht. Entscheiden, auf welche Hypothesen es möglich ist, einzuwirken

4. Behandeln: Interventionen planen und ausführen auf der Ebene der Familie und des Individuums

Abbildung 2: Vorgehensweise bei der Arbeit mit Metaphern

Das Symptom genau kennen lernen

Dem Symptom ins Auge blicken, um mehr Informationen über das Symptom zu gewinnen. Das Symptom aus sich herausnehmen, ihm eine Gestalt geben und sich in die Rolle des Symptoms versetzen (am Beispiel Sarahs):

1. Hier und Jetzt
   Besprechen: »Worüber möchtest du mehr erfahren?« – »Schimpfen«.
2. Hier und Jetzt
   Zwei Stühle in den Hintergrund stellen, einen anderen Stuhl hervorziehen. Sarah soll das Symptom, Schimpfen, auf den Stuhl setzen.
3. Hier und Jetzt
   Besprechen: »Wie sieht das Schimpfen aus?«
4. Trance
   Sarah soll sich auf den Stuhl setzen, wo das Schimpfen sitzt, und sich in die Rolle vom Schimpfen versetzen, Namen geben (»Schimpfblatt«), mehr Informationen über diesen Teil gewinnen. Sich von der Rolle verabschieden. Zurückkommen.
5. Hier und Jetzt
   Anderen Stuhl hervorziehen: »Wer sitzt hier drauf?« – »Engel«.
6. Hier und Jetzt
   Besprechen: Anderer Teil, Form, Gestalt geben, beschreiben.
7. Trance
   Jetzt soll Sarah sich auf den Stuhl mit dem Engel setzen und sich in die Rolle des Engels versetzen. Gleichzeitig geht sie in eine leichte Trance. In der Rolle des Engels gelingt es ihr, mehr Informationen über den Engel zu gewinnen, indem von der Psychotherapeutin beispielsweise nach dem Namen und wie er sich fühlt gefragt wird. Dann soll Sarah in der Rolle des Engels zum Schimpfblatt hinüberschauen und ihm einen Ratschlag geben.
8. Hier und Jetzt
   Besprechen: Sarah kommt aus der Rolle des Engels heraus, wird wieder sie selbst und betrachtet die beiden Stühle mit den entsprechenden Gestalten von außen. Sie sagt, was für sie jetzt dazu zu sagen ist.

Die Übung hilft, sich dem Symptom zu stellen, die Komplexität des Symptoms zu verstehen und die verschiedenen in ihm enthaltenen Gefühlsanteile herauszukristallisieren, etwa der Unterschied zwischen Traurigkeit und Wut. Indem das Symptom aus dem Körper herausgenommen wird, kann es von außen betrachtet werden und aufgeteilt werden. So ist es leichter, einen Überblick über seine diversen Facetten zu gewinnen. Dank der Metapher bekommt das Symptom eine Gestalt und kann einfacher verändert werden.

Dauer der Behandlung: sieben Sitzungen über circa vier Monate.

Das Symptom darstellen lassen

Ein achtjähriger Junge mit starken Wutanfällen. In Trance sieht er ein Wuttier und ein Haus dazu mit Türen und Fenstern. Vor der Schule fragt die Mutter jedes Mal, wenn der Junge »kribblig« ist, ob er auch die Fenster und Türen gut verschlossen habe, damit das Wuttier nicht ausbreche. Wenn der Junge zu Hause wütend ist, sagt er den Eltern, er gehe ins Zimmer und öffne alle Fenster und Türen. Er kommt dann wieder aus dem Zimmer, wenn er die Wut im Griff hat und das Wuttier wieder an seinem Platz ist.

Auch hier wird klar, dass seine Wut ihren Platz, ihren Ort und ihre Zeit haben soll. Es geht darum, dass mithilfe von Metaphern eine Kontrolle über Ort, Zeit, Stärke (Intensität) gewonnen wird.

Das Symptom kontrollieren

Das Symptom machen, sich vorstellen: hervorbringen und verschwinden lassen.

- In Trance auf Aufforderung hin die das Symptom auslösende Situation hervorbringen.
- In Trance das Symptom verschwinden lassen.
- In Trance auf Kommando das Symptom hervorbringen und wieder verschwinden lassen. Zuerst gibt der Therapeut das Zeichen, dann das Kind selbst. Eventuell einen Rhythmus einbringen und damit spielen.

Das Symptom verändern

Das Symptom kann in der Vorstellung bildlich oder akustisch verändert werden.

- Die Farbe des Symptoms verändern: Bepinseln, eine eklige Farbe, eine sympathische Farbe geben.
- Ihm einen Ton zuordnen, damit singen oder verschiede Rhythmen ausprobieren.
- Es kann vergrößert oder verkleinert werden.
- Das Symptom kann örtlich innerhalb oder außerhalb des Körpers verschoben werden.

Umsetzen – das Symptom auf einer anderen Ebene oder mit einem anderen Medium darstellen

Zeichnen und Formen

Zuerst kann in Trance das Symptom visualisiert und in ein Bild übersetzt werden. Vom Symptombild kann soviel davon abgeschnitten werden, wie das Kind braucht. Der Rest kann eingeschlossen werden, zum Beispiel im Keller, in einer Tonne (nicht auf dem Schreibtisch).

Später kann das Kind dazu auch ein Mutbild oder Sicherheitsbild malen, das beispielsweise über dem Bett aufgehängt oder in der Trance verinnerlicht werden kann, damit es jederzeit wieder abrufbar ist. Man kann mit dem Kind auch mit anderen Materialien arbeiten und zum Beispiel das Symptom in Ton umsetzen oder in Holz schnitzen. Der Vorteil der plastischen Materialien ist, dass das Kind spürbar erlebt, wie es das Symptom formt und verändert.

Eine Melodie komponieren

Nach der Umsetzung des Symptoms in einen Ton während der Trance kann das Kind den Ton in eine umfassendere Melodie einbetten und vielleicht erfahren, dass die Wirkung des bestimmten Symptomtons je nach den umgebenden Tönen verschieden ist.

Aufteilen

Ein komplexes Symptom kann in verschieden Teile zergliedert werden. Den Teilen kann man Farben, Figuren, Kasperlepuppen zuordnen. Die verschiedenen Teile zueinander sprechen lassen. Später kann eine Mutfigur eingeführt werden. Mit dem Kind besprechen, was die Mutfigur braucht und wie sie am besten mit den verschiedenen Teilen des Symptoms klarkommt.

Dissoziation – das Symptom von außen betrachten

Fernsehen, Video, Filmleinwand

Das Symptom kann in der Vorstellung auf eine Leinwand projiziert werden und wie bei Videobändern angehalten und vorgespult werden. Man kann den Symptomfilm auch schneiden, verändern und Sequenzen wechseln.

B. leidet unter starken Einschlafstörungen. Er hat ein Bett mit einer sehr harten Matratze. Zudem hat er abends viele störende Gedanken, beides hindert ihn am Einschlafen. In Trance erfindet er ein Einschlafprogramm. Er sieht sich als reicher Herr in einem wunderschönen, luxuriösen Haus mit einem blauen Schlafzimmer (B. kommt aus sehr einfachen Verhältnissen). Das Bett wäre wunderbar weich und er könnte bestens schlafen. B. bekommt die Anweisung, abends im Bett den »Knopf Nr. 24« für sein Einschlafprogramm zu drücken und es in der Vorstellung zu schauen, bis er einschläft.

Das Einschlafprogramm wird später zur Metapher für seine Eigenverantwortung. Er begreift, dass er selbst am besten weiß, was ihm gut tut. Er lernt, das Vertrauen in sich zu haben, auch schwierige Situationen meistern zu können.

Holzfiguren

Das Kind kann seine aktuelle Situation im sozialen Umfeld anhand von Holzfiguren darstellen. Eine solche Aufstellung ist geeignet, um einen Überblick über die sozialen Beziehungen zu bekommen. Manchmal ist es günstig, die aufzustellende Situation zuvor in Trance zu visualisieren. Metaphernarbeit in dieser Form verhilft, einen Überblick zu gewinnen und mehr Beweglichkeit zu erreichen.

Abschließende Bemerkungen

Symptome können gut und wirksam in Kombination mit Hypnose bei Kindern, Jugendlichen und Erwachsenen als Metapher genutzt werden. Sowohl einzelne konkrete Problemsituationen als auch das Symptom selbst können metaphorisch umgedeutet werden, um somit in der Beratung einfacher und auf zwei Ebenen zugänglich zu sein. Die Arbeit mit Problemsituationen oder Symptomen in Form von Metaphern hilft, konkret Situationen zu verändern und auf die tiefere Bedeutung hinter dem Symptom einzugehen. Für die Behandlung ist es wichtig, über die Bedeutung des Symptoms für das Individuum und für die Familie mehr Informationen zu gewinnen. Das Symptom kann auf der Metaphernebene leichter erkundet, kontrolliert, beeinflusst, verändert, verwandelt und von außen betrachtet werden, um neue kreative Wege zu finden, mit dem Symptom umzugehen oder sich gar davon zu verabschieden.

Helmut Bonney

Biologische und soziale Systeme bei ADHS-Konstellationen

Meine Auseinandersetzung mit der Therapie bei »Zappelphilipp-Syndromen« begann 1988, sechs Jahre vor der bis heute gültigen ADHS-Definition im amerikanischen Glossar psychiatrischer Erkrankungen, DSM-IV. Beauftragt von Eltern unruhiger Kinder, sollten wir im Rahmen einer familienorientierten sozialpsychiatrischen Praxis eine nützliche Behandlung entwickeln und anbieten, die auf den Einsatz von Medikamenten verzichten kann. Praxisorientiert machten wir uns an die Arbeit und sammelten über mehr als zehn Jahre unsere systemtherapeutischen Erfahrungen im Umgang mit ADHS-Konstellationen (Bonney 2000).

Obwohl nun seit Jahren bekannt ist, dass jene drei bis fünf Prozent aller Grundschulkinder, die klinisch als ADHS-Fälle eingeordnet werden (Bonney 2001), bezüglich ihres störenden Verhaltens gut auf die Behandlung mit Stimulantien ansprechen, besteht offensichtlich ein großes Interesse an solchen therapeutischen Zugangswegen, die sich nicht auf biologische Interventionen stützen und dennoch als hilfreich erlebt werden (Breggin 1998; Janols 2001). Wenn ich den Berufsverband der Kinder- und Jugendlichenpsychotherapeuten richtig verstanden habe, macht ihm der heute meist geübte therapeutische Umgang mit unruhigen Kindern, denen es in definierten Situationen an der geforderten Aufmerksamkeit mangelt, Sorgen. Und er würde wahrscheinlich dem amerikanischen Sozialpsychiater David Cohen zustimmen, der kürzlich in einem Fernsehinterview beim Norddeutschen Rundfunk forderte: »Wann immer ein Kind mit den vier Buchstaben ADHS in Verbindung gebracht wird, soll das Denken anfangen und nicht aufhören!«

Angesichts der unübersehbaren Flut von wissenschaftlichen Publikationen über mögliche biologische Ursachen, namentlich die Bedeutung des Dopamin-Stoffwechsels und anderer physiologischer Parameter (The MTA Cooperative Group 1999), expandiert mein schlechtes Gewissen in zweifacher Hinsicht: Als Pädiater mit kinderneurologischer Prägung fürchte ich, das neueste biologische Forschungsergebnis von valider Beweiskraft nicht zu kennen. Als Kinderpsychiater mit systemtherapeutischer Orientierung könnte mein vielleicht nur unzureichend gezügeltes Sendungsbewusstsein mich dazu verleiten, die wertvollen Bemühungen anders orientierter Therapeutinnen und Therapeuten zu entwerten.

Im Folgenden berichte ich davon, welche klinisch nützlichen Möglichkeiten ich seit nun etwa 15 Jahren als lösungswirksam erfahren habe, wenn ein Kind mit dem Attribut Aufmerksamkeitsdefizit/Hyperaktivitäts-Störung belegt wurde. Diese Situation werde ich fortan als ADHS-Konstellation bezeichnen.

Neurobiologie

Gerald Hüther, Neurobiologe an der Universität Göttingen, schrieb mit mir ein kleines Buch mit dem Titel: »Neues vom Zappelphilipp«, das zugleich über den aktuellen Stand einschlägiger neurobiologischer Hypothesenbildung und systembezogener Behandlungsansätze berichtet (Hüther u. Bonney 2002).

Hüther hatte bereits in seinem Buch »Bedienungsanleitung für ein menschliches Gehirn« die Ergebnisse seiner Grundlagenforschung über die nutzungsabhängige neuronale Plastizität des sich lebenslang entwickelnden Gehirns dargelegt (Hüther 2001). Diese Forschung mahnt uns, sowohl für die sich erst entwickelnden Gehirne unserer jungen Kinder die besten Bedingungen zu schaffen, als auch dem lebenslangen Lernen einen hohen Rang einzuräumen, weil sich das, wenn auch langsamer als in Kindheit und Jugend, auf die weitere Hirnstrukturdifferenzierung auswirkt.

Diese Forschungsergebnisse laden mit Blick auf die ADHS-Problematik zu präventiven Überlegungen ein und liefern eine mögliche neurobiologische Erklärung für die Effekte psychoedukativer, therapeutischer und systemischer Arbeit auf ADHS-Konstellationen.

Die aktuelle neurobiologische Forschung muss laut Hüther die bisherigen Modellvorstellungen über die Aufmerksamkeitsdefizit-/ Hyperaktivitäts-Störung ins Wanken bringen, die von einem Dopamindefizit als angeborene Störung des Gehirnstoffwechsels ausgehen. Ob die mit einer spezifischen Störungsanfälligkeit (Vulnerabilität) geborenen Kinder, sei diese genetisch vermittelt oder erworben, schließlich diese Störung entwickeln, hängt vermutlich von den sozialen und familiären Bedingungen ab, unter denen sie aufwachsen. Diese Bedingungen führen zu nutzungsabhängigen Veränderungen von Struktur und Organisation des kindlichen Gehirns, die neben dem dopaminergen System alle Hirnbereiche und neuronalen Netzwerke betreffen, die an der Regulation von motorischer Aktivität, Aufmerksamkeit und Impulsgeschehen beteiligt sind. Die Genforschung in ADHS-Konstellationen hat schon heute Hinweise auf einen genetischen Vermittlungsweg für die Ausprägung dieses Verhaltenskomplexes vorgelegt. Unter welchen schließlich wirksamen Bedingungen eine schwächere oder stärkere Genexpression geschieht, wissen wir nicht. Diese Bedingungen stehen aber offensichtlich in Konkurrenz mit gestaltbaren hilfreichen Einflüssen aus der Entwicklungsumgebung.

Folglich muss es die Aufgabe der Behandlungsbemühungen und pädagogischen Interventionen sein, zur Ausprägung der bisher nicht hinreichend ausgeformten neuronalen Verschaltungen beizutragen und diese dann intensiver und erfolgreicher zu nutzen. Vermutlich bewirken Änderungen des bisherigen familiären und sozialen Beziehungsgefüges eine strukturelle Veränderung des Gehirns dieser Kinder.

Erwähnt werden muss an dieser Stelle, dass aus ethischen Gründen bis heute bei Grundschulkindern in ADHS-Konstellationen keinerlei biologische Nachweise über einen veränderten Hirnstoffwechsel respektive das dopaminerge System gesichert werden konnten (NIMH 2000). Im Tierversuch legen dagegen aktuelle neurobiologische Befunde über die prinzipielle Abhängigkeit der Entwicklung des dopaminergen Systems von den Aufzuchtsbedingungen nahe, eine ähnliche Dynamik für den Menschen anzunehmen (Winterfeld et al. 1998).

Teufelskreis

In Abgrenzung von der verbreiteten Hypothese eines Dopaminmangels lässt sich laut Hüther angesichts hinzugekommenen Wissens eine neue Modellvorstellung des Prozesses entwerfen, der an der Ausbildung der Aufmerksamkeitsdefizit-/Hyperaktivitäts-Störung beteiligt sein könnte: Dieses Modell geht davon aus, dass es Kinder gibt, die bereits als Neugeborene und während ihrer Kleinkindphase erheblich wacher, aufgeweckter, neugieriger und leichter stimulierbar oder einfach nur empfindlicher, »dünnhäutiger« und »unruhiger« sind als andere (Sears u. Sears 2001; Herrle et al. 1999). Weshalb das so ist, ob diese Kinder zum Zeitpunkt ihrer Geburt bereits ein stärker ausgebildetes dopaminerges, ihren Antrieb verstärkendes System besitzen, ob dieses Merkmal genetisch bedingt oder erst während der intrauterinen oder frühen postnatalen Entwicklung entstanden ist, kann zunächst offen bleiben.

Wichtiger als diese mitgebrachte besondere »Begabung« ist das, was das Kind im weiteren Verlauf seiner Entwicklung während der ersten Lebensjahre daraus macht oder machen muss. Da die weitere Ausreifung des dopaminergen Projektionsbaums offenbar davon abhängt, wie häufig das dopaminerge System durch die Wahrnehmung neuer Stimuli und Reize aktiviert wird, laufen Kinder, die mit dieser besonderen Wachheit und Stimulierbarkeit in unsere Welt hineinwachsen, allzu leicht Gefahr, in einen Teufelskreis zu geraten:

Da sie bereits besonders unruhig und allzu leicht durch neue Reize stimulierbar sind, wird ihr dopaminerges System wesentlich häufiger als das von anderen, »normalen« Kindern aktiviert und zu verstärktem Auswachsen seiner axonalen Fortsätze angeregt. Weil sich ihr dopaminerges, antriebssteuerndes System so immer besser entwickelt und damit auch wirkungsvoller arbeitet, lassen sich diese Kinder immer leichter durch alle möglichen neuartigen Reize stimulieren und anregen.

Gelingt es jetzt nicht, diesen Teufelskreis zu durchbrechen, so ist es nur noch eine Frage der Zeit, wann ein derartiges Kind durch seinen überstarken Antrieb, seine enorme innere Unruhe, seine ständige Suche nach neuen Stimuli, also durch seine Ablenkbarkeit und mangelnde Konzentrationsfähigkeit auffällig wird. Aus sich selbst heraus ist ein solches Kind außerstande, seinen überstarken Antrieb zu kontrollieren; es muss gewissermaßen ständig herumzappeln und ständig Neues entdecken und sich darüber begeistern, anstatt sich auf eine Sache zu konzentrieren (s. a. Papoušek 2002). Und es wird nun auch zunehmend zu einer Belastung für Spielgefährten, die das Kind ablehnen, für Eltern und Erzieher, die nicht damit umgehen können und seine weitere Entwicklung (spätestens mit dem Schuleintritt) gefährdet sehen.

So gerät das Kind zwangsläufig in einen zweiten Teufelskreis: Durch die besonders häufige und intensive Nutzung der in seinem Gehirn angelegten und für die Steuerung seiner ungerichteten Motorik, seiner unselektiven Wahrnehmung und seiner ungezielten Aufmerksamkeit zuständigen Nervenzellverschaltungen werden diese komplexen Verschaltungsmuster im Lauf der Zeit immer besser, immer effektiver – und andere, weniger intensiv benutzte neuronale Verschaltungen, das sind vor allem die für die Fokussierung der Aufmerksamkeit und Impulskontrolle zuständigen Nervenbahnen im Frontallappen, werden entsprechend weniger stark entwickelt und ausgebaut. Wenn das Kind nun durch sein Verhalten zunehmend in psychosoziale Konflikte gerät und emotional verunsichert wird, kommt es im Zuge der dadurch ausgelösten Stressreaktion zu einer vermehrten Ausschüttung von bestimmten Transmittern und Hormonen, die ihrerseits nun noch zusätzlich dazu beitragen, diejenigen neuronalen Verschaltungen und synaptischen Verbindungen zu stabilisieren und zu bahnen, die das Kind zur Wiederherstellung seines emotionalen Gleichgewichts aktiviert. Versucht es das durch Zappeln, so wird es zu einem immer »besseren« Zappelphilipp. Versucht es das durch Stören, wird es zu einem immer »besseren« Störenfried und entwickelt sich zu einem ungeliebten Außenseiter. Versucht es das durch Weghören, wird es zunächst auf einem, womöglich gar auf beiden Ohren »taub«.

Systemischer Ansatz

Bewegt man sich von einer Beobachtungsweise, die auf die Analyse individuellen Verhaltens zielt, zur Betrachtung von Systemverhalten (Ludewig 1992; Selekman 1997), ist das hypermotorische, impulsive und aufmerksamkeitsgestörte Handeln eines Kindes nicht als eine seiner Eigenschaften aufzufassen, mittels derer es seine Modalitäten zu kommunizieren und zu metakommunizieren gestaltet. Vielmehr wäre von einem Beziehungssystem zu sprechen, das zu einem Beobachtungszeitpunkt ADHS-Verhaltensweisen enthält.

Die Begriffsbildung und Definition hyperkinetischen und hypermotorischen Verhaltens (Hechtmann 2000; Döpfner u. Lehmkuhl 1997; Schaff 2001) bezieht sich unter anderem auf die kindliche Expression mittels Bewegung. Entsprechend kritisieren Eltern und Pädagogen zwar die »Zappeligkeit« des Kindes, bringen aber ihre Klagen in erster Linie in Begriffen zum Ausdruck, die Störungen der akustischen Perzeptionsleistungen implizieren (Chermak et al. 1999): Das Kind höre nicht, sei ungehorsam und begleite seine Aktivität mit unverständlichen Lauten und Geräuschen. Generell werden Klagen über das unpassende motorische Verhalten eines Kindes und seine Aufmerksamkeit im Verlauf der Entwicklungslinie erst dann geführt, wenn die nach kultureller Übereinkunft erwarteten und konstruktiven Reaktionen des Kindes auf die verbalen Interventionen durch die verantwortlichen Umgebungspersonen fortwährend enttäuscht werden. Wirksame pädagogische und/oder therapeutische Bemühungen werden bei unterschiedlicher Toleranz der Umgebungspersonen weniger wegen der motorischen (Hyper-)Aktivität des Kindes, sondern mehr wegen des Versagens der Erziehungsanstrengungen auf Impulskontrolle und Aufmerksamkeit mittels des gesprochenen Wortes eingefordert.

Sind diese Kinder schließlich mit sprachlichen Mitteln wieder erreichbar und damit ihre angemessenen und verlässlichen sozialen Reaktionen zu verzeichnen, ist ein Kernproblem gelöst. Im Zentrum der Schwierigkeiten steht die nicht gelingende Kommunikation zwischen dem Kind und seiner Umgebung (Grinder u. Bandler 1982). Mit Blick auf das zwischenmenschliche Geschehen verlangt das behinderte Miteinander und nicht allein die Störung eines Kindes nach Änderung. Bleibt diese Kontaktstörung, dann fixiert sich im schlechtesten Fall ein Beziehungsgefüge, das der Familienforscher Helm Stierlin durch eine negative Gegenseitigkeit gekennzeichnet sieht (Stierlin 1976). Weder die Eltern oder

Pädagogen, noch das Kind erfahren im Verlauf des kommunikativen Geschehens angemessene positive Antworten oder Reaktionen. Beide erleben sich als schlecht behandelt und reagieren schließlich mit ihrem Rückzug aus der Situation: das Kind, indem es in seinem Tun scheinbar beziehungslos fortfährt, die Umgebungspersonen, indem sie ihre Bemühungen um einen konstruktiven Kontakt aufgeben. Beide Seiten fühlen sich entwertet und geraten in eine negative Stimmung, die von Traurigkeit und auch von Wut aufeinander gekennzeichnet ist.

Das therapeutische Kunststück besteht nun darin, eine positive Gegenseitigkeit wiederherzustellen: Beide Seiten, Eltern und Kinder, fühlen sich angesprochen und verstanden und handeln in Bezug auf den anderen; alle gewinnen, keiner verliert. Erst dann können die pädagogischen und therapeutischen Wege fruchtbare Ergebnisse bewirken. Dabei liegt ohne jede Schuldzuweisung die erste Verantwortung für den Anstoß dieses wünschenswerten Wandels bei den Erwachsenen. Das Gelingen dieser Bemühung ist unter anderem daran gebunden, dass Eltern und Pädagogen – unter Umständen mit therapeutischer Hilfe – wieder an die lösende Veränderung, an die Möglichkeit des Andersseins glauben.

Grundzüge der Systemischen Therapie bei ADHS-Konstellationen

Eltern als verantwortliche Experten für das Wohl ihrer Kinder betrachten

In der Systemischen Therapie geht es um die Entwicklung von Lösungen (Schiepek 1999). Zur umfassenden Information muss sich jeder Berater oder Therapeut zuerst auf die Angaben der Eltern stützen. Wenn die Eltern sich respektiert und verstanden fühlen, werden sie die vorgeschlagene Behandlungsweise unterstützen und zur Wirkung bringen. Im anderen Fall geraten Eltern erheblich unter Druck, wenn sie sich durch ihre eigenen Wahrnehmungen von den Wirkungen einer eingeleiteten Behandlung alarmiert fühlen.

Die sechsjährige Jessica treibt ihre Mutter zur Weißglut. Sie tobt grenzenlos in der Wohnung herum, zeigt sich unbeeinflussbar und ist in der Vorschulklasse nicht zu führen. Sie drangsaliert in gefährlicher Weise ihre zweijährige Schwester und weigert sich am Abend, ins Bett zu gehen. Die Kinderärztin hat ADHS diagnostiziert und als einzigen Weg die Stimulantienbehandlung nicht nur vorgeschlagen, sondern verlangt. Jessica hat sich daraufhin schlagartig geändert: Urplötzlich verhält sie sich zu Hause ruhig und passt sich in der Schule an. Zugleich hat das ohnehin sehr zart gebaute Mädchen jedoch eine ausgeprägte Appetitstörung entwickelt und in kurzer Zeit zwei Kilogramm an Körpergewicht verloren. Die Kinderärztin versucht die Mutter zu beruhigen. Es handele sich um eine sicher bald abklingende Nebenwirkung der unausweichlich notwendigen Arzneibehandlung. Als Jessica dazu über eine schlimmer werdende Traurigkeit klagt, wächst die Angst der Mutter. Sie erlebt ihre Tochter nun als krank und bittet um eine Änderung der Behandlung. Die Ärztin macht der Mutter massive Vorwürfe: Wenn sie nicht die Gesundheit ihrer Tochter aufs Spiel setzen wolle, müsse sie der Therapie in der bisherigen Form weiter zustimmen. Ängstlich, verwirrt und mit Selbstvorwürfen wendet sich die Mutter an eine andere Stelle.

Dieses Beispiel mag belegen, dass den Eltern ihre Fähigkeit zur Mitwirkung an den gesuchten Veränderungen zu vermitteln ist. Die Experten entwickeln Lösungsideen, die schließlich erst in Zusammenarbeit mit der Familie verwirklicht werden können.

Die Geschichte des Problems und seine Bedeutung für die Familie beleuchten

Wenn ein Kind auffälliges Verhalten zeigt, fragen sich die Eltern nach dessen Anfängen und Gründen und fürchten bisweilen, dafür verantwortlich gemacht zu werden. Sie denken an Belastungen in der Schwangerschaft oder frühere gesundheitliche Probleme des Kindes zurück, die schließlich heute ihre späten Auswirkungen zeigen. Sie erinnern sich an die Voraussagen von Krankenschwestern in der Entbindungsklinik oder von Ärzten anlässlich der Vorsorgeuntersuchungen und erleben diese angesichts der bestehenden Schwierigkeiten als erfüllt: »Schon damals hat etwas mit dem Kind nicht gestimmt.« Berater müssen damit rechnen, dass kleinste Ursachen größte Wirkungen haben können. In solchen Fällen kommt es darauf an, für die Beruhigung der Eltern zu sorgen.

Wesentlich schwieriger gestalten sich solche Bemühungen um die nachträgliche Versicherung der Eltern, wenn ihr Kind zu Anfang des Lebens ernstlich erkrankt war und daher die Eltern große seelische Belastungen zu bewältigen hatten. Die beängstigende Erfahrung hinterlässt dann oft tiefe Spuren. Die Eltern erleben ihr Kind auch dann noch als bedroht, wenn die frühere Krankheit gar nicht mehr besteht. Verständlicherweise rechnen sie mit möglichen Schädigungen ihres Kindes und werden auch durch ärztliche Stellungnahmen darin bestätigt. Nur mit großen Schwierigkeiten können sie angesichts der bestehenden Verhaltensprobleme die heute gegebene Gesundheit ihres Kindes und dessen gute Chancen sehen lernen.

Aaron ist das einzige Kind seiner Eltern. Mit etwa sechs Monaten entwickelte er eine seltene Form von Bronchitis, die in eine mittlerweile ausgeheilte Asthmaerkrankung mündete. Der Kinderarzt riet den Eltern zu bestimmten Verhaltensweisen, mit denen allein der wahrscheinlich frühe Tod des Säuglings abzuwenden wäre. Folglich gewöhnten sich die Eltern an ihre permanente Aufmerksamkeit neben ihrem Säugling, um auf einen Hustenanfall richtig und lebensrettend zu reagieren. Während der Vater dabei seiner Berufstätigkeit weiter nachgehen konnte, verabschiedete sich die Mutter lange Jahre von jeder Fortführung ihrer beruflichen Weiterqualifikation. Im Rückblick erlebt sich die Mutter als die Lebensretterin ihres Sohnes, während der Vater schon längst auf die gewachsene Gesundheit und Belastungsfähigkeit des Kindes setzt. Aaron ignoriert seit seinem achten Lebensjahr die erzieherischen Anstrengungen namentlich seiner Mutter, während er sich gleichzeitig kaum von ihr trennen kann. Er macht sogar seine Befürchtungen um einen urplötzlichen Verlust seiner Mutter deutlich. Recht unreif geblieben, kann er seine gute Begabung in der Schule nicht nutzen. Er scheint zu träumen und erledigt auch zu Hause seine Aufgaben nur widerstrebend. Frau M. fühlt sich bezüglich der Fürsorge um den mittlerweile zehnjährigen Aaron von ihrem Mann allein gelassen. Immer noch in der heute irrationalen Angst um das Überleben ihres Sohnes, schont sie ihn vor jeder

Belastung und Einforderung von Grenzen. Zugleich hat sie im Stillen eine riesige Wut auf Aaron entwickelt, weil er sie in seinen frühen Jahren derart intensiv in Anspruch genommen hat und ihr das heute in keiner Weise zu danken scheint. Und die solchermaßen gesteigerte Wut hindert die Mutter an einer funktionierenden Erziehung.

Im Verlauf der Familienberatung gelingt es der Mutter, die längst gegebene Kräftigkeit ihres Sohnes zu sehen. Dazu wird ihr die zurückgehaltene Wut auf ihr Schicksal und ihren Sohn bewusst. Frau M. verliert ihre Angst vor einer Neuerkrankung ihres Sohnes und findet zusammen mit ihrem Mann eine wirksame Erziehungshaltung gegenüber Aaron. Die neue Gemeinsamkeit der Eltern beruhigt den Sohn. Aaron zeigt nun zunehmend selbstständige Verhaltensweisen und bewältigt die schulischen Anforderungen.

Nicht immer halten Sorgenkinder die Ehe zusammen. Länger dauernde Erkrankungen des Säuglings oder Kleinkindes bedeuten für die Eltern einen chronischen Stress, dessen Bewältigung eine erhebliche Belastungsprobe für die Stabilität der Partnerschaft bedeuten kann. Besteht eigentlich kein Anlass mehr, scheinen Mütter eher in der früheren Sorgenhaltung zu verbleiben, während Väter sich daran nicht mehr erinnern möchten. Dieser Unterschied zieht dann Erziehungsstildifferenzen und bleibende Meinungsunterschiede zwischen den Eltern (und Großeltern) nach sich, die ein innerfamiliäres Konfliktpotenzial bilden. Dieser Konflikt hat eine beunruhigende Wirkung auf das heranreifende reizoffene Kind, das in jedem Fall auf Sicherheit bietende Beziehungen angewiesen ist. Diese wiederherzustellen ist eine zentrale Aufgabe der Familientherapie bei ADHS-Konstellationen.

Erziehungsstil hinterfragen und Verteilung der Verantwortung regeln

Solange Eltern den Erfolg ihrer erzieherischen Bemühungen erleben, benötigen sie keine Beratung und sehen keinen Behandlungsbedarf für ihr Kind. Sie suchen eine therapeutische Einrichtung erst bei Versagen ihrer pädagogischen Anstrengungen auf.

Beim Erstkontakt sind sie dann häufig davon überrascht, dass sich ihr Zappelphilipp prinzipiell immer noch kontrolliert verhalten kann. Wenn sich die Eltern angesichts dieser Erfahrung gleichermaßen flügellahm selbst anklagen, benötigen sie Entlastung. Offensichtlich befindet sich die Familie in einer Sackgasse, obwohl alle ihr Bestes versucht haben. Das Kind verhält sich anscheinend selbstbezogen und zeigt sich kaum noch beeinflussbar, während die Qualitäten der häuslichen Erziehungsformen mittlerweile unwirksam bleiben. Das Kind wirkt verstört, die Eltern wissen sich angesichts ihrer Enttäuschung, Trauer und Wut kaum noch passend zu verhalten. Die Eltern verstärken ihre erzieherische Erfolglosigkeit, indem sie sich gegenseitig anklagen: Der eine sei zu nachgiebig, der andere zu hart, der eine lebe ganz auf das Kind bezogen, der andere verfolge nur noch seine eigenen Interessen.

Angeregt zum Blick zurück in die Säuglingszeit erinnern sich die Eltern daran, dass sie damals guten Zugang zu ihrem Kind hatten. Sie konnten seine Bedürfnisse erkennen und entsprechend darauf reagieren. Ohne viel überlegen zu müssen, taten sie das Richtige. Das hungrige Kind wurde gefüttert. Wenn es schrie, wurde es auf dem Arm der Eltern beruhigt. Die Eltern wussten es vor Gefahren zu schützen oder es wachsam aus gefährlichen Situationen herauszunehmen. Am Anfang stand die einsatzbereite elterliche Handlungsaktivität. Das Tun der Eltern wurde von ihrer Ansprache des Kindes begleitet. Ganz allmählich gelangten die sprechenden Erziehungsbemühungen in den Vordergrund. Der Erfolg dieser Bemühungen wuchs mit dem zunehmenden Sprachverständnis des Kindes. Ernste pädagogische Schwierigkeiten begannen nun erst, als das Kind scheinbar plötzlich mit Worten nicht mehr zu führen war. Obwohl das etwa zweijährige Kleinkind längst ein ausgedehntes Sprachverständnis zeigt und zur Freude der Eltern selbst auch schon recht gut sprechen kann, reagiert es wenig auf sprachliche Anweisungen. Neugierig auf jeden Anreiz aus seiner Umgebung steuert es scheinbar taub auf alles zu, was in seinen Blick fällt. Es ist mit Worten nicht davon abzubringen, seinen Impulsen zu folgen.

In der Regel haben die Eltern von ADHD-Kindern zu diesem Entwicklungszeitpunkt nicht zu einer handelnden Erziehungsform zurückgefunden. Sie vermehrten stattdessen die Zahl der gesprochenen Worte und ernteten damit nur eine Zunahme der motorischen Aktivität ihres Kindes. Bisweilen tat sich hier bereits eine Kluft zwischen den Eltern auf: Während der eine Elternteil weiterhin an den schließlichen Erfolg der Rede glauben möchte, erlebt er den anderen als grob und verständnislos, wenn dieser tatkräftig Grenzen einfordert. Die wachsende Ratlosigkeit und Enttäuschung ließ bei den Eltern ihre Wut wachsen, die sie zusätzlich am Einsatz nichtsprechender Erziehungsformen hinderte. Werden sie in der Beratung an die Chancen des Tuns erinnert, fragen sie dann häufig mit Entsetzen, ob sie ihr Kind denn schlagen sollen.

Die offen oder verhalten geführte Erziehungsstildiskussion zwischen den Eltern zieht immer wieder eine Spaltung der Verantwortung nach sich. Im Stereotyp zieht sich der Vater zurück und lastet die Verhaltensproblematik des Kindes der ungeschickten oder wirkungslosen Erziehung der Mutter an. Auf diese unausgewogene Verteilung der Verantwortung reagieren die Herkunftsfamilien der Eltern oft mit einer Parteinahme, die den Graben zwischen den Eltern vertieft, und die ohnehin irritierbaren Kinder mit einer Zunahme ihrer Unruhe.

Es ist für den Therapieerfolg von zentraler Bedeutung, dass die Eltern und das betroffene Kind möglichst bald eine neue Erfahrung machen: Auf eine vorsichtig dosierte, aber überraschende Berührung des Kindes ist die spontane Blickreaktion, eine gebündelte Aufmerksamkeit, die Unterbrechung des Bewegungsimpulses und das Hören auf gesprochene Worte regelmäßig hervorzurufen. Auf Berührung folgt Blickkontakt, Innehalten der Bewegung und Resonanz auf das gesprochene Wort. Den Eltern wird empfohlen, dieses Handwerkszeug ab sofort und immer einzusetzen, wenn sie mit ihrem Kind in Kontakt treten wollen.

Manchmal fällt es den Eltern schwer, die Sinnhaftigkeit dieses Vorgehens anzunehmen. Sie lassen sie dann gern an ihre kommunikativen Fähigkeiten erinnern, über die sie bereits verfügten, als ihr Kind im Säuglingsalter war. Dieser Hinweis erinnert die Eltern zudem an eine Zeit, als die jetzt beklagten Schwierigkeiten noch nicht bestanden. Es ist den Eltern nachweislich gelungen, für die Entwicklung ihres jetzt vorgestellten Kindes zu sorgen. Ferner wissen die Eltern aus eigener Erfahrung, welche Steigerung ihrer Aufmerksamkeit sie selbst erleben, wenn sie etwa in einer Warteschlange (beim Einkaufen) durch eine unbekannte Person außerhalb ihres Blickfelds unvermittelt berührt werden.

Ausnahmen: Nichts ist immer

Ärzte sind im Erkennen von Störungen geschult. Psychologische Fachleute benutzen die gleiche Arbeitsweise, wenn sie sich in ihrer Beratung auf die in der Medizin üblichen und sinnvollen Ursache-Wirkungs-Analysen stützen wollen. Bauen Berater auf ihr Störungswissen, richten sie ihre Aufmerksamkeit auf die Belege für die Existenz eines Problems. Arbeiten sie mit ihrem Lösungswissen (de Shazer 1989), wollen sie in Erfahrung bringen, unter welchen Bedingungen das Leben des Kindes ausreichend gut funktioniert. Alle Ausnahmen vom ADHS-Verhalten und deren Rahmenbedingungen zu ermitteln, bildet eine unabweisliche Voraussetzung für die Entwicklung einer hoffnungsvollen Atmosphäre. Auch sind »Zappelphilippe« schon vor dem Einsatz therapeutischer Bemühungen durchaus zu Variationen in ihrem Verhalten in der Lage. Sie nutzen dann ihre Fähigkeit zur Impulskontrolle, wenn es »wirklich um etwas geht« (Sonuga-Barke 1998).

Carl besucht als Elfjähriger die erste Realschulklasse. Seine Lehrerin ist verzweifelt. Carl ist wie zuvor in der Grundschule nicht davon abzubringen, in die Unterrichtsstunden hineinzurufen. Er sucht ständig grimassierend den Kontakt zu seinen Mitschülern, hat die Lacher auf seiner Seite und verpasst die Unterrichtsinhalte. Auch zu Hause bietet er den Eltern große Erziehungsschwierigkeiten. Er behandelt seinen kränkelnden Vater in respektloser Weise und zeigt keine Bereitschaft, den pädagogischen Bemühungen seiner Mutter Folge zu leisten. Trotz belegter guter Intelligenz ist sein Schulerfolg bedroht. Er orientiert sich allenfalls einmal an den Anregungen seines Großvaters, der ebenfalls im Haus lebt und dort die Regie beansprucht. Anfänglich bleiben alle therapeutischen Anstrengungen einschließlich der Familienberatung erfolglos. Carl ist alterstypisch auf Computerspielen fixiert und fordert die Anschaffung eines Computers für seine eigenen Bedürfnisse. Die Eltern und Carl sind einverstanden, die beabsichtigte Anschaffung in den Dienst der Behandlung zu stellen. Als Problem wird seine Nichtbeachtung sprachlich vermittelter Anweisungen durch die Lehrerin definiert. Bei täglicher Rückmeldung durch die Lehrerin wird ihm bei bewiesener Impulskontrolle die Gutschrift von EUR 100 zugesichert. Im gegensätzlichen Fall wird sein Konto um EUR 200 vermindert. Sollte ihn die Lehrerin von der kommenden Klassenfahrt ausschließen müssen, kostet ihn das EUR 500. Nach kurzer Zeit kann Carl auf seinem Konto die Anschaffungssumme verzeichnen und bekommt den gewünschten Computer. Solchermaßen motiviert, ist Carl sehr darüber erstaunt, wie leicht er seine Impulse zu beherrschen in der Lage ist. Sein Störverhalten in der Schule sistiert dauerhaft. In der Folge erreicht er stabil gute Schulleistungen und ändert sein Bild von sich als Störenfried.

Die Herausarbeitung der Ausnahmen von problematischem Verhalten wirft ein Hoffnung gebendes Licht auf das auffällige Kind. War der Blick zuvor stets auf die Störung gerichtet, entdecken nun Eltern und Kind wieder die Chancen für passendes Verhalten.

Eltern und Berater teilen die Erfahrung von der Bedeutung des Neuen und Ungewöhnlichen für das Kind in ADHS-Konstellationen. Ein neues Spielzeug, eine noch fremde Situation veranlasst das Kind zu vermehrter Aufmerksamkeit oder Impulskontrolle. Die lösungsorientierte Beratung sieht darin eine Chance zur Veränderung, denn das Kind stellt damit seine prinzipiell gegebenen Fähigkeiten unter Beweis. Auch die Eltern erfahren somit, dass ihr Kind sich unter bestimmten Umständen angemessen verhalten kann. Sie müssen nicht weiterhin von einer unausweichlich chronischen Gestörtheit ausgehen, die in einem nur mangelhaft funktionierenden Gehirn begründet ist.

Eine englische Studie analysierte die kindliche Kompetenz zum so genannten Delay-Verhalten: Kinder mit ADHS-Verhalten und eine unauffällige Vergleichsgruppe hatten die Aufgabe, kontinuierlich einen Knopf zu drücken und dies auf ein Signal hin zu unterbrechen. Richtige Reaktionen wurden belohnt. Bei niedrig bemessener Belohnung waren die ADHS-Probanden den gesunden Kindern unterlegen. Wurde jedoch die Belohnung deutlich angehoben, übertraf die Problemgruppe die Leistungen der gesunden Kontrollgruppe (Sonuga-Barke 1998).

Die lösungsorientierte Psychotherapie eruiert auf der Grundlage eines »Nichts-ist-immer-Prinzips« im Sinne von de Shazer (1989) grundsätzlich die Ressourcen ihrer Klienten. Bei Unterscheidung von Problem- und Lösungssystem lassen sich die bereits verfügbaren Möglichkeiten und Kompetenzen der Ratsuchenden ermitteln.

Die Ausführungen über das kindliche Gehirn und seine erfahrungsabhängige Wandlungsfähigkeit belegen die Bedeutung der erzieherischen Bemühungen, die auf die schon vorhandene Fähigkeit zur Impulskontrolle bauen. Dagegen gibt eine ängstliche, grenzenarme und uneindeutige Pädagogik dem unruhigen Suchen des Kindes nach ständiger Stimulation Raum. Der auch neurobiologisch erklärbare Teufelskreis »Stimulation weckt das Verlangen nach Stimulation« kann außer Kraft gesetzt werden, wenn das Kind die Früchte der Impulskontrolle erntet. Das ist eine pädagogische Aufgabe. Die therapeutischen Bemühungen unterstützen die Eltern dabei, ihre erzieherischen Fähigkeiten wieder freizusetzen.

Familiäre Konfliktkonstellationen verdeutlichen

Viele Kinder in ADHS-Konstellationen leben auf hohem Aktivierungsniveau. Ihre hochsensible Empfänglichkeit lässt jeden Eindruck als wenig gefilterte oder gedämpfte Botschaft in ihr Zentralnervensystem ein. Zugleich sind diese Kinder gewissermaßen »auf dem Sprung«, stets aktionsbereit und das auch sehr kraftvoll.

Diese Ausgangslage bedeutet für die Eltern eine pädagogische Herausforderung und Stressquelle, auf die sie nicht vorbereitet sind, deren eingeforderte Bewältigung nach unserer Erfahrung mehr oder weniger regelmäßig zum innerfamiliären Konfliktherd wird.

Andererseits wirken sich alle latenten und offensichtlichen Krisen in der Partnerschaft und familiäre Belastungen anderer Natur grundsätzlich auf die seelische Verfassung und das Verhalten des reizoffenen Kindes aus. ADHS-Kinder sind hochgradig dafür empfänglich, ein spannungsgeladenes familiäres Klima wahrzunehmen und sich angesichts ihrer Orientierung auf Stimulation und Verstörbarkeit als erkennbares Konfliktzentrum anzubieten.

Verstörbare Kinder sind besonders gefährdet, das zu werden, was die Familientherapie einen so genannten identifizierten Patienten nennt. Diese Bezeichnung folgt aus der familientherapeutischen Erfahrung, dass in einem belasteten Familiengefüge ein stresssensibles Mitglied dekompensieren kann. Eine dauerhaft wirksame Behandlung darf sich jedoch nicht allein auf die Wiederherstellung des erkrankten Familienmitglieds beziehen. Systemische Therapie zielt vielmehr auf eine hilfreiche Veränderung des Beziehungsmusters zum Vorteil aller Beteiligten. Aus unserer Erfahrung heraus erscheint gerade in Fällen von ADHS-Konstellationen die Berücksichtigung der Familienumstände unverzichtbar. Nur mit weitgestelltem Blick wird die Verwobenheit des Kindes in das familiäre Gefüge deutlich. Die familientherapeutische Arbeit bestätigt immer wieder, dass Kinder nicht nur ihrer eigenen Bedürftigkeit Ausdruck geben, sondern auch nach Hilfe für ihre mit Konflikten und Schwierigkeiten belasteten Eltern suchen. Sie nehmen es auf sich, schwierig zu sein und Störungen zu zeigen, bis endlich Abhilfe geschaffen wurde. Will man den Kindern gerecht werden, ist auch die Hilfebedürftigkeit der Eltern zu berücksichtigen.

Prävention

Frühe Interaktionsstörungen sollten mit familienbezogenen systemischen Maßnahmen aufgehoben werden. Diese Maßnahmen müssen dem Kind und den Eltern gerecht werden und haben unter Umständen auch größte Bedeutung für die Entwicklung des kindlichen Gehirns, indem sie vermutlich einer überstarken Ausprägung des dopaminergen Systems entgegenwirken.

Die Erfahrung aus der familientherapeutischen Arbeit mit ADHS-Konstellationen regt zu einigen präventiven Gesichtspunkten an, die für das Kleinkindalter Geltung haben könnten:

– Empfindsame und reaktionsbereite Kinder muten sich mehr zu, als sie verdauen können, und sind daher in Gefahr, zu identifizierten Patienten zu werden. Sie sind deshalb besonders darauf angewiesen, dass ihre Welt von der Welt der Erwachse-

nen unterschieden wird. Gegebenenfalls benötigen die Eltern nicht nur ein Verhaltenstraining, sondern auch ein auf ihre Erwachsenenprobleme bezogenes Angebot.
- Auch bei gegebener oder seitens der Eltern vermuteter Verwundbarkeit des Kindes muss die erzieherische Führung dennoch Grenzen einfordern, die dem Erwerb von Impulskontrolle (Delay-Verhalten) dient.
- Sprechende Erziehung vermehrt das Wissen, nicht die Ich-Stärke. Deshalb ist zur handelnden Erziehung zu ermutigen.
- Schöpferische Begabung äußert sich bisweilen in einer Gegenform der Aufmerksamkeit: dem Tagträumen. Sie verlangt statt einer Behandlung mit Stimulantien das Angebot von kreativen, künstlerischen Erfahrungsmöglichkeiten.

Hat sich bei älteren Kindern ADHS gemäß der DSM-IV-Definition ausgebildet, ist die familienbezogene Arbeit präventiv bezüglich der Persistenz von ADHS-Verhalten von Bedeutung.

Schlusssätze

Die Eltern sind die wichtigsten Personen in der Umgebung ihres Kindes. Sie dürfen die erste Verantwortung für ihr Kind beanspruchen. Die Einleitung therapeutischer Maßnahmen gehört in den primären Verantwortungsbereich der erziehungsberechtigten Eltern. Nicht eine Diagnose, sondern die Sorge um das verhaltensauffällige Kind ist der Beratungsanlass.

Den gängigen Vermutungen über eine vermeintliche Gehirn- oder Stoffwechselstörung ist das Wissen über den nutzungsabhängigen Struktur-Wandel des ZNS gegenüberzustellen.

Rasche »Therapieerfolge« durch die Anwendung von Stimulantien mögen zwar zu einer vordergründigen Entlastung führen, können aber darüber hinwegtäuschen, welche substanziellen Hilfestellungen für das Kind und seine Familie zu leisten sind. Die therapeutischen Bemühungen sind aufwendig. Sie müssen dem Kind und seiner Familie gerecht werden.

Eltern sollen die familienbezogene therapeutische Kunstfertigkeit des von ihnen gewählten und beauftragten Beraters verlangen.

Wenn immer die Begriffe ADS oder ADHS auf ein Kind bezogen werden, soll das Denken anfangen, nicht aufhören.

Literatur

Bonney, H. (2000): Neues vom Zappelphilipp. Prax. Kinderpsychol. Kinderpsychiat. 49: 285–299.

Bonney, H (2001): Systemische Therapie bei ADHD-Konstellationen. In: Rotthaus, W. (Hg.), Systemische Kinder- und Jugendlichenpsychotherapie. Heidelberg.

Breggin, P. R. (1998): Talking back to Ritalin. Monroe, S. 349–51.

Chermak, G. D.; Hall, J. W.; Musiek, F. E. (1999): Differential diagnosis an management of central auditory processing disorder and attention deficit hyperactivity disorder. J. Am. Acad. Audiol. 10: 289–303.

Döpfner, M.; Lehmkuhl, G. (1997): Von der kategorialen zur dimensionalen Diagnostik. Prax. Kinderpsychol. Kinderpsychiat. 46: 519–547.

Grinder, J.; Bandler, R. (1982): Kommunikation und Veränderung. Paderborn.

Hechtman, L. (2000): Assessment and diagnosis of attention-deficit/hyperactivity disorder. Child Adolesc. Psychiatr. Clin. N. Am. 9(3): 481–498.

Herrle, J.; Laucht, M.; Esser, G.; Dinter-Joerg, M.; Schmidt, M.-H. (1999): Dysphorische Säuglinge: Frühe Mutter-Kind-Interaktion und Entwicklung bis zum Vorschulalter. Kindheit und Entwicklung 8(1): 15–22.

Hüther, G. (2001): Bedienungsanleitung für ein menschliches Gehirn. Göttingen.

Hüther, G.; Bonney, H. (2002): Neues vom Zappelphilipp. Düsseldorf.

Janols, L. O. (2001): Pharmacotherapy for children, adolescents and adults with attention-deficit/hyperactivity disorder and comorbid conditions from a scandinavian perspective. In: Michelson, K.; Stenman, S.: The Many Faces of Attention-Deficit/Hyperactivity Disorder. Acta Gyllenbergiana II. Helsinki, S. 171–196.

Ludewig, K. (1992): Systemische Therapie. Stuttgart.

NIMH – National Institutes of Health Consensus Development Conference Statement (2000): Diagnosis and treatment of attention-deficit/hyperactivity disorder (ADHD). J. Am. Acad. Child Adolesc. Psychiatry 39(2): 182–93.

Papoušek, M. (2002): Chancen und Grenzen der Früherkennung und Prävention von hyperkinetischen Störungen. Vortrag bei: Regulationsstörungen der frühen Kindheit. Frühe Risiken – frühe Hilfen. Wissenschaftliches Symposium des Institutes für Soziale Pädiatrie und Jugendmedizin der Ludwig-Maximilians-Universität im Kinderzentrum München. Forschungs- und Beratungsstelle Frühentwicklung und Kommunikation.

Schaff, C. (2001): Konsensus zur Diagnostik des ADH-Syndroms durch Fachärzte für Kinder- und Jugendpsychiatrie und -psychotherapie. Forum der Kinder- und Jugendpsychiatrie 11 (2): XVI-XVIII.

Schiepek, G. (1999): Die Grundlagen der Systemischen Therapie. Göttingen.

Sears, W.; Sears, M. (2001): The Attachment Parenting Book. Boston/New York/London.

Selekman, M. D. (1997): Solution-focused therapy with children. Harnessing familiy strength for systemic change. New York/London.

Shazer, S. de (1989): Der Dreh. Heidelberg.

Sonuga-Barke, E. (1998): A fresh look at the cognitive and motivational basis of ADHD. Lecture, 14th. Congress of the »International Association for Child and Adolescent Psychiatry and Allied Professions«. Stockholm.

Stierlin, H. (1976): Das Tun des Einen ist das Tun des Anderen. Eine Dynamik menschlicher Beziehungen. Frankfurt.

The MTA Cooperative Group (1999): A 14-month randomized clinical trial of treatment strategies for attention-deficit/hyperactivity disorder. Arch. Gen. Psychiatry 56: 1073–1086.

Winterfeld, K. T.; Teuchert-Noodt, G.; Dawirs, RR. (1998): Social environment alters both ontogeny of dopamine. Innervation of the medial prefrontal cortex and maturation of working memory in gerbils (Meiones Unguiculatus). J. Neurosci. Res. 52: 201–209.

Über Schutzfaktoren und die identitätsstabilisierende Funktion von Werten in der Therapie

Gisela Röper

Schutzfaktoren als Dritte im Bunde

Interne Schutzfaktoren und affektiv-kogitive Entwicklung als Wirkfaktoren in der Therapie

Schutzfaktoren können Kindern, Jugendlichen und auch Erwachsenen helfen, das Risiko für eine negative Entwicklung zu mindern oder eine bereits durch Psychopathologie beeinträchtigte Entwicklung durch geeignete Maßnahmen zu transformieren.

Den Begriff der Schutzfaktoren verstehe ich als Oberbegriff für alle protektiven äußeren Einflüsse auf das Leben eines Menschen, aber auch für innerpsychische Stärken eines Menschen, die in schwierigen Lebensumständen dazu beitragen können, entwicklungsrelevante Herausforderungen zu bewältigen.

Schutzfaktoren, Risikofaktoren und Resilienz

Der Begriff der Schutzfaktoren stammt aus der Entwicklungspsychologie und wurde im Kontext von Längsschnittstudien geprägt, in denen die Lebensverläufe einer Gruppe von Kindern durch regelmäßige Untersuchungen begleitet wurden. Man hatte sich zunächst auf die Untersuchung so genannter Risikofaktoren konzentriert und sehr bald festgestellt, dass die Betrachtung einzelner isolierter Risikofaktoren wenig Erklärungswert hat. Daher begann man, Risikokonstellationen zu beleuchten, das heißt das Zusammentreffen verschiedener Risikofaktoren und deren interaktionelle Wirkung. In seiner berühmten Isle-of-Wight-Studie hatte Rutter (1989) sechs Einflussfaktoren isoliert, die eine hohe Vorhersagekraft für spätere psychopathologische Entwicklung bargen:

- schwerwiegende Eheprobleme der Eltern,
- niedriger sozioökonomischer Status,

- schlechte Wohnverhältnisse,
- kriminelle Aktivitäten eines Elternteils,
- psychiatrische Probleme der Mutter und
- regelmäßige Inanspruchnahme der Sozialdienste.

Rutter (1989) stellte fest, dass sich das Risiko für eine psychopathologische Entwicklung von einer zweiprozentigen auf eine zwanzigprozentige Wahrscheinlichkeit erhöhte, wenn vier statt zwei Risikofaktoren im Leben eines Kindes wirksam wurden. Bald begannen Entwicklungspsychologen von Schutzfaktoren zu sprechen, die ein Gegengewicht für die Bedrohung darstellen, die vor allem multiple Risikokonstellationen für die Entwicklung eines Kindes bedeuten.

In der Kauai-Studie isolierten Werner und Mitarbeiter (Werner u. Smith 1982; Werner 1990) bei einer Gruppe unterprivilegierter Kinder die folgenden Schutzfaktoren:
- das Vorhandensein von Großeltern,
- älteren Geschwistern,
- betreuenden Erwachsenen außerhalb der Familie,
- beliebten Lehrern, Priestern oder Jugendarbeitern,
- engen Freunden,
- emotionaler Unterstützung durch Ehepartner im frühen Erwachsenenalter,
- Glaube und Gebet.

Auch bei der Betrachtung von Schutzfaktoren betonte man wiederum deren Interaktion. Um die Komplexität der Auswirkungen verschiedener Schutzfaktoren handhabbarer zu machen, schlug Oerter (1999) folgende Einteilung vor: distale Randbedingungen, proximale Beziehungseinflüsse und internale Schutzfaktoren.

Distalen Randbedingungen sollen allgemeine Lebensumstände zugeordnet sein: Wohnverhältnisse, sozioökonomischer Status, familiensituative Bedingungen wie Beschäftigung der Eltern und deren Gesundheitszustand, Anzahl der Geschwister. Die familiäre Situation bildet einen fließenden Übergang zu den *proximalen Beziehungseinflüssen* wie Beziehung zu Vater und Mutter, deren Intelligenz, Gesundheitszustand und Erziehungsstil. Als *internale Schutzfaktoren* werden individuelle Persönlichkeitsmerkmale wie

Intelligenz, positive Temperamentseigenschaften, Kontaktverhalten und Begabungen bezeichnet.

Bei der Gegenüberstellung von Risiko- und Schutzfaktoren wurde ein weiterer Begriff geprägt, mit dem ein bestimmtes Phänomen umschrieben wird: die *Resilienz.* Dieser Begriff wurde zuerst von Garmezy (1983) in die entwicklungspsychologische Terminologie eingebracht und von ihm definiert als: »Gut zurechtkommen trotz langanhaltender schwieriger Lebensumstände«. Es erschien den Forschern, dass Lebensverläufe von resilienten Menschen Geheimnisse bergen könnten, nach denen man in jahrzehntelanger Forschung über Risikofaktoren und -entwicklungen nicht einmal gesucht hatte. Wenn wir lernen, so erhoffte man sich, wie es Kinder und Jugendliche trotz belastender Umfeldbedingungen schaffen, einen positiven Entwicklungspfad zu beschreiten, ließen sich möglicherweise Strategien entwickeln, mit denen eine negative Entwicklung abzuwenden wäre (Masten 2001).

Forscher, die solche Jugendliche und junge Erwachsene interviewten, die sich trotz massiver, kumulativer und chronischer Belastungen, die sie für einen problematischen Lebensweg prädestiniert hätten, gut entwickelt hatten, waren berührt und beeindruckt und beschrieben die Fähigkeiten dieser Menschen, positive Lebenspläne zu entwerfen und Visionen zu kreieren. Diese Jugendlichen wurden auch »keepers of a dream« genannt.

Ann Masten betont, dass es sich nicht um Wunderkinder (super-kids) handelt, sondern dass hier einfach »ordinary magic« zum Tragen kommt, nämlich ganz »normale menschliche Eigenschaften, wie die Fähigkeit zu denken, zu lachen, zu hoffen, dem Leben einen Sinn zu geben, zu handeln oder das eigene Handeln zu unterbrechen, um Hilfe zu bitten und diese zu akzeptieren, auf Gelegenheiten zu reagieren oder Erfahrungen und Beziehungen zu suchen, die für die Entwicklung gesund sind« (Masten 2001, S. 216).

In der ersten Phase der Resilienzforschung waren auch andere Begriffe aufgetaucht wie Stress-Resilienz, Invulnerabilität oder »Invincibility« (Unbesiegbarkeit). Diese Umschreibungen des Phänomens wurden zu Recht aufgegeben. Besonders Invulnerabilität und »Invincibility« implizieren eine feste Größe an innerer Stärke, als sei diese unabhängig von Art und Intensität der Belastungen, unabhängig von Hilfe von außen und der inneren Verfassung, in der sich ein Mensch zu einem gegebenen Zeitpunkt befindet.

Halten wir also fest, dass Resilienz keineswegs als ein stabiles Persönlichkeitsmerkmal zu sehen ist, sondern variiert, und zwar sowohl in Abhängigkeit von günstigen oder ungünstigen äußeren Lebenssituationen als auch in Beziehung zum normativen Entwicklungsverlauf eines Menschen.

Affektiv-kognitive Entwicklung

Das Modell der Entwicklungsstufen des Selbst, das von Robert Kegan entwickelt wurde (Kegan 1986; Röper u. Noam 1999), kann für die psychotherapeutische Arbeit mit Jugendlichen und auch Erwachsenen einen hilfreichen Hintergrund bieten, Entwicklungsprozesse einzuschätzen und zu verstehen.

Nach Kegan befindet sich der Mensch ständig in einem Prozess der Bedeutungsbildung (meaning-making), der affektiver und kognitiver Natur zugleich ist. Die Aktivität der Bedeutungsbildung vollzieht sich auf der Grundlage zweier menschlicher Strebungen: dem Wunsch, dazuzugehören (yearning to belong) und dem Wunsch, unabhängig und einzigartig zu sein (yearning to be different). Wenn eine der beiden Strebungen zum Kern des Selbst- und Weltbilds wird, entsteht eine klar definierte Lebensphilosophie, in der sich der Mensch vorübergehend in gelassener Haltung zu Hause fühlt. Diese Zeiten des inneren Gleichgewichts wechseln ab mit Zeiten inneren Umbruchs, in denen das alte Selbst- und Weltbild aufgegeben und ein neues geschaffen werden muss. Jede neue Entwicklungsstufe eröffnet einen größeren Blickwinkel, der die jeweils vorherige Stufe integrativ mit einschließt.

Die beiden Pole, die zum einen durch den Wunsch, dazuzugehören und zum anderen durch den Wunsch nach Unabhängigkeit und Einzigartigkeit charakterisiert sind, stehen einander diametral gegenüber. Daher muss immer wieder ein zentraler Lebenswunsch aufgegeben werden, um Platz zu schaffen für ein neues Weltbild. Diese Umbruchphasen können durch schrittweise Veränderungen gekennzeichnet sein oder auch in dramatischen Lebenskrisen münden.

In jedem Fall ist der Mensch besonders in diesen Übergangsphasen auf die Unterstützung seiner Umgebung angewiesen, der so genannten »einbindenden Kultur«. Diese hat in der Hauptsache drei Aufgaben: Sie muss loslassen, festhalten und in der Nähe bleiben. Loslassen heißt hier in die Freiheit zu entlassen und nicht auszustoßen oder fallen zu lassen, wenn eigene – der Umwelt möglicherweise ungenehme – Wege beschritten werden. Festhalten heißt zu unterstützen und Rückhalt zu geben, jedoch nicht vor allen Schwierigkeiten zu bewahren. In der Nähe bleiben bedeutet Begleiten und Beobachten und Hilfe zu gewähren, wenn sie auf der Suche nach dem eigenen Weg gebraucht wird.

Die Stufe des *Souveränen Selbst* beginnt bei optimaler Entwicklung etwa im Alter von sechs Jahren. Hier erlebt sich das Kind erstmals als getrennt von anderen. Es versteht das Prinzip unterschiedlicher Rollen und erprobt sie gern in Fantasiespielen. Es kann seine Impulse in Hinblick auf Erwartungen von Konsequenzen des eigenen Handelns zurückhalten. Beziehungen spielen sich im Rahmen von Regeln ab und werden danach beurteilt, wie nützlich sie sind. Kegan (1986) erläutert dies mit einem Beispiel: »This is the age, when a child would sell its parents for a coke, on a hot sunday afternoon.«

Das Prinzip von Ursache und Wirkung wird in dieser Phase intellektuell erfasst. Eine Vorliebe für Ordnung, Regeln und Rituale geht mit dem Streben nach Kompetenz und Selbstachtung einher. Das Kind wird nicht länger nur von einer einbindenden Kultur getragen, es wird selbst aktives Mitglied einer eigenen Kultur, im Kreis der nun wichtig werdenden Schulkameraden und Freunde. Wenn auch der prägende Charakter der Übergangsphasen als bedeutsamer erachtet wird, so wird aus dem kurzen Abriss der Stufe des Souveränen Selbst deutlich, dass auch die Konsolidierung eines fest umrissenen Weltbilds innerhalb einer Gleichgewichtsstufe sensible Entwicklungsaufgaben enthält, deren nicht optimale Bewältigung aufgrund mangelhafter Unterstützung von außen zu einem fragilen Selbstwertgefühl beitragen kann, das in eine dauerhafte Selbstunsicherheit münden kann.

In der Übergangsphase zur nächsten Stufe wird das Eingebundensein in die eigenen Bedürfnisse und Interessen brüchig. Das zaghaft auftretende Bewusstsein für die Bedürfnisse und Gefühle anderer Menschen wird noch häufig abgewehrt. Andere sollen nicht so merkwürdig sein.

Aufgabe ist hier, aus der Identifikation mit den eigenen Bedürfnissen herauszuwachsen und die Fähigkeit zu entwickeln, verschiedene Bedürfnisse, auch die verschiedener Menschen, zu koordinieren. Nahe Bezugspersonen wirken oft bedrohlich, als könnten sie einen verschlingen. Bei Kindern und Jugendlichen dieser Übergangsphase sehen wir oft abrupte Schwankungen zwischen kindlichem und erwachsenem Verhalten. Es ist spürbar, dass eine Welt, in der die Gefühle anderer Menschen eine Rolle spielen, komplizierter wird. Die einbindende Kultur muss hier nicht Selbstständigkeit unterstützen, wie in der vorherigen Übergangsphase, sondern eher Forderungen im Sinne der Gemeinschaft stellen, die Fähigkeit unterstützen, Verantwortung zu übernehmen, verlässlich zu sein.

Die nächste Stufe, die des *Zwischenmenschlichen Selbst*, ist dem Streben nach Zugehörigkeit gewidmet. Das Selbstwertgefühl ist bestimmt von Anerkennung und Zuwendung durch andere. Eigene Gefühle und die anderer Menschen stehen im Mittelpunkt allen Erlebens. Ambivalenzen können nicht im Inneren ausgetragen werden, sie spielen sich zwischen der Zugehörigkeit zu einer Gruppe oder Person und deren Wertesystem und demjenigen einer anderen ab. Das Selbst ist an andere gebunden, es residiert nicht im eigenen Inneren. Selbst und Selbstwertgefühl schweben zwischen der Person und seiner Umgebung. Innerhalb der Zugehörigkeit zu einem Menschen oder einer Gruppe werden Verbindlichkeiten eingegangen und Verantwortung übernommen.

In der nun folgenden Übergangsphase wachsen Konflikte zwischen dem Wunsch, beliebt zu sein und dem Wunsch nach Unabhängigkeit. Typisch für diese Übergangsphase sind ausgeprägte Schwankungen zwischen Bedürfnissen nach Umsorgung und dem Drang nach Eigenständigkeit. Ängste tauchen auf in Bezug auf den eigenen Wert als Mensch. Es wird die Frage gestellt: Wer entscheidet über meinen Wert, ich oder die anderen?

Das Gleichgewicht der folgenden Stufe befindet sich wieder auf dem Pol des Strebens nach Unabhängigkeit. Es ist die Stufe des *Institutionellen Selbst.* Jetzt werden Regeln und Wertigkeiten bewusst selbst geschaffen. Diese stehen immer in einem Zusammenhang zu der herrschenden Gesellschaftsordnung, entweder in

Übereinstimmung oder in Abhebung von ihr. Hier ist der Mensch nicht mehr in seine Beziehungen eingebunden – er hat Beziehungen. Konflikte spielen sich im Inneren ab, Ambivalenzen können ertragen werden. Gefühle sind nicht bestimmend, im Vordergrund stehen Regeln und Normen. Die Stärke dieser Phase ist eine selbst geschaffene Unabhängigkeit, die Schwäche ist ihre Abhängigkeit davon.

Bei der Betrachtung der affektiv-kognitiven Entwicklung gibt es immer ein höchstes Niveau. Noam (1986, 1988) führte den Begriff des »cutting edge« ein, des jeweils umfassendsten Verständnisses von sich selbst und den persönlichen sozialen Beziehungen. Jede neue erweiterte Selbst- und Weltsicht eröffnet neue Chancen, Lebensgeschichte umzuschreiben, aktuelle Lebensbezüge neu zu interpretieren und Beziehungen anders zu gestalten.

Und wie lässt sich eine erweiterte Selbst- und Weltsicht des jeweiligen »cutting edge« in der Psychotherapie nutzen und worauf ist zu achten, um den Jugendlichen weder zu unter- noch zu überfordern?

Wesentlich ist, hier zu berücksichtigen, dass affektiv-kognitive Entwicklung nur lose an das Alter gekoppelt ist und ebenso nur bedingt an Intelligenz. Das heißt, dass einerseits die jeweils differenzierteste Konstruktion der Wirklichkeit nutzbringend eingesetzt werden kann, um Konfliktsituationen zu begreifen und eine Lösung zu erarbeiten, dass aber andererseits besonders in den Fällen, in denen eine Entwicklungsverschleppung vorliegt, die Beachtung der affektiv-kognitiven Entwicklung davor schützen kann, über den Kopf eines Klienten hinweg zu kommunizieren. So eröffnet der Blick auf das »cutting edge« einmal die Frage, was ist die neue Sicht der Dinge, aber erfordert auch die Frage, was kommt in der inneren Welt meines Patienten überhaupt noch nicht vor?

Als Beispiel möchte ich von einem 15-Jährigen sprechen, der von meinem Kollegen Dr. Noam in einer stationären Jugendeinrichtung der Harvard Medical School behandelt wurde.

Vor der Klinikeinweisung war Daniel wegen schwerer Depression, Schulphobie und psychosomatischer Milch-Allergie in ambulanter Behandlung gewesen. Der Arzt war der Meinung, dass sich sein Zustand verschlechterte und überwies ihn in die Klinik.

Bei Daniel lag eine deutliche Entwicklungsverschleppung vor, er hatte zu Beginn der Therapie noch nicht ganz die Stufe des Souveränen Selbst erreicht und war noch von einer Impulsivität der Affekte geprägt. Er lief wiederholt aus dem Behandlungscenter weg, um außerplanmäßig seine Eltern zu besuchen. Diese führten ihn dann in ein feines Restaurant, entschieden jedoch, dass er in die Klinik zurück müsse.

Der Junge wurde von seinem Therapeuten daran erinnert, dass er gemäß der therapeutischen Vereinbarungen das »Privileg« verlieren würde, das Wochenende bei seinen Eltern verbringen zu dürfen. Das Behandlungsteam war der Auffassung, dass er nicht nur davonlief, um seine Eltern zu sehen, sondern auch, weil er das »Privileg« aufs Spiel setzten wollte, ein ganzes Wochenende bei seinen schwierigen Eltern verbringen zu müssen. In guter Absicht erzählte ein Mitarbeiter dem Jungen über die Ergebnisse der Teambesprechung. Der Junge war sehr verärgert und fühlte sich völlig missverstanden. Warum, so fragte er, solle er wohl zum Ausdruck bringen wollen, dass er nicht nach Hause wollte, indem er ausriss, um genau dorthin zu kommen?

Der Mitarbeiter war davon ausgegangen, dass der Junge – wie viele seiner Altersgenossen dies tun würden – verstehen könne, dass manifestes Verhalten unbewusste Motivationen verdecken kann. Wenn sich dieses Verständnis einstellt, markiert diese neue Entwicklungsebene einen Wendepunkt; dieser Entwicklungsschritt war aber noch nicht gegangen.

Im Verlauf der Behandlung erreichte Daniel bald die zweite Stufe und das mit positiven und negativen Begleiterscheinungen. Die Einzelsitzungen, die zu Beginn selten länger als zehn Minuten dauerten, erstreckten sich nun auf gut eine halbe Stunde. Er zeigte mehr Geduld und Neugier in den Gesprächen mit seinem Therapeuten. Das Interesse an Regeln und Kompetenz führte dazu, dass Gebote und Vereinbarungen für ihn plausibler wurden. Seine schulischen Leistungen und Kompetenzgewinn durch die angebotenen Beschäftigungstherapieprogramme wie Werken und Kochen erfüllten ihn mit einem gewissen Stolz.

Dennoch, und das ist typisch für die zweite Stufe, schwindet der Wunsch schnell, es Eltern und Betreuern recht zu machen und Vereinbarungen einzuhalten, wenn die Wahrscheinlichkeit groß ist, nicht erwischt zu werden.

So gelang es ihm, sich die lange Codenummer der Stationstelefonkarte für Ferngespräche zu merken, er hatte sie bei der Durchgabe an den Operator gehört und führte Ferngespräche ins Ausland mit ihm fremden Personen und verhalf der Station so zu einer astronomisch hohen Telefonrechnung.

Als er dann begann, die Stufe des *Souveränen Selbst* zu verlassen, gab er seine Rolle als Außenseiter und Einzelkämpfer auf. Hierfür konnte der beginnende Wunsch nach Zugehörigkeit genutzt werden. Er beschäftigte sich mehr mit seinen Mitpatienten und schloss Freundschaften. Auch in den Einzelsitzungen gab es mehr Sequenzen, in denen er sich für die Person des Therapeuten und auch für die Beziehung zu interessieren begann. Er fragte beispielsweise, was der Therapeut so zwischen den Sitzungen mit ihm zu tun habe oder was der Therapeut von ihm hielte.

Es gelang ihm noch einmal, sich ein Denkmal in der Geschichte der Station zu setzen. Er machte sich zum Anführer eines Stationsaufstands, in dessen Verlauf das Personal mit Möbeln beworfen und ein Feuer auf der Station gelegt wurde. Der Stationsaufstand wurde vom Team selbstverständlich heftig kritisiert, es gab Gruppensitzungen und eine Reihe von Sanktionen. Dennoch wurde die nun vorhandene Integration in die Patientengruppe aufgegriffen und die Beziehungen zu anderen Patienten und zum Therapeuten Thema der folgenden Einzelsitzungen.

Nach einem Jahr der Behandlung hatte der Junge eine deutlich stabilere innere Struktur aufgebaut. Er übernahm einen kleinen Job in einem Restaurant in der Nähe seines Elternhauses, entwarf Zukunftspläne, später Koch und Restaurantbesitzer zu werden.

Zum Abschluss dieses Fallbeispiels soll betont werden, dass die Perspektive der affektiv-kognitiven Entwicklung nicht als Therapieansatz gesehen wird, sondern als eine therapiebegleitende Perspektive.

Die Pathologie muss selbstverständlich ihre eigene Aufmerksamkeit bekommen und mit geeigneten Therapieverfahren behandelt werden. Aber neben der Pathologie läuft auch eine, zwar oft beeinträchtigte, aber immer auch in weiten Teilen gesunde Entwicklung, die im Therapieprozess als »Der Dritte im Bunde« genutzt werden kann.

Ressourcen des Patienten: internale Schutzfaktoren und affektiv-kognitive Entwicklung

Wenn der Fokus in der Therapie auf die Stärken eines Menschen gelegt wird, also auf die internalen Schutzfaktoren und nicht auf Defizite, findet ein bedeutsamer Perspektivenwechsel statt. Das soll nicht heißen, dass man die Pathologie ignorieren könnte. Ich bin jedoch immer wieder beeindruckt, wie ermutigt und gekräftigt Patienten sich zeigen, deren Fähigkeiten und Stärken vom Therapeuten gesehen und respektiert werden.

Anhand einer Fallvignette aus meiner eigenen therapeutischen Arbeit möchte ich die Beachtung und Nutzung internaler Schutzfaktoren erläutern. Meine Therapieausrichtung ist die Verhaltenstherapie und die Kognitive Verhaltenstherapie. Präziser kann ich meine Arbeit als entwicklungspsychologisch fundierte ressourcenorientierte Kognitive Verhaltenstherapie umschreiben. Folgende drei Fragen bestimmen meinen Blickwinkel:

- Welche Stärken und Begabungen sehe ich in meinem Patienten?
- Wie kann ich diese herauslocken und verankern?
- Wie kann ich den aktuellen Entwicklungsstand und die Entwicklungsbewegung nutzen?

Eine 18-jährige Immigrantin mit bosnisch-albanischem Familienhintergrund kommt wegen Traumatisierung, Depression und Konzentrationsstörungen in Behandlung. Ihre Aufenthaltsgenehmigung erstreckt sich auf den Abschluss einer Lehre, die Prüfungen werden bald stattfinden. Ihre Ausbildung abzuschließen ist ihr größter Wunsch und ihre größte Angst ist es, ohne Berufsabschluss in die Heimat zurückkehren zu müssen.

Bis zu ihrem 14. Lebensjahr wuchs sie im Kosovo auf und wurde von ihrer Großmutter, der Stiefmutter des Vaters aufgezogen. Ihre Mutter hatte den Vater verlassen, als das Mädchen neun Monate alt war, um nach Deutschland auszuwandern. Der Vater, ein häufig gewalttätiger Alkoholiker, war in ihrer Kindheit wenig präsent, gab ihr aber bei seinen kurzen Besuchen intensive Aufmerksamkeit und nannte sie »sein Prinzesschen«. Von ihrer Mutter wurde selten und dann schlecht gesprochen. Wenn sie erwähnt wurde, sagte der Vater stets, er werde sie umbringen, wenn sie sich je blicken ließe. Ihre Großmutter war nach Aussagen der Patientin eine gute Frau, die die Patientin und ihre vier eigenen Kinder liebevoll versorgte. Im Alter von sieben tauchte im Dorf eine Frau auf, die sich als die Schwester der Mutter zu erkennen gab und ihr heimlich die Telefonnummer der Mutter in Deutschland zusteckte. Lange sprach sie mit niemandem darüber, bis sie sich schließlich der Großmutter anvertraute. Mit Ermutigung der Großmutter nahm sie mit der Mutter Kontakt auf. Irgendwann wurde auch der Vater eingeweiht. Bald war die Rede davon, dass sie nach Abschluss der Schule der Mutter nach Deutschland folgen solle, um dort eine Ausbildung zu machen und eventuell sogar ganz in Deutschland zu bleiben. Im Alter von zwölf wurde sie gegen ihren Willen in die Familie des wiederverheirateten Vaters geholt. Sie machte sich viele Fantasien darüber, als junges Mädchen nach Deutschland zu gehen, sprach mit ihren Freundinnen darüber und wurde heftig beneidet.

Als die Mutter sie mit 14 tatsächlich holte, war der Kontakt zwischen Mutter und Tochter von Anfang an sehr schwierig. Bereits in den Tagen, in denen auf ihr Ausreisevisum gewartet wurde, stritten sie sich fast ständig. In Deutschland angekommen, kam es zu familiären Spannungen mit dem deutschen Ehemann der Mutter, der nicht dafür gewesen war, die Tochter zu holen. Im Verlauf kam es bei Abwesenheit der Mutter verschiedentlich zu sexuellen Übergriffen, die sie jedoch abwehren konnte. Die familiäre Situation eskalierte, und es gelang ihr, Zugang zur Jugendhilfe und später einen Platz in einer Jugendwohngemeinschaft zu finden.

Im Alter von 16 Jahren kam es zu einem traumatischen Erlebnis; sie wurde von drei Albanern vergewaltigt, von denen sich einer ihr genähert und als Freund des Vaters ausgegeben hatte. Sie bekam nach ihren Aussagen sehr viel Unterstützung von ihren Betreuerinnen. Es wurde Anzeige gegen unbekannt erstattet, aber die Täter wurden nicht gefasst. Im Anschluss schlich sich eine immer stärker werdende Depression ein, sie litt unter erheblichen Schlafstörungen und nächtlichen Angstzuständen. In der Berufsschule bekam sie Probleme, vor allem Konzentrationsstörungen und fürchtete nun für ihre Abschlussprüfung.

Was fällt nun als Erstes an dieser jungen Frau auf, wie beeindruckt sie mich? Zunächst einmal ist sie eine auf Anhieb sympathisch wirkende, attraktive junge Frau mit üppigem, langem dunklen Haar. An guten Tagen besticht ihr freundliches Lächeln und eine in kleinen Gesten sichtbar werdende Höflichkeit. An schlechten Tagen ist sie sehr blass mit unbeweglichem Gesicht. Ihre Augen wirken, als ob sie durch einen dichten Schleier schauen würde. »Es ist alles fest im Kopf«, so beschreibt sie ihren Zustand, »ich muss mich zwingen, etwas zu reden.«

Sie wirkt im Gespräch äußerst differenziert, wobei sich in ihren Aussagen intelligente lebenskluge Beurteilungen ihrer Lebenssituation und ihrer Freundschaftsbeziehungen mit äußerst unreifen und eher oberflächlichen Beurteilungen abwechseln. Bei der Betrachtung ihrer Lebensgeschichte ist beeindruckend, wie sie sich in vielen schwierigen Situationen behauptet hat, wie es ihr immer wieder gelungen ist, Menschen zu finden, die ihr weitergeholfen haben, wie es ihr mit 15, eineinhalb Jahre, nachdem sie nach Deutschland gekommen war, gelang, einen Platz in der Jugendhilfe zu bekommen. Sie hielt Vereinbarungen, die mit ihrer Betreuerin gemacht wurden, beispielsweise zur Arbeit und zur Berufsschule pünktlich zu kommen, sie gewann die Anerkennung ihres Lehrherrn durch Fleiß, kümmerte sich um einen Therapieplatz.

Dennoch unterzieht sie sich heftiger Selbstkritik und begründet diese mit ihren vielen Fehlurteilen im Freundeskreis. Ihre Selbstkritik umschreibt sie mit den Worten: »Ich bin immer unzufrieden, ich bekomme Prügel von innen.«

Wie sind ihre Stärken zu fördern und zu verankern? Zum einen benenne ich in den ersten Sitzungen einige meiner positiven Eindrücke, die ich gewinne. In diesem Fall nutzte ich zu Beginn der Therapie Möglichkeiten, ihr rückzumelden, dass ich sie in der Tat für klug halte. Mittlerweile sagt sie selbst gelegentlich mit einem Lächeln: »Ich bin nicht dumm.«

Bei allen Geschichten und Berichten, in denen ihre Energie, etwas für sich zu erreichen und Ziele zu verfolgen in Erscheinung tritt, prüfe ich, ob sie diese Leistung als solche registriert. Es fällt immer wieder auf, dass Erfolge als Selbstverständlichkeit erscheinen, Misserfolge jedoch zu ganz heftiger Selbstkritik führen. Bei Situationen, in denen sie gut für sich gesorgt oder etwas für sich erreicht hat, frage ich nach: »Wie haben Sie das geschafft?« Dies ist eine für die Patientin verblüffende Frage, die eine längere Diskussion nach sich ziehen kann, an deren Ende häufig ein Stück Stolz erlebt wird.

Oder: »Wenn Ihnen diese Geschichte eine Freundin über sich erzählt hätte, wie würden Sie deren Verhalten beurteilen?« Oder: »Vor einigen Sitzungen haben Sie mir eine ähnliche Geschichte erzählt, ich habe den Eindruck, dieses Mal haben Sie sich anders verhalten, sehen Sie das auch so? Wie anders?« – »Warum glauben Sie, dass ihr Lehrherr Sie schätzt, wie haben Sie sein Vertrauen gewonnen?«

Wie kann die Entwicklungsbewegung genutzt werden, die die Klientin durchmacht? Die Patientin ist dabei, die Stufe des *Souveränen Selbst* zu verlassen. Dass sie trotz ihrer Intelligenz in der affektiv-kognitiven Entwicklung die Stufe des *Zwischenmenschlichen Selbst* noch nicht erreicht hat, ist aus ihrer Lebensgeschichte heraus verständlich. Sie ist mehreren einschneidenden Veränderungen ihrer äußeren Lebensumstände ausgesetzt gewesen. Sie hat seit ihrem zwölften Lebensjahr keine stabile einbindende Kultur zur Verfügung gehabt und sie ist Opfer einer Vergewaltigung geworden, was ihr natürlich jegliches Gefühl von Sicherheit und für die Einschätzbarkeit der Umwelt genommen hat.

Deutlich wird das Niveau der affektiv-kognitiven Struktur ihrer Selbst- und Weltsicht in vielen Geschichten über Enttäuschungen im Freundeskreis. Hier hat sie in der Tat viele Fehleinschätzungen vorgenommen, sie hat Geld und Kleidungsstücke verliehen, die sie nicht zurückbekam. Sie unterschrieb mit einem Freund zusammen einen Kreditvertrag für eine Stereoanlage, für den nun sie zahlt, ließ eine Freundin in ihrem Zimmer übernachten, die sie dann bestahl. Sie leidet darunter, Freunde nicht gut einschätzen zu können und spürt, dass es eine Beurteilungsebene gibt, die sie noch nicht beherrscht. Nun ist der Kreis, aus dem heraus sie ihre Freunde wählen kann, ein besonderer, es sind Jugendliche, die in der Jugendhilfe betreut werden und meist aus Problemfamilien stammen. In diesem Freundeskreis beweist man sich die Freundschaft und das Vertrauen über den Austausch materieller Güter, was vermuten lässt, dass sich die Mehrzahl ihrer Freunde auf diesem Entwicklungsniveau bewegt. Derzeit nutze ich ihre Unzufriedenheit über ihre Freundschaften, um gemeinsam mit ihr danach zu suchen, ob es möglicherweise andere Kriterien gibt, jemanden einzuschätzen. Wir suchen Beispiele aus ihren guten Beziehungen zu Erwachsenen, wie und warum diese wohl anders funktionieren. Wir sprechen über unsere Beziehung.

Als ihre neue große Liebe hat sie einen Türsteher und renommierten Schläger der Nachtszene gewählt. An seiner Seite fühlt sie sich sicher und beschützt. Ich bin in Kontakt mit ihrer Sozialbetreuerin und wir stimmen in der Auffassung überein, dass sie sich hier in einem äußerst gefährdenden Milieu bewegt. Derzeit sitzt ihr Freund in Untersuchungshaft; sie organisiert für ihn alle Kontakte mit dem Rechtsanwalt und dem Vermieter und sie betreut seinen Hund. Sie hat Kontakt mit seinen Pflegeeltern aufgenommen und so die Verbindung wieder hergestellt. Sie nutzt die Zeit seiner Inhaftierung auch als eine Bedenkpause bezüglich der Zukunftsaussichten dieser Beziehung. Sie hat sehr klare Vorstellungen entwickelt, welche Bedingungen sie an eine mögliche Fortführung der Beziehung stellt. Wenn sie sich weiter in Richtung der Stufe des *Zwischenmenschlichen Selbst* bewegen wird, in welcher sie von einer Beziehung mehr erwarten wird, als äußerlich beschützt zu werden, wird sich herausstellen, ob dieser Freund umfassendere Erwartungen wird erfüllen können.

Schlussbemerkungen

Viele Anstöße können aus der Resilienzforschung gezogen werden, aus der wir vieles gelernt haben, wie Kinder und Jugendliche es geschafft haben, trotz widriger Lebensumstände und schwerwiegender Schicksalsschläge auf einen guten Weg zu kommen. Viele der flankierenden Maßnahmen von Präventions- und Therapieprogrammen, die heute in der Kinder- und Jugendhilfe und in Jugendeinrichtungen zur Anwendung kommen, wurden in der Praxis erarbeitet, ohne die theoretische Untermauerung durch Forschungsergebnisse. Ebenso haben viele Kinder- und Jugendtherapeuten ihren persönlichen Arbeitsstil oft durch Erweiterung einer einmal gelernten Richtung entwickelt, mit dem sie ihren Patienten helfen, entwicklungsfähig zu werden und ihren eigenen Weg zu finden. Aber es ist wichtig, laufend Praxis und Forschung miteinander abzugleichen. Wenn das, was uns die resilienten Kinder durch ihren Weg zeigen, in der Praxis durch Betreuungspersonal bereits in weiten Teilen zur Anwendung gebracht wurde und laufend ergänzt werden kann, können wir als Helfer uns der soliden Grundlage unseres Tuns bewusst sein.

Literatur

Garmezy, N. (1983): Stress, Coping and Development in Childern. New York.

Kegan, R. (1986): Die Entwicklungsstufen des Selbst. München.

Masten, A. S. (2001): Resilienz in der Entwicklung: Wunder des Alltags. In: Röper, G.; Hagen, C. v.; Noam, G. (Hg.), Entwicklung und Risiko. Stuttgart, S. 192–219.

Noam, G. (1986): The theory of biography and transformation and the borderline personality disorders (Part II). McLean Hospital Journal 11: 79–105.

Noam, G. (1988): The theory of biography and transformation: Foundation for clinical-developmental therapy. In: Shirk, S. R. (Hg.), Cognitive Development and Child Psychotherapy. New York, S. 273–317.

Oerter, R. (1999): Klinische Entwicklungspsychologie: zur notwendigen Integration zweier Fächer. In: Oerter, R.; Hagen, C. v.; Röper, G.; Noam, G. (Hg.), Klinische Entwicklungspsychologie. Weinheim, S. 1–10.

Röper, G.; Noam, G. (1999): Entwicklungsdiagnostik in klinisch-psychologischer Therapie und Forschung. In: Oerter, R.; Hagen, C. v.; Röper, G.; Noam, G. (Hg.), Klinische Entwicklungspsychologie. Weinheim, S. 240–269.

Rutter, M. (1989): Isle of Wight revisited: Twenty-five years of child psychiatric epidemiology. Journal of the American Academy of Child and Adolescent Psychiatry 28: 633–653.

Werner, E. E. (1990): Protective factors and individual resistance. In: Meisels, S.; Shonkoff, J. (Hg.), Handbook of Early Childhood Intervention. New York, S. 97–116.

Werner, E. E.; Smith, R. S. (1982): Vulnerable but Invincible: A Longitudinal Study of Resilient Children and Youth. New York.

Gernot Hauke

Über die Bedeutung persönlicher Werte in der Psychotherapie mit Heranwachsenden

Es besteht insgesamt wenig Zweifel an der großen Bedeutung persönlicher Werte für das Verständnis von Menschen, ihrem Handeln, ihren Kämpfen, ihren Gruppierungen und Abgrenzungsbemühungen. Dies wird auch durch einen eindrucksvollen Korpus verhaltenswissenschaftlicher Forschung belegt. Auch wenn Psychotherapeuten schon immer dieses Thema in ihrer Arbeit aufgegriffen haben, wurde es bisher kaum in direkter Form als eigenständige Herangehensweise an Themen und Probleme instrumentalisiert. Im Zentrum für Integrative Psychotherapie (CIP) und an der Coaching Academy CIP in München erproben wir seit drei Jahren sehr erfolgreich eine Arbeitsweise, die diese Lücke schließen soll (Hauke 2001). Besonders interessant ist dieser Ansatz für die Arbeit mit Heranwachsenden, zumal das Wertethema eng mit der Identitätsentwicklung verzahnt ist.

Definitionen und Konzepte

Die Art und Weise, wie sich Heranwachsende in ihren Alltag einbringen, hängt davon ab, was ihnen dabei wirklich in irgendeiner Weise wertvoll und wichtig ist. Es ist genau dieses Engagement um die persönlichen Werte und das damit verbundene Identitätsstreben, das oft großen Erfolg und Glücksgefühle, aber auch Scheitern, unheilvolle Verstrickungen, Stress, Frustration, Wut mit sich bringen kann. In dieser Form der Arbeit fragen wir also nach den persönlichen Werten der Person: »Was ist dir hier wichtig, worauf kommt es dir hier besonders an?«

Was sind Werte? Klassiker der modernen Werteforschung wie

etwa Rokeach (1973) und Schwartz (1992, 1999) definieren Werte als Konzeptionen des Wünschbaren innerhalb jeden Individuums und von Gesellschaften, die die Funktion von Standards oder Kriterien haben. Diese steuern nicht nur die Handlungsauswahl und das Handeln, sondern auch Prozesse der Beurteilung, der Einstellungsbildung, der Argumentation, des Hinterfragens, des Rationalisierens und der Attribution. Werte haben ihren Ursprung in grundlegenden menschlichen Bedürfnissen und sozialen Anforderungen und sind abstrakter als Einstellungen. Sind also grundlegende menschliche Bedürfnisse tatsächlich als persönliche Werte präsent? Dies konnte klar belegt werden. Offenbar werden Mangelbedürfnisse und Wachstumsbedürfnisse, wie sie etwa durch die maslowsche Bedürfnispyramide definiert werden, auch mit entsprechenden Werthaltungen zusammenhängen. Werthaltungen implizieren Motive und Motive Verhaltensdispositionen. Bilsky und Schwartz (1994) konnten empirisch bestätigen, dass Verhaltensdispositionen, die beispielsweise auf einem Wachstumsbedürfnis beruhen, positiv mit entsprechenden Werthaltungen korrelieren (Neugierigkeit mit Wertschätzung von Neuheit) und dass Verhaltensdispositionen, die etwa auf einem Mangelbedürfnis beruhen, mit Werthaltungen positiv korrelieren, die eine Befriedigung des zugehörigen Bedürfnisses signalisieren (Ängstlichkeit mit hoher Wertschätzung von Sicherheit).

Damit kommen wir zu einer besonders wichtigen Funktion unseres Wertesystems: Es steht nicht nur in unmittelbarem Zusammenhang mit grundlegenden Bedürfnissen unseres individuellen Menschseins, sondern sorgt auch in seiner übergeordneten Position für die Steuerung unseres Verhaltens, das letztlich zur Erfüllung dieser Bedürfnisse führen kann. Werte haben immer eine positive Konnotation, während Bedürfnisse an sich weder gut noch schlecht, positiv oder negativ sind. Sie ziehen aber oft eine Bewertung nach sich, auch wenn dies letztlich nur implizit oder automatisch passiert. Weiterhin ist der Umstand wichtig, dass Werte auch dann präsent sein können, wenn zugehörige Bedürfnisse im Moment nicht befriedigt werden wollen. So sind Werte also auch Konstrukte, die über die Gegenwart hinaus in die Zukunft weisen. Charlotte Bühler (1975) spricht von »konstruktiver Intention« als wesentlicher Eigenschaft persönlicher Werte. Sie ist eine aktive Ausrichtung auf die Schaffung der günstigsten Zukunft, das heißt, etwas zustande zu bringen, etwas aufzubauen, etwas zu verwirklichen, was man unter »gut« oder »wahr« versteht. Kein Wunder also, dass persönliche Werte die Identität prägen und die Selbstdarstellung färben! Empirisch orientierte Entwicklungspsychologie qualifiziert die Bindung an Werte geradezu als identitätskonstituierend (Nunner-Winkler 2000).

Für die praktische Arbeit mit persönlichen Werten fassen wir die wesentlichen Merkmale zusammen: Werte sind das für die Person Wünschbare, das für sie Wertvolle, Wichtige und Kostbare. Sie sind immer positiv besetzt, sie verweisen auf Zukunft. Werte sind Leitlinien des Handelns, sie helfen, die Spreu vom Weizen zu trennen. Werte prägen die Identität und färben die Selbstdarstellung. Wer über Werte verfügt, kann Sinn erleben.

Aufbau von Wertestrukturen

Welche Wertorientierungen gibt es eigentlich? Bei der Suche nach einer möglichst umfassenden Systematik menschlicher Werte fand man empirisch eine zweidimensionale Wertestruktur, deren Gültigkeit inzwischen für mehr als 60 Länder belegt ist (Schwartz 1999; s. Abb. 1).

Natürlich lassen sich bestimmte Arten von Werten und Zielen (statistisch, aber auch inhaltlich) von anderen klar abgrenzen und unterscheiden: Dadurch entstehen Segmente, die wie Tortenstücke aussehen, mit unterschiedlicher Bezeichnung. Jedes Segment steht dann also für entsprechende Werthaltungen. Also »Selbstverwirklichung« für Autonomiebestrebungen wie »eigene Ziele auswählen«, »unabhängiges Denken«, »Kreativität«. »Macht« steht für »Position«, »Status«, »Autorität«, »Einfluss«, also für zentrale Themen etwa im Umgang mit Peergroups und Autoritätsträgern. Tabelle 1 fasst die Beschreibungen der zehn Wertedomänen zusammen.

Auch in kulturvergleichenden Studien konnte dieses Wertespektrum oder Wertefeld immer wieder bestätigt werden. Wir erkennen schon intuitiv etwas, was sich auch theoretisch sehr schlüssig belegen lässt: Die gefundenen Wertedomänen liefern Orientierung für den Einzelnen in der Beziehung zu sich selbst, zu

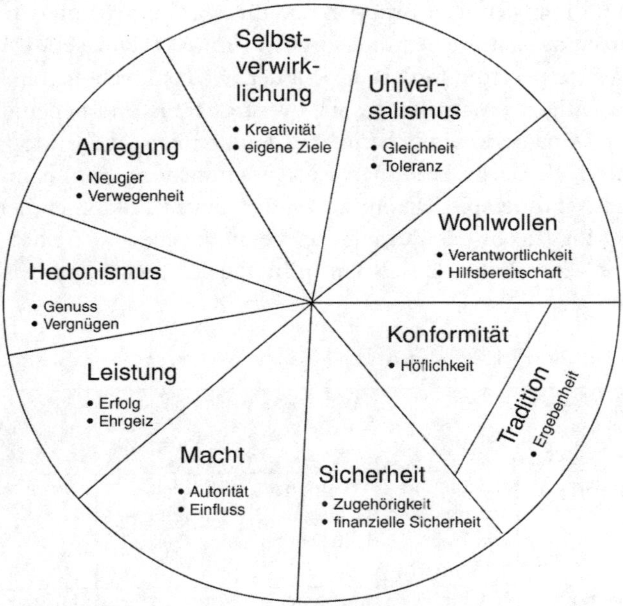

Abbildung 1: zweidimensionale Wertestruktur nach Schwartz

Tabelle 1: Beschreibung der zehn Wertedomänen

- **Macht:** Sozialer Status und Prestige, Kontrolle oder Dominanz über Menschen und Ressourcen (soziale Macht, Autorität, Wohlstand)
- **Leistung:** Persönlicher Erfolg durch Zeigen von Kompetenz in Hinblick auf soziale Standards (erfolgreich, tüchtig, ehrgeizig, einflussreich)
- **Hedonismus:** Vergnügen und gefühlsmäßige Befriedigung für sich selbst (Freude, Genuss)
- **Anregung:** Begeisterung, Neuheit und Herausforderung im Leben (Wagnisse, abwechslungsreiches, bewegtes, aufregendes Leben)
- **Selbstverwirklichung:** Unabhängiges Denken und Handeln, Schaffen, Erforschen (Kreativität, Verrücktsein, Freiheit, eigene Ziele auswählen)
- **Universalismus:** Verständnisvoll, Dankbarkeit, Toleranz und Schutz für das Wohlergehen aller Menschen und der Natur (Großzügigkeit, Weisheit, Gleichheit, soziale Gerechtigkeit, Frieden, Schönheit, Schutz für die Umwelt)
- **Wohlwollen:** Erhalten und Verstärken des Wohlergehens von Menschen, mit denen man in häufigem persönlichem Kontakt steht (hilfsbereit, ehrlich, verzeihend, loyal, verantwortlich)
- **Tradition:** Respekt, Verpflichtung und Akzeptanz gegenüber Bräuchen, Sitten und Vorstellungen aus Kultur und Religion (bescheiden, Akzeptieren der Gegebenheiten meines Lebens, aufopferungsbereit, Respekt für die Tradition, gemäßigt)
- **Konformität:** Zurückhalten von solchen Impulsen, Neigungen und Handlungen, die andere Menschen, soziale Erwartungen oder Normen verletzen können (Höflichkeit, Gehorsam, Selbstdisziplin, Verehrung der Eltern und der Alten)
- **Sicherheit:** Sicherheit, Harmonie und Stabilität der Gesellschaft, von Beziehungen und des Selbst (Familiensicherheit, nationale Sicherheit, soziale Ordnung, Anstand, Gegenseitigkeit von Wohlwollen und Gefälligkeit)

den für ihn wichtigen Gruppen und für den Umgang mit den Ressourcen der natürlichen und sozialen Umwelt (Hauke 2001). Dieses Wertespektrum fordert also zu der für uns Psychotherapeuten so wichtigen »systemischen Sichtweise« heraus und benennt mit jeder Domäne wesentliche interagierende menschliche Motivsysteme (z. B. Macht, Leistung, Selbstverwirklichung) und damit für die Psychotherapie Heranwachsender zentrale Rahmenthemen. Die Möglichkeit des Zugangs zu diesen Themen ist freilich eine Frage seines Entwicklungsstands. In Tabelle 2 wird dies verdeutlicht:

Tabelle 2: Entwicklungsstufen nach Kegan und Wertebereiche nach Schwarz

Entwicklungsstufen nach Kegan	Identität	Bedürfnisse nach	Gefühle	Wertebereiche nach Schwarz
Impulsiv	»Ich bin meine Impulse und Wahrnehmungen«	Versorgung, Geborgenheit, Schutz	Wut, Scham, Trennungsangst, Freude	
Souverän	»Ich bin Bedürfnis«	Kontrolle, Einfluss	Angst vor Verlust der Bezugsperson, der Kontrolle, Misstrauen, Stolz	**Macht, Hedonismus**
Zwischenmenschlich	»Ich bin Beziehung«	Zugehörigkeit, Übereinstimmung, Liebe	Trauer, Verletztheit, Angst vor Ablehnung	**Konformität, Tradition, Wohlwollen, Sicherheit**
Institutionell	»Ich bin Regel und Norm«	Unabhängigkeit, Normen	Angst vor Hingabe, Schuld, Zorn, Achtung	**Leistung, Anregung, Selbstverwirklichung**
Überindividuell	»Ich bin Wert«	Ganzheit, Integration, Erfüllung		**Universalismus**

Erst bestimmte Stadien der Identitätsentwicklung, hier ausformuliert in der Sichtweise von Kegan (1986), liefern die kognitiv-affektiven Voraussetzungen für das Erschließen bestimmter Werte. Danach wird etwa die Machthematik schon in der souveränen

Stufe (sechs bis zehn Jahre) angelegt, während die Wertethemen Leistung und Selbstverwirklichung erst auf der so genannten institutionellen (> 18 Jahre) Stufe voll entfaltet sind. Dabei macht Abbildung 2 aber deutlich, dass man sich Entwicklungsstufen eher als »Wellenberge« vorzustellen hat. Sie kennzeichnen denjenigen Stand in der Identitätsentwicklung, bei dem sich die Entwicklung am intensivsten um das typische Thema der jeweiligen Entwicklungsstufe dreht, sozusagen ihren Höhepunkt. Man erkennt, dass eine bestimmte Entwicklung weder abrupt beginnt noch abrupt beendet ist, sondern in den Auftakt und Beginn anderer Stufen mit »hineinfließt«. Das heißt: Auf dem Höhepunkt der souveränen Stufe gibt es schon ansatzweise kognitiv-affektive Strukturen der institutionellen Ebene, die aber erst viel später voll entfaltet ist, wie an der Lage ihres Wellenbergs ersichtlich.

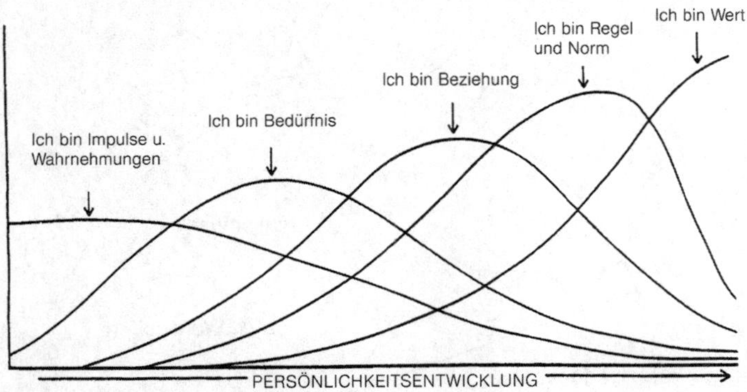

Abbildung 2: Stadien der Entwicklung

Für ein strategisches Vorgehen in der Psychotherapie ist wichtig: Einander ähnliche Wertebereiche, wie Leistung und Macht, liegen näher beieinander. Beide stehen für soziale Überlegenheit und soziales Ansehen. Interessant noch das Paar Macht/Sicherheit: Die Gemeinsamkeit bezieht sich auf das Überwinden von Ungewissheit, die wie ein Stachel massiven Stress verursachen kann. (Sicherheit zum Beispiel durch sichere Beziehungen, Harmonie, soziale Ordnung; Macht durch Steuern, Ausüben von Kontrolle.)

Weiterführende Untersuchungen zeigen: Diese zehn Wertebe-

reiche lassen sich nochmals zusammenfassen, wodurch weitere Orientierungsmöglichkeiten entstehen (Schwartz 1992, 1996).
Man erkennt – und die Benennungen weisen schon darauf hin: Wir haben hier Bereiche, die offenbar zueinander im Konflikt stehen. Wertebereiche, die geradezu klassische Konstellationen beim Ringen um Identität darstellen, liegen also einander gegenüber (Abb. 3): zum Beispiel Universalismus und Wohlwollen (Selbsttranszendenz) versus Leistung und Macht (Selbstbezogenheit) – einerseits »Akzeptanz der anderen als Gleiche und Interesse für deren Wohlergehen« und andererseits »Streben nach eigenem Erfolg und Do-minanz über Andere«. Und: Tradition, Konformität und Sicherheit (Erhalten) versus Anregung und Selbstverwirklichung (Verändern) – einerseits »Wertschätzung des Bewährten und Sorge um dessen Fortbestand« und andererseits »Aufgeben des Bestands, Erschließen neuer Horizonte, Risikobereitschaft«.

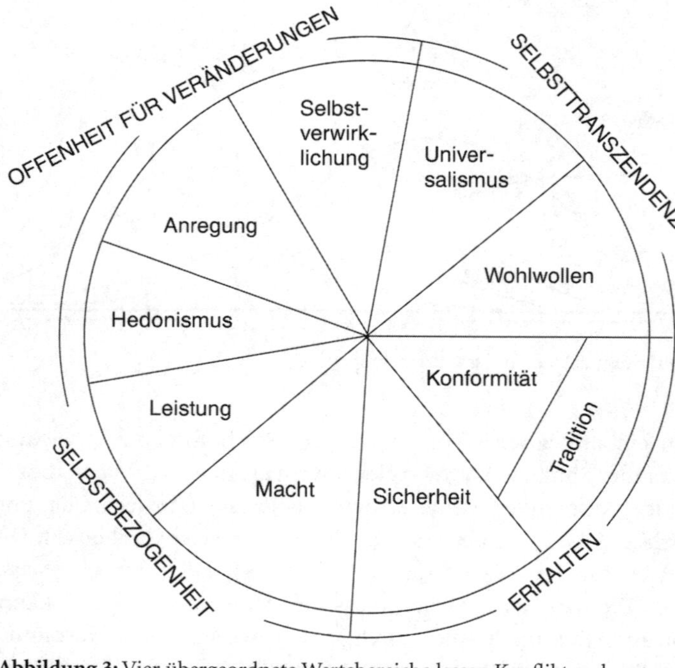

Abbildung 3: Vier übergeordnete Wertebereiche lassen Konflikte erkennen

Aus entwicklungspsychologischer Perspektive erwähnenswert ist der gut gesicherte Befund, wonach Erwachsene, die über Werteorientierungen aus den Themenfeldern Konformität und Sicherheit verfügen, einem eher restriktiven elterlichen Erziehungsstil seit der frühen Kindheit ausgesetzt waren. Für diese Erwachsenen spielen Wertorientierungen aus den Bereichen Selbstverwirklichung und Universalismus eine deutlich verminderte Rolle (Kasser et al. 2002)

Hiermit stehen wir vor einem Dilemma: Alle vier Bereiche sind offenbar wichtig, für Personen wie für kleinere und größere soziale Systeme. Jedoch lassen sich die jeweils entgegengesetzten Bereiche gleichzeitig nicht ohne weiteres realisieren. Damit ist eine weitere Aufgabe der Arbeit mit Heranwachsenden definiert: Entschärfung von Wertekonflikten, Erarbeiten und Unterstützen des »Sowohl-als-auch«. Denn: Wenn Systeme überleben sollen und ihre Funktionsweise sich auf eine verändernde Welt einstellen soll, dann ist eine Orientierung an allen vier Polen erforderlich. Das gilt für Personen wie für verschiedenste soziale Institutionen.

Daraus ergeben sich an dieser Stelle die folgenden Leitfragen wertorientierter Bearbeitung spezifischer Problemsituationen oder auch übergreifender Fragestellungen (Lebensplan, Partnerschaft) mit Heranwachsenden:

- Welche Wertedomänen werden schon besetzt?
- Welche werden vermieden?
- Welche Wertedomänen sollten noch besetzt werden?
- Welche Wertekonflikte müssen entschärft werden?
- Welche Fertigkeiten müssen vermittelt werden, um Werte verwirklichen zu können?

Ein Fall aus der Praxis

L. ist 18 Jahre alt und leidet unter einer schweren depressiven Episode bei ausgeprägten Zügen einer Borderline-Persönlichkeit. Beide Eltern sind Ärzte und arbeiten gemeinsam in einer Praxis. Sie ist die Mittlere von insgesamt drei Schwestern. Sie besucht seit ihrer Mittleren Reife eine Musikschule mit dem Schwerpunkt »Modern Jazz« und wohnt allein in einem Appartement. Den Unterhalt bezahlt der Vater.

Massive Angst und Panikgefühle kenne sie schon seit ihrem achten Lebensjahr. Ständig sei die Mutter mit ihren Depressionen im Mittelpunkt gewesen, habe über Schmerzen und psychosomatische Beschwerden geklagt. Die Patientin habe ihr am nächsten gestanden und sich dauernd Mutters Klagen und Probleme mit dem Vater anhören müssen. Umgekehrt reagierte die Mutter stets mit Wut und Verachtung, wenn L. Probleme zeigte: Die sei nie belastbar gewesen, sie habe ihr dabei aber immer das Gefühl geben müssen, sie sei eine tolle Mutter.

Der Vater sei immer mit Arbeit beschäftigt. Er sei nur präsent gewesen, wenn er als Helfer gebraucht wurde, dann eher kalt und funktionell. Ansonsten habe er sich an den Töchtern nicht weiter interessiert gezeigt, sondern sei eifersüchtig gewesen, da diese eine engere Beziehung zur Mutter gehabt hätten. Wenn etwas nicht nach seinen Vorstellungen lief, sei er massiv entwertend, jähzornig und unberechenbar geworden, habe die Kinder geschlagen. Die ältere Schwester sei der Patientin gegenüber dominant, aggressiv und extrem eifersüchtig gewesen. Das emotionale Klima in der Familie war offenbar durch heftige negative Emotionen geprägt. Auch wenn es ihr schlecht gehe damit, so fühle sie sich doch noch am sichersten mit sich selbst allein. In Beziehungen verliere sie schnell das Gefühl für sich selbst, für Gut und Schlecht, Wahr und Falsch. In Beziehungen reagiere sie schnell mit massiver Anspannung bis hin zu Hass- und Gewaltfantasien, die sie erschrecken und – für die jeweiligen Kontaktpartner unverständlich – zum Rückzug treiben. Sie erlebe dies wie körperliche Schmerzen, ritze sich, wolle dann jeden Tag sterben.

Wertorientierte Herangehensweise: Jeder Un-Wert ist ein entarteter Wert

Wir haben uns Zeit genommen, diese Episoden ausführlich und in allen Einzelheiten durchzusprechen, was die Patientin als sehr befreiend erlebte. Darüber hinaus war es L. auch möglich, im Rahmen ihrer Tagebuchaufzeichnungen Beobachtungsprotokolle anzufertigen (vgl. Linehan 1996), die klären halfen, Regelmäßigkeiten für das Auftreten dieser für sie quälenden problematischen

Reaktion zu erkennen. Die Gefahr bei dieser Art der Betrachtung besteht wohl darin, dass sie sehr kognitiv bleibt und der erschreckende Inhalt solcher Fantasien nicht integriert werden kann. Hier hilft eine erste wertorientierte Intervention weiter. Ihr Motto könnte lauten: Jeder Un-Wert ist ein entarteter Wert!

Im ersten Schritt fand eine Exposition des Unwerts, also der Fantasien und Bilder über Würgen, Stechen, blutüberströmte Leichen, Gedanken voller Hass und Feindseligkeit statt. Das Sich-Aussetzen und Aushalten dieser Inhalte mit Unterstützung des Therapeuten ist ein erster Schritt auf dem Weg zu ihrer Integration. Hilfreich sind dabei kreative Medien, Malen, psychodramatische Techniken. Das Grauen wird fassbarer, erträglicher und schließlich in gewisser Weise auch vertrauter. Unter Zuhilfenahme der Beobachtungsprotokolle konnte erst jetzt auch ein Prozess des Sortierens, des Einordnens und schließlich des Verstehens der problematischen Reaktion angestoßen werden: »Wann immer reagiere ich so? Welche Bedingungen gingen voraus? Wann reagierte ich besonders krass? Unter welchen Bedingungen reagiere ich ganz anders?« Mehr und mehr schälten sich dabei zwei Identitäten der Patientin heraus: L., die ehrgeizig ist und etwas zustande bringen will, auf Menschen zugehen möchte, neugierig ist und vieles ausprobieren möchte. Die andere Identität wirkte zunächst negativ und abstoßend mit ihren Fantasien, Impulsen und Gefühlen. Dieser Identität stand die Patientin ängstlich und hilflos gegenüber und lehnte sie ab (vgl. Abb. 4). Ich finde es immer wieder interessant, dass Patienten ein klares Bild und oft auch einen Namen, sowie Alter, Aussehen und Vorlieben dieses Teils benennen können:

Die Patientin wurde aufgefordert, sich in diese Rolle hineinzuversetzen, sich vorzustellen und in den Dialog mit dem Therapeuten zu treten: »Ich bin Jana, 14 Jahre alt und ich bin sehr stark!«

T.: Du bist sehr stark …

J.: Ja, ich bin unwahrscheinlich stark wie ein Monster! Ich bin wie ein kaltblütiger Roboter und mache alles platt. Ich gehe eiskalt über Leichen!

T.: Was für Leichen sind das?

J.: Das sind die Leichen derjenigen, die höhnisch sind, die mich ausnutzen wollen, die mich platt und klein machen wollen!

T.: Das macht dich ganz schön wütend …?

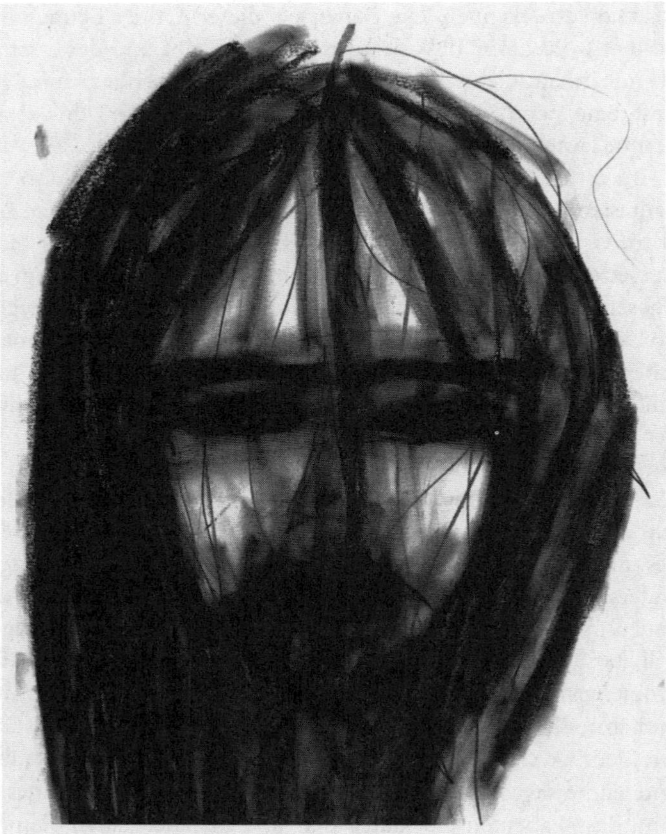

Abbildung 4: Von der Patientin abgelehnte Identität: Jana, 14 Jahre alt

J.: Ich hasse es, nicht gesehen zu werden, als Versagerin hingestellt zu werden!

…

T.: Gibt es noch andere Gefühle, die ähnlich stark sind?

J.: Ich habe immer so viel Angst vor Einsamkeit!

Für das Auftreten von »Jana« gab es in den Tagebuchprotokollen klare Hinweise. Immer dann, wenn ihr jemand zu nahe kam mit positiven Gefühlen, mit eingebildeter oder tatsächlicher Kritik, trat sie auf den Plan. Bald stellte sich heraus, dass Jana zwar exzessiv und überdreht reagiert, die Patientin erkannte jedoch, dass es ihr letztlich aber um den Schutz von L. geht. So gelang es, Jana als eine wichtige Teil-Identität anzunehmen, die eine überlebenswichtige Funktion hat. Obwohl an ihren exzessiven Reaktionen noch gearbeitet werden musste, war sie zu einem verständlichen und funktionalen Anteil mutiert. Konkret konnten Frühwarnzeichen etabliert werden, die es ermöglichen sollten, schon bei moderaten Reaktionen von Jana Vorbereitungen für einen günstigen Umgang mit einem zu erwartenden Stress zu treffen. Aus einem Unwert war ein Wert geworden, der natürlich nun als solcher leichter integriert werden kann und für die weitere Identitätsentwicklung von größter Bedeutung ist.

Arbeit mit spezifischen Werten im Wertespektrum

Die Arbeit mit Jana brachte das Thema »Beziehung« in den Fokus unserer Aufmerksamkeit, daneben – und zum Teil eng mit dem Beziehungsthema verknüpft – schälte sich das Thema »Studium und Beruf« heraus. In ausführlichen Gesprächen um diese Themen wurde die Patientin immer wieder herausgefordert, zu formulieren, worauf es ihr in den jeweiligen Bereichen besonders ankommt, was ihr hier besonders wertvoll und wichtig ist. Gemeinsam wurde ein möglichst präzises Verständnis erarbeitet. Das Verständnis, die Klarheit und Präzision werteorientierter Äußerungen wurde durch die folgende Zusatzfrage erhöht: »Woran genau merkst du, dass du einen Wert wie Harmonie tatsächlich verwirklichst, woran merkst du, dass das nicht gelingt?« Damit wird zweierlei bewirkt:

- Auf diese Weise entsteht ein Kriterium, das Klarheit über den Weg und den Grad der Zielerreichung im Verlauf der Wertverwirklichung schafft.
- Kriterien können auf ihre Angemessenheit hin untersucht und gemeinsam eventuell realistischer gestaltet, also »nachjustiert« werden.

In einem nächsten Schritt wurden die wertorientierten Nennungen den jeweiligen Domänen im Wertespektrum zugeordnet.

Dabei ergaben sich:

Sicherheit

»Nicht verletzt werden, nicht entwertet werden, Harmonie, Gegenseitigkeit von Investitionen und Gefälligkeiten, Spiritualität, einen Job finden.«

Leistung

»Ich will was zustande bringen, ich möchte für mich einen Bereich haben, in dem ich besser als andere bin; regelmäßiges Üben ist ganz wichtig für mich, hoher Anspruch an Diskussionen und an die Gestaltung von Songtexten.«

Macht

»In der Band will ich auch was zu sagen haben, will Einfluss ausüben, will Vorhaben und Projekte durchziehen, will nicht hilflos und ohnmächtig sein, will meine Meinung und meinen Stil auch mal durchsetzen, will für das was ich kann anerkannt werden.«

Betrachten wir nun die Lage dieser drei Wertorientierungen in unserem Wertespektrum:

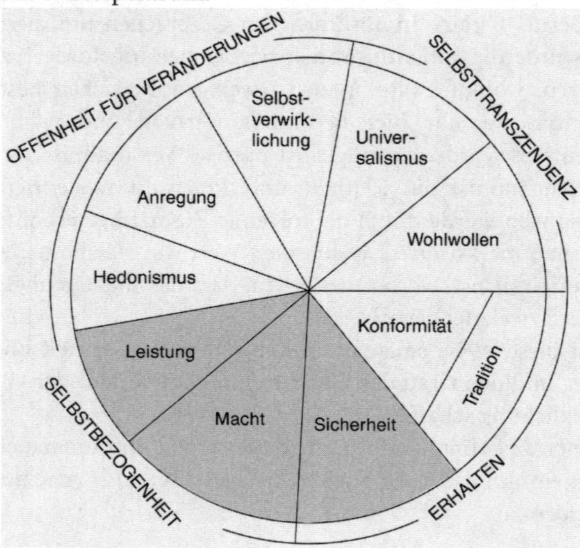

Abbildung 5: Zentrale Werteorientierungen der Patientin als Ergebnis der Bearbeitung des Problemkomplexes »Studium und Beruf«

Dieses Ergebnis entspricht der generellen Erfahrung unserer Praxis: Menschen, die unter Druck stehen, geben in erster Linie und oft ausschließlich Werte aus den Bereichen »Erhalten« und »Selbstbezogenheit« an. Dies entspricht dem Umstand, dass sie sich – mit Blick auf Abbildung 2 – unter Druck an das Bewährte und Eingefahrene halten (Erhalten) und schließlich zuallererst die Aufmerksamkeit auf die persönlichen Interessen und das eigene emotionale Überleben einengen (Selbstbezogenheit). Fähigkeiten und Zielsetzungen für das Verwirklichen dieser Wertorientierungen sind wichtige Ressourcen und verdienen Wertschätzung. Personen mit psychischen Problemen, besonders Heranwachsende, wollen jedoch ihr inneres Gleichgewicht fast ausschließlich mit dieser Art von Ressourcen wahren und dadurch ihre Probleme lösen.

Wir müssen wohl auch beachten, dass solche Werteinseitigkeiten unter anderem auch durch die Dynamik des gesellschaftlichen Systems nahe gelegt werden, aber dann freilich eine individuelle und störungsspezifische Ausformung finden. Wie also stellen sich diese Wertorientierungen im Gesamtbild der Heranwachsenden dar? Interessant ist das Bild, das die 14. Shell Jugendstudie (2002) hierzu liefert. Danach seien den Jugendlichen zwischen zwölf und 25 Jahren im Verlauf der Neunzigerjahre bis heute die Werte Leistung (75%), Macht (36%) und Sicherheit (79%) sukzessive wichtiger geworden. Die Autoren der Studie heben hervor, dass der Wertewandel eben nicht – wie lange Zeit angenommen – in Richtung »postmaterialistischer« Selbstverwirklichungs- und Engagementwerte bei Rückgang von Leistungs- und Anpassungswerten verläuft. In diesen schwierigen Zeiten wirtschaftlicher und beruflicher Überlebenskämpfe, einer Welt offener Grenzen, überforderter sozialer Institutionen und verunsicherter öffentlicher Bildungseinrichtungen sowie überlasteter öffentlicher Sicherheitsapparate sind Jugendliche heute hohen Leistungsanforderungen und gleichzeitig erhöhten Risiken ausgesetzt: drohendes schulisches Versagen und berufliches Scheitern, scheiternde soziale Integration, bedrohte persönliche Sicherheit. Vor diesem Hintergrund ist es gut nachvollziehbar, dass Heranwachsende mit Strategien des Selbstschutzes reagieren, in dem sie die Bedeutung von Wertorientierungen aus den Bereichen »Selbstbezogenheit« und »Erhalten« (vgl. Abb. 2) für sich deutlich steigern.

Überlebensstrategien

Über Orientierung und Ziele aus den Bereichen »Selbstbezogenheit« und »Erhalten« zu verfügen, dient zweifellos dem persönlichen Schutz und der inneren Stabilisierung. Damit verfügt man über wichtige Ressourcen. Im Extrem – wie im Fall akuter psychischer Probleme – brauchen Patienten aufgrund hoher Angstmaße sehr viel oder zu viel davon und sind dann aber in Hinblick auf verschiedenste Anforderungen geradezu verriegelt. Sie erstarren in Handlungsunfähigkeit und Rigidität und werden völlig unflexibel. Diese Ressourcen sind nicht mehr funktional. Verschiedene Kombinationen von Werten und Zielen aus diesen Bereichen spiegeln oft Strategien wider, auf die die Person unter Stress setzt. Wir be-zeichnen diese Reaktionsschablonen, die reflexartig aktiviert werden, als *Überlebensregeln.* Sie sind selten bewusst. Überlebensstrategien charakterisieren das Verhalten unter Stress. Sie sind in der Lebensgeschichte erworben. Sie haben geholfen, das innere Gleichgewicht zu wahren. Hier: Die Patientin L. zog sich zur Sicherung, Stärkung und Konsolidierung des Selbst gänzlich auf Zielsetzungen aus den Wertedomänen Sicherheit, Macht und Leistung zu-rück. Für eine effiziente Interaktion wesentliche Momente fehlten aber. Gemeinsam wurde diese Überlebensstrategie anhand zahlreicher Belastungssituationen herausdestilliert und auf den Punkt gebracht:

»In belastenden Situationen handle ich am besten als ›lonely wolf‹ mit Superleistungen, als ginge es um Leben oder Tod, und vermeide um alles in der Welt, dass mir jemand nahe kommt und mich verletzt, die momentane Stabilität gefährdet. Ich beschränke mich nur auf das Vertraute und Bewährte und verlasse mich nur auf mich selbst.«

Wir erkennen zweierlei: Erstens finden wir in dieser Überlebensstrategie tatsächlich die Zielsetzungen der Wertedomänen »Erhalten« und »Selbstbezogenheit« wieder. Zweitens, man erkennt, welch ein Stachel hier wirksam ist: »… als ginge es um Leben oder Tod«!

Es wurde gemeinsam versucht, dies anhand von weiteren Beispielsituationen zu verifizieren, damit die Patientin ein Gefühl dafür bekommt, insbesondere für den automatischen, nicht bewussten Charakter dieser Strategien.

Aus Antagonisten werden Synergisten

Dieses Wertespektrum als eine Frisbeescheibe vorgestellt: Es ergibt sich eine wunderbare Flugbahn, wenn ein geübter Werfer die Scheibe auf Kurs bringt! Wichtige Voraussetzungen für eine stabile Flugbahn sind ihre symmetrische Gestalt und die ausgewogene, gleichmäßige Masseverteilung.

Wenn nun jemand dieses Gleichgewicht stört, indem er etwa zusätzliche Massekügelchen an jenen Stellen aufbringt, die den drei nebeneinander liegenden Wertebereichen in Abbildung 5 entsprechen, dann ist der Aufstieg der Scheibe mühsam, sie gerät ins Trudeln und stürzt ab! Diese Metapher legt nahe, dass wir Gleichgewicht nur schaffen, indem wir den drei besetzten Domänen aus den Bereichen Selbstbezogenheit (hier: Leistung und Macht) und Erhalten (hier: Sicherheit) entsprechende Domänen Selbsttranszendenz und Offenheit für Veränderungen gegenüberstellen und besetzen (s. Abb. 6).

Aus dieser Sicht wählen wir also »Antagonisten« aus: Selbstverwirklichung, Universalismus, positive Interaktion müssen hinzukommen und integriert werden im Sinne eines »Sowohl-als-auch«. Unser Frisbee ist jetzt im Gleichgewicht und entwickelt eine stabile, ausgedehnte Flugbahn! Diese Auswahl der Antagonisten wird nicht nur durch unsere Metapher vom Frisbee nahe gelegt, sondern auch von der sozialen Wirklichkeit eingefordert:

Eigene, selbstbezogene Werte (Leistung, Macht) werden am wahrscheinlichsten unterstützt und gedeihen am besten in einem System, das auch die Interessen der anderen bedient (Wohlwollen, Universalismus).

Leistungswille und Führungsanspruch der Person braucht das Vertrauen der Gruppenmitglieder, sonst wenden sie sich ab, bilden Fraktionen gegen sie und schließen die Person aus. Dies entspräche genau der traumatischen Erwartung der Patientin L.

Ähnliches gilt hier für die Wertedomäne »Sicherheit«: Sicherheit in Beziehungen und Geborgenheit sind durchaus wichtig und erhaltenswert. Aber: Wer sich den Anforderungen einer notwendigen Selbstbestimmung, der Entwicklung und des Wandels ständig verweigert, sich einigelt, ausschließlich oder zu viel Sicherheit will, wird längerfristig scheitern, seine Ziele nicht verwirklichen kön-

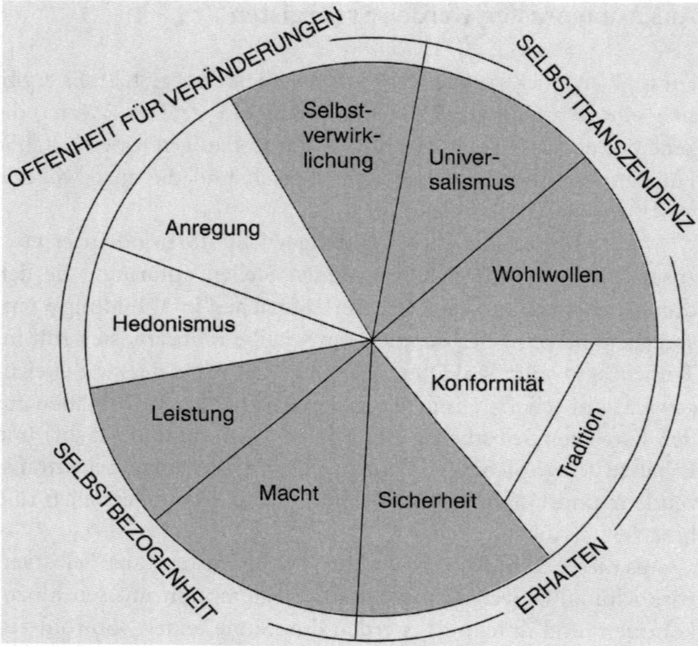

Abbildung 6: Besetzung der antagonistischen Wertedomänen

nen, keine befriedigende Lebensgestaltung finden und letztlich auch das Erhaltenswerte verlieren, im Extremfall sogar die Rückzugsnische.

Der notwendige Antagonist: Die Bereitschaft, sich selbst und Aspekte eines unbekannten oder unvertrauten Umfelds zu erforschen. Negative Gefühle aushalten und Kritik sowie Misserfolge als Lerngelegenheit sehen. Aber auch angemessene Risiken eingehen, eigenen Einsichten folgen. Dies sind aber gerade zentrale Orientierungen der Bereiche Neugier und Selbstverwirklichung.

Tabelle 3: Zielsetzungen für die Patientin als Beispiel für die Arbeit mit Antagonisten

Sowohl Sicherheit …	… als auch Selbstverwirklichung und Neugier
Sich vor anderen schützen Notwendige Grenzen entwickeln, Kontakte und Nähe dosieren, Handlungspläne und Sozialkompetenz entwickeln. Sich vor sich selbst schützen Jana beachten, selbstkritische und negative Dialoge entschärfen, Rasierklingen entsorgen, sich liebevoll behandeln, sich selbst verwöhnen.	Risiken eingehen Unvertrautes Bandmitglied kurz ansprechen, eigene Gedanken äußern, Stellungnahme zu Vorschlägen der Mitglieder, abweichende Meinung äußern, Ausprobieren ungewohnter Ansätze und Experimentieren mit anderen Stilrichtungen, verrückte Ideen zulassen. Negative Gefühle aushalten und daraus lernen Kleinere und mittlere Maße von Angst und Wut aushalten, ohne die Situation zu verlassen, Maßnahmen der Stressimpfung einsetzen. Danach Analyse und Bewertung der Gefühle: Wie viel Prozent davon haben eine alte Ursache, wie viel Prozent sind tatsächlich durch die aktuelle Situation gerechtfertigt. Misserfolge und Fehler als Anlass zum Lernen nehmen.
Sowohl Leistung …	… als auch Wohlwollen
Persönlicher Gütemaßstab Den eigenen Anspruch kennen, formulieren und auf Realität überprüfen, Zwischenziele formulieren, Erarbeiten eines Arbeits- und Übungsplans, Umgang mit Hindernissen und Ablenkungen lernen. Profilieren Die eigenen Stärken und Begabungen in der Band erkennen und zunehmend einbringen, Vorteile eigener Lösungen gegenüber anderen erkennen und sich dafür einsetzen, stilistische Vorlieben erklären können.	Positive Interaktion Positive Gefühle und Anerkennung zum Ausdruck bringen, sich für die Meinung der Anderen interessieren, sich auf Geselligkeit, Spaß und Unterhaltung einlassen, aktives Zuhören und eigene Erfahrungen beisteuern. Erhalten und Verstärken des Wohlergehens der Gruppe Tee für alle kochen, Plätzchen mitbringen, gemeinsame Aktivitäten initiieren, zum Beispiel Ausgehen, Musikhören.

Anfangs werden die Zielsetzungen der antagonistischen Domänen die Patientin zum Aushalten einer »Grätschstellung« herausfordern müssen. In vielen Fällen muss dieses Aushalten tatsächlich erst erarbeitet werden. Deshalb werden verschiedene »Sowohl-als-auch-Szenarien« entwickelt und in der Fantasie durchgespielt. Die verschiedenen Szenarien werden nach Schwierigkeitsgrad sortiert und für die praktische Durchführung gründlich vorbereitet. Dadurch werden schon entsprechende Ängste herabgesetzt. Ein kleinschrittiges Vorgehen ist auch deshalb angezeigt, um zu lernen, auch in schwierigen Zeiten *entgegen* der dysfunktionalen Überlebensregel zu handeln. Die therapeutische Strategie wird dabei durch die Arbeit mit den Antagonisten vorgegeben. Das praktische Handeln steht dabei zunächst im Vordergrund. Gemeinsam werden konkret umschriebene Aufgaben mit definierten Zielen, so genannte Entwicklungsprojekte vereinbart, in denen wie dargestellt die »Antagonisten« in kleinen Dosen »gemischt« werden. Die Schrittgröße in der Schwierigkeitshierarchie orientiert sich dabei an dem Angstmaß, das von der Patientin noch gut ausgehalten werden kann. Diese Projekte mit klaren Verhaltenszielen werden in einer Umsetzungsphase begleitet.

Im Verlauf unserer Arbeit geriet unser Frisbee immer häufiger ins Gleichgewicht, Erfolgserlebnisse führten immer öfter zu einen günstigen Kontrollerleben und zum Erleben positiver Gefühle. Jana trat nicht mehr so oft in den Vordergrund, und wenn doch, dann nicht mehr so schrill und unverständlich wie früher.

Wie bringen die befragten Heranwachsenden der 14. Shell Jugendstudie ihr »Frisbee« ins Gleichgewicht? Neugier, Selbstverwirklichung und positive Interaktion, also die Antagonisten von Sicherheit, Macht und Leistung sind für sie durchaus Bestandteile eines interessanten, erlebnisreichen und sinnvollen Lebens. Allerdings sehen sie Sicherheit, Leistung und Macht als wesentliche Voraussetzung und Grundlage dafür an. Vielleicht werten die Kinder dieser Menschen das Leben wieder genau andersherum?

Fazit

Unsere Welt wird vernetzter werden, damit auch komplexer und unübersichtlicher. Der Veränderungsmotor läuft hochtourig und die Beschleunigung wird weiter zunehmen. Das aber will alles verarbeitet werden. Der Soziologe Sennett (2000) erweist sich für uns möglicherweise als Prognostiker, wenn er uns vorrechnet, dass Amerikaner im Verlauf ihres Arbeitslebens elf verschiedene Jobs haben und dabei ihr zugehöriges Wissenssystem dreimal vollständig austauschen müssen. Vieles deutet darauf hin, dass auch bei uns eine solche Entwicklung eingesetzt hat, dass Veränderungsdruck, Leistungsdruck und Arbeitsstress weiter erheblich zunehmen und gleichzeitig die Anforderungen an unsere Flexibilität in bisher ungeahntem Ausmaß steigern werden.

Diese Flexibilität müssen wir als Psychotherapeuten bei unseren Patienten unterstützen, sie befähigen, sich bewusster und dezidierter vor dem Hintergrund ihrer Probleme mit möglicherweise sehr viel mehr Rahmenthemen als bisher zu beschäftigen. Eine Sammlung solcher Rahmenthemen und eine Navigationsgrundlage dafür bietet das Wertespektrum, das ich hier vorgestellt habe.

Dieses Wertespektrum oder auch Wertefeld ist aus vielen Teilfeldern zusammengesetzt. Kluge Bauern beackern vielleicht nicht alle gleichzeitig, sie bestellen mal diese, mal jene Felder. Aber es wäre sicher unklug, im Lauf der Zeit manche überhaupt nicht zu beackern! Denn: Wer viel erntet, kommt besser durch die harten Zeiten. Genau dies ist aber oft nicht der Fall: Die meisten Menschen nutzen, ganz besonders in stressigen Situationen, nur einen Teil dieser Wertedomänen und verzichten damit auf gewaltige Ressourcen. Damit eröffnen sich eine Vielzahl von Zielrichtungen und Themen für die Psychotherapie: Stärkung und Ausbau vorhandener Domänen, Erschließen der für die Lebensaufgabe notwendigen neuen Domänen und Ressourcen. Möglichst viele solcher internen Ressourcen machen den Einzelnen angesichts großer Turbulenzen und Ungewissheiten flexibel und lassen ihn drastische Veränderungen und Umbrüche eher als Herausforderung nehmen: Die schwierige Situation kann so auch als Chance und Möglichkeit für eine persönliche Weiterentwicklung begriffen werden!

Wir brauchen vielleicht aber eine andere Art der Arbeit mit Ressourcen: Einseitigkeiten in der Wertorientierung können mittel- oder längerfristig zum Versiegen oder sogar zur Vernichtung dieses Werts und dieser wertvollen Ressource führen (vgl. Metzmacher u. Zaepfel 2002). Die Struktur des Wertespektrums liefert eine Empfehlung für den »systemischen« und längerfristig möglicherweise erfolgreicheren Umgang mit Ressourcen, nämlich der gleichzeitigen Beachtung antagonistischer Orientierungen.

Damit würde der Grundriss unseres »Besitzes« schon vergrößert. Dies setzt aber Balancekenntnisse voraus: Einander entgegengesetzte Bereiche müssen so gesetzt werden, dass sie sich gegenseitig halten, quasi eine Kuppel bilden. Dies macht Mühe, schafft aber mehr Raum, Luft und Bewegungsmöglichkeit, was gerade in schwierigen Situationen notwendig ist.

Literatur

Bilsky, W.; Schwartz, S. H. (1994): Values and personality. European Journal of Personality 8: 163–181.

Bühler, C. (1975): Die Rolle der Werte in der Entwicklung der Persönlichkeit und in der Psychotherapie. Stuttgart.

Hauke, G. (2001): Persönliche Werte. Psychotherapie 6: 5–29.

Kasser, T.; Koestner, R.; Lekes, N (2002): Early family experiences and adult values: a 26-year, prospective longitudinal study. Personality and Social Psychology Bulletin 28, 6: 826–835.

Kegan, R. (1986): Die Entwicklungsstufen des Selbst. Fortschritte und Krisen im menschlichen Leben. München.

Linehan, M. M. (1996): Dialektisch-Behaviorale Therapie der Borderline-Persönlichkeitsstörung. München.

Metzmacher, B.; Zaepfel, H. (2002): »Es braucht mehr als ein Wochenende, Arthur, um auf dem Wasser gehen zu können« – Tiefenpsychologische Überlegungen zum Konzept der Ressourcenorientierung in der Psychotherapie mit Jugendlichen. Psychotherapie 7: 114–124.

Nunner-Winkler, G. (2000): Identität aus soziologischer Sicht. In: Greve, W. (Hg.), Psychologie des Selbst. Weinheim, S. 302–316.

Rokeach, M. (1973): The Nature of Human Values. New York.

Schwartz, S. H. (1992): Universals in the content and structure of values: theoretical advances and empirical tests in 20 countries. In: Zanna, M. P. (Hg.), Advances in Experimental Social Psychology. Orlando, S. 1–65.

Schwartz, S. H. (1996): Value priorities and behavior: applying a theory of integrated value systems. In: Seligman, C.; Olson, J. M.; Zanna, M. P. (Hg.), The Psychology of Values: The Ontario Symposium. Bd. 8. New Jersey, S. 53–75.

Schwartz, S. H. (1999): A theory of cultural values and some implications for work. Applied Psychology: An International Review 48: 23–47.

Sennet, R. (2000): Der flexible Mensch. Die Kultur des neuen Kapitalismus. München

Die Autorinnen und Autoren

Helmut Bonney, Dr. med., Facharzt für Kinder- und Jugendpsychiatrie und Kinderheilkunde, Psychotherapie, systemischer Familientherapeut (SG), ist in eigener Praxis mit sozialpsychiatrischem Team tätig und leitet des »Systemische Seminar« in Heidelberg.

Michael Borg-Laufs, Prof. Dr. phil., Diplom-Psychologe, Psychologischer Psychotherapeut, Kinder- und Jugendlichenpsychotherapeut, Professor an der Hochschule Niederrhein, Fachleiter KJP am Ausbildungszentrum Krefeld der DGVT, Dozent und Supervisor.

Dieter Bürgin, Prof. Dr. med., Spezialarzt für Psychiatrie/Psychotherapie und Kinder- und Jugendpsychiatrie/-Psychotherapie, ist Ordinarius für Kinder- und Jugendpsychiatrie an der Universität Basel und Chefarzt der dortigen Klinik und Poliklinik für Kinder- und Jugendpsychiatrie sowie Lehranalytiker der Schweizerischen Gesellschaft für Psychoanalyse.

Gernot Hauke, Dr., Diplom-Psychologe, ist Psychologischer Psychotherapeut, Lehrtherapeut und Supervisor in München

Curd Michael Hockel, Diplom-Psychologe, ist Kinder- und Jugendlichenpsychotherapeut in München.

Nitza Katz-Bernstein, Univ.-Prof. Dr., Psychotherapeutin, Diplom-Logopädin und Supervisorin, ist Oridinaria für Sprach- und Kommunikationsstörungen am Fachbereich Rehabilitationswissenschaften der Universität Dortmund.

Bruno Metzmacher, Diplom-Pädagoge, Kinder- und Jugendlichenpsychotherapeut in Düsseldorf, ist Fachbereichsleiter für Integrative Kinder- und Jugendlichenpsychotherapie am Fritz-Perls-Institut und Wissenschaftlicher Leiter im Berufsverband der Kinder- und Jugendlichenpsychotherapeuten (bkj).

Günther Opp, Prof. Dr. phil., ist Professor für Verhaltensgestörtenpädagogik am Institut für Rehabilitationspädagogik der Universität Halle-Wittenberg.

Dorothea Rahm, Dr. phil., Diplom-Psychologin, Psychologische Psychotherapeutin, Supervisorin und Lehrtherapeutin, arbeitet in einer Praxisgemeinschaft in Braunschweig.

Gisela Röper, Ph. D., ist Wissenschaftliche Mitarbeiterin am Lehrstuhl für Klinische Psychologie und Psychotherapie der Ludwig-Maximilians-Universität München und stellvertretende Leiterin der dortigen psychotherapeutischen Ambulanz für Angst- und Traumastörungen.

Wilhelm Rotthaus, Dr. med., ist Fachbereichsarzt in den Kliniken für Psychiatrie und Psychotherapie des Kindes- und Jugendalters der Rheinischen Kliniken Viersen, Gesprächspsychotherapeut, klientenzentrierter Spieltherapeut, systemischer Therapeut, und Vorsitzender der Deutschen Gesellschaft für Systemische Therapie und Familientherapie (DGSF).

Susy Signer-Fischer, lic. phil., ist Fachpsychologin für Psychiatrie und Kinder- und Jugendlichenpsychologie FSP und leitet die Familien- und Erziehungsberatung in Basel.

Friederike Wetzorke, Gymnasiallehrerin, Ausbildung in Integrativer Kinder- und Jugendlichenpsychotherapie, arbeitet als Kinder- und Jugendlichenpsychotherapeutin (tiefenpsychologisch fundiert) in eigener Praxis in Braunschweig und ist Präsidentin des Berufsverbandes der Kinder- und Jugendlichenpsychotherapeuten (bkj).

Helmut Zaepfel, Diplom-Pädagoge, Diplom-Psychologe, Psychologischer Psychotherapeut, Kinder- und Jugendlichenpsychotherapeut, Lehrtherapeut am Fritz-Perls-Institut, ist in eigener Praxis in Stuttgart niedergelassen.

Die Kombination für Familientherapie und Kinderpsychologie

KONTEXT

Zeitschrift der Deutschen Gesellschaft für Systemische Therapie und Familientherapie (DGSF).

Herausgegeben von Friedrich B. Balck, Johannes Herwig-Lempp, Günter Reich.

KONTEXT ist das Organ der Deutschen Gesellschaft für Systemische Therapie und Familientherapie (DGSF). Sie ist sowohl wissenschaftliche Zeitschrift mit Forschungsbeiträgen und praxisbezogenen Arbeiten als auch Informationsbörse für berufspolitische Nachrichten.
KONTEXT richtet sich an alle Berufsgruppen, die in Praxen, Beratungsstellen, Kliniken sowie in Forschung und Lehre mit den Bereichen Systemische Therapie und Beratung, Familien- und Paartherapie beschäftigt sind.
In jedem Heft finden sich aktuelle Beiträge und Fallberichte zu Fragen der Behandlungspraxis, zu Ausbildung und Forschung.

Jährlich erscheinen 4 Hefte.
ISSN 0720-1079

Praxis der Kinderpsychologie und Kinderpsychiatrie

Ergebnisse aus Psychoanalyse, Psychologie und Familientherapie

Herausgegeben von Manfred Cierpka, Ulrike Lehmkuhl, Albert Lenz, Inge Seiffge-Krenke, Annette Streeck-Fischer.

Die Zeitschrift publiziert Beiträge aus Praxis und Forschung, die sich mit psychogenen und psychosomatischen Störungen und Beeinträchtigungen der Entwicklung von Kindern und Jugendlichen sowie deren psychotherapeutischer Behandlung beschäftigen.

Jährlich 10 Hefte zu je etwa 80 Seiten.
ISSN 0032-7034

Bei Abonnement beider Zeitschriften im Kombipack erhalten Sie einen besonders günstigen Abopreis!

V&R
Vandenhoeck & Ruprecht